医门课徒录系列之玖

沉疴治悟录

一名基层老中医 55 年顽疾诊治体悟

周正祎 著

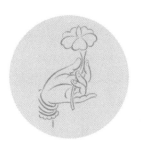

中国中医药出版社

·北京·

图书在版编目（CIP）数据

沉疴治悟录：一名基层老中医 55 年顽疾诊治体悟 / 周正祎著 . — 北京：中国中医药出版社，2019.10

（医门课徒录系列）

ISBN 978 – 7 – 5132 – 5529 – 5

Ⅰ . ①沉⋯　Ⅱ . ①周⋯　Ⅲ . ①中医临床 – 经验 – 中国 – 现代

Ⅳ . ① R249.7

中国版本图书馆 CIP 数据核字（2019）第 063702 号

中国中医药出版社出版

北京经济技术开发区科创十三街 31 号院二区 8 号楼

邮政编码　100176

传真　010-64405750

赵县文教彩印厂印刷

各地新华书店经销

开本 710×1000　1/16　印张 15.5　字数 269 千字

2019 年 10 月第 1 版　2019 年 10 月第 1 次印刷

书号　ISBN 978 – 7 – 5132 – 5529 – 5

定价　48.00 元

网址　www.cptcm.com

社 长 热 线　010-64405720

购 书 热 线　010-89535836

维 权 打 假　010-64405753

微信服务号　zgzyycbs

微商城网址　https://kdt.im/LIdUGr

官 方 微 博　http://e.weibo.com/cptcm

天猫旗舰店网址　https://zgzyycbs.tmall.com

前　言

　　夫为医者，能够通晓理法，熟谙方药，知常达变，见微知著，临证而不惑；无论病之轻重缓急，皆能从容处之，用药遣方，正中肯綮，使轻者速愈，重者转安，危者脱险，若此则，堪称儒雅良医也。

　　孙真人云："不得于性命之上，率尔自逞俊快，邀射名誉，甚不仁矣！"圣训为立身之本，方药乃治病利器。医者心存恻隐，不夹私念，终生不因己之疏忽，而使病人重受冤苦，视人犹己，则可谓仁医矣。父亲一日诊疾数十人，家境依然清贫；三年困难时期，出诊遥远山区，途中不止一次险些饿死，幸遇好心人救活。父亲从不言其辛劳，更无半句怨言，总是念叨救命之恩，乃儒医之风范也。耳濡目染，励吾躬勤。谨遵《大医精诚》教诲，稳固行医根基。

　　曾在乡下门诊，遇到五岁男童病危，来时目瞪手颤，瞬间僵硬不动矣！只剩喉中辘辘痰声，面色淡青，稍作迟疑，生命危矣！因为两处救治无效，方匆忙到此。若再推荐他处，时间不许矣！急以口吸患儿痰涎，数分钟努力，终将许多痰涎吸出，患儿随之"哇"一声苏醒，用药调治，病愈康复。夜半急促敲门，多为病情危急。一次匆忙开门，是个五六岁男童，面色通红，呼吸气急，焦急乱蹦。说时迟，那时快，吾速用筷子撬开嘴，只见咽喉被一硕大血疱堵死，即以三棱针点刺，随之瘀血流出，复用温开水漱口，以冰硼散少许吹之，不到十分钟正常而归。一次是产后第三日突发四肢抽搐、牙关紧闭、双目直视之产后痉证，破伤风是也。病情万分危急，急以手掐人中，却无反应；随以针刺手足十宣穴，依然不应；又用自配麝香线蘸香油焠灯火，当焠至颊车、地仓、百会穴时，患者眼珠微动，抽搐随缓，牙关略松；涌泉穴一焠，随之大叫一声，诸症渐渐平息，语言亦能自如。处以息风镇痉之味，3剂病愈，数十年身体无恙。一次深秋后半夜，数人敲门疾呼救人，开门只见是个青壮年，牙关紧咬，双目直视，握拳蹬腿。陪同告知：因为怄气，突发此症。随用手掐、针刺十宣穴无效，续用较粗圆针刺涌泉穴，随针刺入，患者猛然哼出一声，随之连声打嗝，数分钟诸症平息。夜半到家求诊者众多，皆为病情危急，故不敢稍存懈怠。至于黄、秦、徐、李、于等多人医欲截去下肢，皆得治愈保全身体，劳作如常。患者满意，吾亦欣然。大病、险症，人皆知风险极大，而吾却从不敢推诿。他人说吾"积德"，吾谓医者天职也。如治一大山里王某"双侧股骨头坏死"，耗资数万，依然拄双拐跛行。家有瘫痪老母，妻子慢性肾病，儿子弱智，女儿弃学打工。吾将其治之可以干轻活时，患者送吾自产绿豆五斤，吾付他三十元钱，不料患者夫妇扑通跪下，感激涕零，在场众人，无不怆然泪下！为医笃情体恤病人，随时都有真情故事发生。红包、银行卡、现金，从未破例收受。托人说情，吾亦婉言谢绝。自采之药，却常常廉价送人，甚至分文不取，但能效果满意，吾便欣喜。吃亏是福，切勿斤斤计较。

不知不觉中，行医五十余年去矣。对照《大医精诚》，回忆先人言行，虽然未受时风动摇，但比起前贤仁医，依然需要更多努力。为医失去仁术根基，即使一夜暴富，名噪天下，"峨高冠、食厚奉"，得意狂笑，而吾亦不为所动！因为先贤教诲，医为"危任"，仅可如履薄冰"走路"，小心翼翼治病。一旦名利冒头，必然损及根基。到头来落个"含灵巨贼"，岂不是有辱先人！

本书内容属个人五十余年临证心得，如实整理，也算了结此生心愿。人生短暂，数十载犹如昙花一现。生前无人怨骂，逝后能留个平常口碑，或者还有人念想，此生足矣。"率尔自逞俊快，邀射名誉"之为，与吾无干。常有人惋惜吾后人不继承医业，吾从不遗憾。因为志不在此，勉强有何益焉？晚年将点滴经验梳理，和盘奉献，吾亦觉坦然。由于个人知识阅历所限，书稿舛错之处，诚望高人指点，期待读者指正。是为草序。

山野中医周正祎

己亥年仲春月于十堰市西苑医院旧宅草成

目　　录

卷一　哮喘证治

一、哮喘病因病机

喘以气息辨，呼吸急促，甚至张口抬肩；哮以声响分，哮发之时，痰气壅塞，气息不畅，而见持续痰鸣哮吼之声。哮多兼喘，而喘则少见哮鸣。肺司清肃，外合皮毛，外邪所干，痰浊壅滞，则肺气胀满，气道不利，因而发为喘息；哮为痼疾，多为喘息日久所致，以肺有浊痰胶固，气道壅塞为因，复被六淫侵袭，或饮食失节，或劳累过度等诱因，引动宿痰，而发哮鸣。

哮、喘二证，宿痰为内在病根，六淫是诱发祸首。痰之为害甚广，可以引起众多疾患。此处言痰，乃有形之痰、狭义之痰，其与咳嗽、哮喘关系最为直接。譬如常人，偶被外因刺激，引动宿痰，便觉胸咽不舒，胸前憋闷，气道堵塞，甚则语言声音难出，非用力咳咯，其痰难以清除，必将涌动之痰彻底咯吐出尽，方觉呼吸顺畅，咳逆憋闷平息。可见痰之为患，除之不易。尤其是小儿，不知吐痰，因而痰堵气管，咳甚时满脸通红，甚至头扬呕吐，喉中辘辘作响。因痰性胶黏，贮存于肺之气管、支气管中，日久根深，或称老痰、宿痰，不为外邪触动，则暂不为患。若被六淫、七情及饮食劳倦所伤，或异味毒气尘埃所呛，或感受吸入空气污浊，立见其害，致使呼吸失常，甚则咳逆胸闷，喘哮大作。或烟酒刺激，引动宿痰，动而上扰，气与痰相击，则咳嗽喘促遂至，喉中喘息，甚至哮鸣，呼吸气急，状若水鸡之声，交相出现，重则伸颈抬肩，捶胸曲背，皆痰阻气道，呼吸失常使然。痰若不去不安，肺气不得宣畅，喘哮亦难平息。

喻嘉言曰："治火而不治痰，无益也。治痰而不治窠囊之痰，虽治与不治等也。"窠囊之痰，即气管中宿痰也。治火而不治痰，尤其是窠囊之痰不去，等于未治，病根未除也。然欲除窠囊之痰，谈何容易？《张氏医通》载喻氏论曰："治痰之法，曰驱，曰导，曰涤，曰化，曰涌，曰理脾，曰降火，曰行气，前人之法不为不详。至于窠囊之痰，如蜂子之穴于房中，如莲实之嵌于蓬内，生长则易，剥落则难。其外窄中宽，任行驱导涤涌之药，徒伤他脏，此实闭拒而不纳耳。"可见欲除宿痰老痰，其难可知。

痰之由来，与肺、脾、肾三脏有关，水湿停聚为其生成之源。然而咳嗽哮喘，专主在肺。肺失清肃，喘咳遂生。故病发之时，治法方药皆多理肺。待喘促平息，可三脏同调，标本兼治。盖肺主呼吸，脾主运化，肾主摄纳，若有所伤，其气必虚，故在肺为咳喘哮鸣，在脾为痞闷困倦，在肾为动辄喘息，皆本伤不足之象也。又肺为贮痰之器，脾为生痰之源，肾主疏导摄纳，邪伤本虚，功能失常，故动则喘息。临证以"寒热虚实"四字为纲，以"外内合邪"加以审析，究其所兼，因其所因，辨证施治，遣方用药，内外兼疗，主次不可乱，新久须别，轻重缓急，必以对证为要。

哮喘已成，或病延日久，要在正气未败之时，标本兼治。视其缓急，治其甚者，兼以调和，使病速愈。若身体极虚，正气羸弱，病情危笃，甚至大汗气脱，阳亡阴竭之候已见，是为危象，不可仍用经验套治，急需西医抢救，以防发生不测！故一病之生，速愈为要。倘若延久，病必难疗，甚则危及生命。况病情延久，常有一脏之病未已，他脏又伤，多病于一身，治之更难。故当正邪相持之时，邪实正亦不虚之际，标本兼治，尚有希望痊愈。倘一脏气败，治之则难。所以无论何病，"其始则同，其终则异"。病久不愈，衍生他患，时有变生之患更甚于本病者。如哮喘日久，喘甚心衰，脉微虚散或结代难复等象，即属危候之类。因而治法方药是从病情变化而来。故为医者，《内经》《金匮要略》为根基，圣贤名著为良师，勤学深悟，博采众长，结合实际，加以运用，以辨今人所患之病，对证施治，勿失标本，缓急有度，内外兼治。若能如是，此病多可治愈。其中早治与忌口养护亦是治愈此病之关要。能遵医嘱，不食荤腥油腻生冷及一切发病之物，寒温适度，预防感冒，勿过度劳累，即可减少复发，冀望病愈巩固，以图根治。其中病情轻重、病程长短、体质强弱、年龄大小等诸多因素，都会影响到治疗效果。经验而言，20 岁以下患者，大多能根治，且治愈后身体大都健康。其中"冬病夏治"一法，值得提倡。至于疗效之优劣，医患两家各有其责。医者正确治疗，患者注意养护，治疗效果多佳，反之则不言自喻。

二、哮喘辨证分型

（一）哮证

哮证，古称喘鸣、喘喝，也称哮吼。《医学正传·哮喘》曰："哮以声响名，喘以气息言。"其发作时症见痰鸣哮吼，呼吸困难。而哮与喘常常同时出现，难以截然分开，故哮喘并称。治法虽然相近，但必须辨证施治。临证常分为冷、热两种，当分别而治。

1. **冷哮** 症状多为呼吸急促，喉中有哮鸣音，状若水鸡声，咳痰清稀而少，色白呈泡沫状，胸膈满闷，面色晦暗透青，口不渴或渴喜热饮，舌苔白滑或腻，脉弦滑或浮紧者，射干麻黄汤、小青龙汤主之。

2. **热哮** 发病时呼吸急促，喉中有哮鸣音，胸闷气促，呛咳阵作，痰黄稠黏，咳吐不利，或伴口干口苦，渴喜冷饮，或身热多汗，舌质红，苔黄腻，脉象滑数者，越婢加半夏汤或定喘汤主之。

尚有"盐哮"一说，名出《类证治裁》，指吃食盐过多而引发哮喘。

（二）喘证

喘证，或称喘息、喘逆、喘促。李士材曰：《内经》论喘，其因众多，究不越于火逆上而气不降也。虽然，火则一，而虚实攸分。每见世俗一遇喘家，纯行破气，于太过者当矣，于不及者可乎？余尝论证，因虚而死者十九，因实而死者十一。治实者攻之即效，无所难也；治虚者补之，未必即效，须悠久成功。其间转折进退，良非易也。"朱丹溪曰："六淫七情之所感伤，饱食动作，脏气不和，呼吸之息，不得宣畅而为喘急。亦有脾肾俱虚，体弱之人，皆能发喘。又或调摄失宜，为风寒暑湿邪气相干，则肺气胀满，发而为喘。又因痰气皆能令人发喘，治疗之法当究其源。如感邪气则驱散之，气郁即调顺之，脾肾虚者温理之，又当于各类而求。"张景岳曰："喘有夙根，遇寒即发，或遇劳即发者，亦名哮喘。"其以呼吸急促不畅，甚至呼吸困难，或哮鸣声响，或喘息憋闷为主要症状。可单独出现喘息，也可与哮鸣同时合并出现。临证须分喘息为喘证，哮鸣为哮证。治法常分为虚、实两类。

1. **实喘** 痰黄稠黏，或痰涎壅盛，咳出不爽，舌质红，苔黄腻，脉来滑数者，为热实证，麻杏石甘汤主之；若风寒束表，身热头痛，脉象浮紧，吐痰清稀，咳逆胸痞者，为寒实证，麻黄汤主之；咳逆上气，胸脘憋闷，舌苔厚腻，脉来滑数者，为气实上逆证，七气汤主之；老年气实者，三子养亲汤主之。

2. **虚喘** 痰不多，主要表现为久病伤正，气血不足，身体虚弱。喘鸣，或称痰鸣，为呼吸时痰气相击而作响。脾肺气虚，或复伤暑热之气，以致自汗喘促，脉象虚大芤散者，生脉饮主之；动则喘息，腰酸畏寒，脉来细弱，两尺无力，此为肾阳不足、肾气虚衰，金匮肾气汤加蛤蚧五味方主之。《金匮要略》云："咳逆倚息，不得卧，小青龙汤主之。"

（1）若病久阴虚，痰少而黏，形瘦咽干，气短难续，盗汗虚烦，舌红少津，苔薄黄，脉来细数，多有感受暑热即发者。此又为虚中夹实之证，治宜麦门冬汤加沙参、冬虫夏草、五味子之属，以养阴清热、敛肺化痰。

（2）哮喘频发，正气必虚。待哮喘发作平息后，即应从肺、脾、肾三脏着眼，细辨三脏之虚实，以滋补为大法，调而和之，治本为要。

①肺虚：腠理不实，难以卫外，故每因气候变化而发此证。平素必怯寒自汗，表卫不固，以致发前鼻塞喷嚏，时流清涕。治宜补肺固卫，方用玉屏风散或桂枝加黄芪汤。

②脾虚：中气虚弱，健运无权，食物不化精微，反为痰浊，平素咳嗽痰多，食少脘痞，倦怠乏力，大病不实，或食油腻、海腥易致腹泻、腹痛，每因饮食失当，随发哮喘。治宜健脾化痰，方用六君子汤加减调理。

③肾虚：久病哮喘，肾气亏乏，摄纳失常，即使平素亦感气短，动则息促，腰酸肢软，怯寒神疲，或夜寐盗汗，手足心热，此为肾气不足之象。治宜滋养肾阴、纳气平喘，方用七味都气丸，辨其阴虚、阳虚，对证用之。其中人参、黄芪、核桃、紫河车、蛤蚧等味，皆可视其脾、肺、肾虚损之状，别以轻重缓急，加以运用。于发病前加以外贴穴位，作为辅助治疗，亦有良好效果。

（3）痰饮、咳嗽、哮喘，无不与痰有关。痰性胶黏，难以尽除，故此类疾病多有缠绵难愈、不易根治之忧。尤其哮喘，其痰之宿根更深，而以哮证最为顽固。哮喘气急，缘由寒入肺俞，痰凝胃络而起。久发不已，肺虚必及于肾，胃虚必累于脾。脾为生痰之源，肺为贮痰之器，痰恋不化，气机阻滞，一触风寒，喘即复发。治之大法，在上治肺胃，在下治脾肾；发时治上，平时治下，此为一定之章程。若欲除根，需以年月计，适时服药，内外兼治。倘若发时治之，平时忽略，时日越久，则治之越难。

发作之时，多用健脾燥湿、宣肺化痰之味，如款冬花、桑白皮、紫菀、紫苏子、沉香、茯苓、杏仁、橘红、制半夏、黄芩、桔梗之类；未发之时，需要脾肾兼顾，温肾纳气，祛痰平喘，药用五味子、煅紫石英、陈皮、半夏、茯苓、薏苡仁、海蛤壳、核桃仁、杜仲、熟地黄、补骨脂之类。哮证久发不已，痰浊蕴伏于上，脾肾亏虚于下，为虚实兼夹之证。治疗虽曰发时治上，亦须兼顾脾肾，故用款冬花、紫菀、紫苏子、杏仁、半夏、橘红、五味子、沉香等味，以消肺胃之痰为主，又辅以茯苓健脾，沉香纳气归肾。平时服方，虽曰治下，以益肾健脾为主，亦应兼化痰浊，故用核桃仁、杜仲、熟地黄、紫石英、茯苓、薏苡仁、木蝴蝶等味，益肾健脾为主，佐以半夏、橘红以化痰浊。至于兼寒夹热，可以随症增减。先后主次，不可逆乱。加以夏秋之时对证敷贴穴位，如三建膏（方见后）、白芥子等方，虽然患病一二十年，甚至时间更长，只要脾肾不虚，无其他兼夹大病，治愈后数十年不发者，亦不少见。

除以上提到的方外，个人经验用方如下：常用内服主方十首、经验方四首，另加外贴方等若干，即为余治疗哮喘证的全部方药。所治案例亦附于后，以作前后印证。

三、哮喘常用内服主方十首

（一）冷哮主方

1. 射干麻黄汤（《金匮要略》） 咳而上气，喉中水鸡声，射干麻黄汤主之。射干 12g，麻黄 9g，生姜 5 片，细辛 3g，五味子 3g，姜半夏 9g，炙款冬花 18g，炙紫菀 18g，大枣 3 枚。上 9 味，先煮麻黄数沸，去上沫，再入诸药煎 20 分钟，煎 2 次，药液混合一处，分 3 次饭后温服。

麻黄、细辛温肺散寒以解表；射干开结消痰以利咽；炙款冬花、炙紫菀温润涤痰，下气止嗽；姜半夏、生姜散寒行水，降逆化痰；五味子收敛肺气而涩肾精；大枣益脾养胃而和诸药。诸味和合，以成温肺祛痰、下气止咳之功。用以治疗咳而上气、喉中水鸡声之冷哮，当为首选之方。

2. 小青龙汤（《伤寒论》） 伤寒，心下有水气，咳而微喘，小青龙汤主之。麻黄 9g，芍药 12g，干姜 6g，炙甘草 6g，桂枝 9g，五味子 5g，制半夏 9g，细辛 3g。煎服法同射干麻黄汤。

周禹载曰："素常有饮之人，一感外邪，伤皮毛，蔽肺气，停于心下，而上下之气不利焉，喘满咳呕，相因而见。于是以五味收金，干姜散阴，半夏祛饮，而尤妙在用细辛为少阴经表药，且能走水。人之水气，大抵发源于肾，故少腹满，小便不利，因而作喘。安知少阴不为遗害？乃以细辛搜豁伏邪，走而不留，而后以上主散之药，皆灵动也。"

（二）热哮主方

1. **越婢加半夏汤（《金匮要略》）**　咳而上气，此为肺胀，其人喘，目如脱状，脉浮大者，越婢加半夏汤主之。麻黄 9g，石膏 18g，生姜 5 片，甘草 6g，大枣 5 枚，加半夏 9g。煎服法同射干麻黄汤。

麻黄辛热以泻肺，石膏甘寒以清胃，肺主通调水道，胃主受纳水谷，甘草佐之，使风水从毛孔中出，又以半夏、姜、枣为使，行水而散逆气，调和营卫，不使其过于发散，耗伤津液。用以治热哮喉中有鸣声，作为主方。

2. **定喘汤（《张氏医通》）**　治肺虚感寒，气逆膈热而作哮喘。膈有胶固之痰，外有非时之感，则令人哮喘。由寒束于表，阳气并于膈中，不得泄越，故膈热气逆声粗为哮，外感之有余也。气促为喘，肺虚而不足也。麻黄 9g，紫苏子 12g，甘草 6g，款冬花 18g，杏仁 12g，桑白皮 18g，黄芩 15g，半夏 9g，白果 12g，厚朴 12g。加姜煎，温分三服。

表寒宜散，麻黄、杏仁、桑白皮、甘草，辛甘发散，泻肺而解表；里热宜清，款冬花温润，白果收敛，善化浊痰，定喘而清金；紫苏子降肺气，黄芩清肺热，半夏燥湿痰，共成散寒疏壅之功。

（三）实喘主方

1. **麻黄汤（《伤寒论》）**　治伤寒太阳证，邪气在表，发热头痛，身痛腰痛，骨节痛，项背痛，恶风恶寒，无汗而喘，脉浮而紧。亦治太阳阳明合病，喘而胸满，亦治哮证。麻黄 9g，桂枝 9g，杏仁 12g，甘草 6g。煎服法同射干麻黄汤。热服，覆取微似汗，中病即止，不必尽剂，无汗再服。

麻黄中空，辛温气薄，肺家专药，而走太阳，能开腠散寒；桂枝辛温，能引营分之邪，达之肌表；杏仁苦甘，散寒而降气；甘草甘平，发散而和中。寒淫于内，治以甘热，佐以苦辛是也。

2. **麻杏石甘汤（《伤寒论》）**　仲景曰："发汗后，不可更行桂枝汤，汗出而喘，无大热者，可与麻黄杏仁甘草石膏汤。"麻黄 9g，杏仁 12g，石膏 18g，甘草 6g。煎服法同射干麻黄汤。

喻嘉言曰："治伤寒先分营卫，麻桂二汤，断无混用之理。此证太阳之邪，虽从汗解，然肺中热邪未尽，所以热虽少止，喘仍不止。故用麻黄发肺邪，杏仁下肺气，甘草缓肺急，石膏清肺热，即以治足太阳之药，通治手太阴经也。倘误行桂枝，宁不壅塞肺气，而吐痈脓乎？"

3. **三子养亲汤**（引自《成方切用》） 治气实痰盛，喘满懒食。痰不自动，因火而动，气有余便是火，气盛上壅，故喘。痰火塞胸，故懒食。紫苏子（沉水者良）12g，白芥子 9g，莱菔子 12g。各微炒研，煎服。或等份，或看病所主定君药（寒气甚者紫苏子为君；湿痰重者白芥子为君；食积盛者莱菔子为君。或另加主证药为君，如脾肺气虚，自汗喘息，合生脉饮同用；脾虚痰多者，合二陈汤同用等）。

白芥子除痰，紫苏子降气，莱菔子消食，然皆行气豁痰之药，气行则火降，痰自消矣。老年气实者宜之，气虚者慎服。

4. **七气汤**（《三因极一病证方论》，又名四七汤） 治七情气郁，痰湿结聚，咳不出，咽不下，胸痞喘急，或咳或喘，或攻冲作痛。半夏（姜汁炒）9g，厚朴（姜汁炒）12g，茯苓 15g，紫苏 12g，生姜 3 片，大枣 3 枚。水煎温服。

气郁则痰聚，故散郁必以行气化痰为先。半夏辛温，除痰开郁；厚朴苦温，降气散满；紫苏辛温，宽中畅肺，定喘消痰；茯苓甘淡，渗湿益脾，交通心肾。痰去气行，则结散郁解，而诸症得平。梅核气属于湿痰寒气结聚者，喉中似有梗阻，咽不下，吐不出，堵塞不舒，不痛不肿，亦不口渴者，此方亦治。

（四）虚喘主方

1. **生脉饮**（引自《成方切用》） 治热伤元气，气短倦怠，口渴多汗，肺虚而咳。肺主气，火热伤肺，故气短；金为火制，不能生水，故口渴、气少、倦怠；肺主皮毛，虚故汗出；虚火乘肺，故咳。李东垣曰："津者，庚大肠所主，三伏之时，为庚金受囚，若亡津液汗大泄，湿热亢甚，燥金受囚，风木无制，故风湿相搏，骨节烦疼，一身尽痛也。凡湿热大行，金为火制，绝寒水生化之源，致肢体痿软，脚软眼黑，最宜服之。"人参 12g，麦冬 15g，五味子 3g。水煎温服。

肺主气，肺气旺则四脏之气皆旺。虚则见脉象虚散，或浮散欲绝，气息短促，倦怠喘息等症。人参甘温，大补肺气而泻热为君；麦冬甘寒，补水源而清燥金为臣；五味子酸温，敛肺生津，收耗散之气为佐。盖心主脉，而百脉皆朝于肺，补肺清心，则气充而脉复，故曰生脉。夏月火旺克金，当以保肺为主。清晨服此，能益气而御暑也。李东垣曰："若饮食不节，胃气不充，大肠小肠，无所禀气，故津液涸竭焉。……夏月加黄芪、甘草服之，令人气力涌出。"此方用于肺气虚耗，或夏月汗出，津液不足，气阴虚羸，以致脉代或虚散，咳而喘息者，以保肺复脉、益气平喘。

2. 金匮肾气汤加蛤蚧五味方（加减方） 温肾助阳，纳气平喘。主治命门火衰，不能生土，以致脾胃虚寒，饮食少思，泄泻腹痛；或元阳虚惫，阳痿精寒，脐腹冷痛，夜多溲溺，膝酸腰软，目昏等症，所谓"益火之源，以消阴翳"是也。尺脉弱者宜之，脉象假有力者亦效。用于哮或喘日久不愈，肺脾肾俱虚，动则喘息，畏寒怕冷，气阳不足，或哮或喘，时发时止，时轻时重，动则喘息，经年累月，缠绵不愈；或肺脾肾虚寒，久嗽不愈，嗽时喘息者，用于未发时调理。熟地黄 12～24g，泽泻、茯苓、牡丹皮、山药、山茱萸各 9～15g，附子、肉桂各 3～12g，加蛤蚧粉 1～3g（分 2～3 次吞服），五味子 3～9g。先煎附子半小时，再入群药同煎，温分三服。末煎宽水，待温泡足。

此方主治在于化元（肾），取润下之性，补下治下制以急。茯苓、泽泻之淡渗，以降阴中之阳，直达于下也；泽泻咸泻，以降阴中之阴；桂、附与火同气而味辛，能开腠理，致津液，通气道，补其窟宅，火必下降矣；熟地黄滋阴补肾，生血生精；山茱萸、五味子温肝逐风，涩精秘气；牡丹皮泻君相之伏火，凉血退蒸，时珍谓伏火即阴火、相火也；山药清虚热于肺脾，补脾固肾而涩精；茯苓非只渗泻，且能交通心肾；泽泻亦非仅能渗泻，尚可聪耳明目；蛤蚧温肾纳气以平喘。吴鹤皋曰："肾中水火俱亏者，此方主之。"用于哮喘日久，脾肺肾俱虚者，取其补肾纳气之功也。根本固，正气复，可以减少复发，冀望痊愈。

以上十方，为余治疗哮、喘二证之主方。其中变证及其兼夹症候，必因其变证而变化，因其夹证而加减，勿失四诊，细心辨证，总宜对证施治，标本兼治。急则标而本之，缓则本而标之，总宜对证为要，舍此不为良法。切不可拘泥某病某方，按图索骥，一成不变。须知前贤因病因证而制方，因其病证变化而加减，皆以病证为依据。方之由来，绝非先制其方，以俟病来。故方药之用，皆因病证言也。病证之变又无一定规律，况且古人今人、禀赋移异、病因所受亦各不同，故不能以程式法硬定方药，必以临证所见为凭，随机应变为要。即所谓病变药亦变是也。但基本治法、主方始终不可或缺，因为失去规矩绳墨，则为无据杜撰，临证必致败乱！

四、哮喘常用内服经验方四首

为经方合专方加减，冷哮、热哮、实喘、虚喘各主一方，分量为本人常用量，仅作参考。

1. **射干麻黄汤合小青龙汤加减方（主哮鸣寒证）** 温肺散寒，降逆平喘。主治咳逆哮喘，喉中若水鸡声，胸满痞闷，或夹畏寒头痛，脉浮或紧，或弦滑细迟，舌质淡，苔白滑者。射干9～12g，麻黄3～9g，生姜3～9g，细辛2～5g，姜制半夏6～12g，茯苓9～15g，杏仁、桔梗各6～12g，炙款冬花、炙紫菀各9～18g，橘红9～12g，甘草3～9g。先煎麻黄数沸去沫，再入群药同煎，温分三服。

麻黄、细辛、生姜发散寒邪；姜制半夏燥湿祛痰降逆；茯苓渗湿利水；射干、紫菀、款冬花、桔梗、杏仁、橘红、甘草涤痰利咽，止咳平喘。诸药和合，以成温肺散寒、祛痰平喘之功。或加大枣以益脾胃而和营。常用于哮、喘二证属于寒实或夹外感风寒者，以此为主方，对证加减，每获良效。

2. **越婢汤合定喘汤加减方（主哮鸣热证）** 解表清里，降逆平喘。主治哮喘属于热证喘逆，肺有胶着黏痰，复被外因触动，诱发喘促。或由寒束于表，阳气并于膈中，不得泄越，故膈热气逆，声粗哮鸣，内外气并，气逆失降，肺失宣畅，而为哮喘。治宜宣散降逆、化痰平喘。肺虚热实者，此方加减主之。麻黄9g，石膏30g，半夏9g，贝母12g，茯苓15g，紫苏子12g，桑白皮18g，桔梗12g，黄芩12g，白果12g，厚朴12g，甘草6g。水煎，温分三服。药渣不可弃之，宽水煎开，待温泡足。仍有解表散寒、和里化湿、缓解喘促之功。

麻黄温散，通九窍，开毛孔，治咳逆喘哮，乃肺家之专药；石膏辛寒，解肌热，生津液，为诸经气分之药；半夏温燥，具燥散滑润之性，有开郁、祛痰、降逆、消痞之功，用于咳逆头痛、胸脘痞闷等症，效无伦比；贝母苦寒，润肺化痰，劳热咯血，咳嗽上气，皆可用之；茯苓淡渗；紫苏子温降；桑白皮泻肺热而利水；桔梗利咽，载药上行；黄芩清三焦实热；白果甘苦而温，敛肺祛痰，定痰哮，敛喘嗽，亦治带浊；厚朴苦降泻实，辛散痞满，反胃呕逆，喘咳泻痢，用之必验；甘草甘平，生用泻火，炙则温补，协和诸药，使之不争，用于止咳平喘之方，且能化痰止咳，利咽平喘。

3. 麻杏石甘汤合三子养亲汤、七气汤加减（主喘满实证） 宽胸降逆，祛痰平喘。用于哮喘咳逆，胸闷憋气，哮吼喘急之表实证。或痰嗽日久，胸闷气急者，亦可主之。麻黄 3 ~ 9g，杏仁 6 ~ 12g，石膏 15 ~ 60g，莱菔子、白芥子、紫苏子、厚朴、枳壳各 9 ~ 15g，桑白皮 9 ~ 18g，海浮石 9 ~ 15g，桔梗 6 ~ 12g，甘草 3 ~ 9g。水煎，温分三服。末煎宽水，待温泡足。

此方为麻杏石甘汤合三子养亲汤、七气汤加减，用以治疗肺气壅盛，胸满气急，喘逆不息之实证，以宽胸降逆、畅肺平喘，为临证常用经验方。麻杏石甘汤主汗出而喘，七气汤主咳喘攻冲，三子养亲汤主老年气实，痰盛喘满，皆属实证者。待喘哮平息后，再辨其寒热虚实，易以对证之方，标本兼治。加枳壳以宽胸利气；桑白皮以泻肺润肺；海浮石以清肺化痰、软坚散结，可去肺中老痰；桔梗清利咽喉、载药上行，而助本方宽胸利气、平喘降逆之功。

以上三方，皆用于气实壅盛者，虚人或病久患者慎服。

4. 平喘汤经验方（主喘促虚证） 宣肺化痰，止咳平喘。主治咳嗽气喘，遇冷即发，久治不愈，肺脾肾三脏俱虚，肺失宣畅，脾失运化，肾不纳气，肢冷畏寒，气息不接，哮鸣抬肩，动则喘息等症。人参 9 ~ 15g，黄芪 12 ~ 30g，茯苓 12 ~ 18g，姜半夏 6 ~ 12g，橘红、杏仁、紫苏子各 9 ~ 15g，炙麻黄 6 ~ 12g，鹿衔草 15 ~ 30g，桔梗 9 ~ 15g，甘草、白果各 6 ~ 12g，核桃仁 9 ~ 15g，蛤蚧粉 2 ~ 4g（分 2 次吞服）。前三煎饭后温服。四煎加水 3000 ~ 5000mL，煎开后适温泡足，冷则去之。泡足之法，以尽药效，而助疏散寒湿，温和气血，调理阴阳，舒缓疲劳，改善睡眠，减轻喘促症状。无论何种慢性疾病，用过者皆称有效。若秋冬早春气候寒凉季节，加入生姜 25g，捣融同煎，适温泡足，其效更佳。内服后将尚有功效的药渣弃之，岂不可惜？泡足有效，切勿轻之。

参、芪益气；苓、夏祛痰；杏、苏、橘、麻宣肺平喘；鹿衔草、白果、核桃、蛤蚧温肾纳气；桔梗载药上行；甘草和诸药而化痰止咳。诸味配伍，以成祛痰止嗽、益气平喘之功。用参、芪者，益其脾肺之气也。气旺则呼吸自然通畅，加以祛痰平喘、涩精纳气之味，用于脾肺肾三脏俱虚、正气羸弱之哮喘，以此为主方，随症加减，屡获显验。

本方较为温和，标本兼治，用于哮喘日久，屡治不愈，正气不足，但无明显虚实寒热之象者，此方主之。于发病前服之，加以外贴药饼或三建膏，谨忌发病之物，注意保暖，慎避风寒，勿过于劳累，治之多可痊愈。青壮年哮喘，如法治之，效果最为显著，治愈率明显高于中老年人。

五、哮喘常用外治方

1. **外治喘嗽第一方**（《验方新编》）　主治哮喘日久不愈，反复发作，不论寒热虚实皆可。反复使用，无不显效。白芥子90g，轻粉、白芷各9g，共为细末，备用。于病未发时，或在病发前，先用凤仙花连根带叶，熬出浓汁，趁热蘸汁在背上用力擦洗，冷则随换，以擦至极热为度。如无凤仙花，可用生姜擦之，随用上药末，以蜂蜜调做饼，火上烘热，贴背上大椎穴处。贴后热痛难忍，正是拔出病根，务必极力忍耐，切勿轻易揭去。冷则将药饼取下烘热，翻面再贴，可连贴二三日。无论病愈未愈，多备药饼换贴，不可间断。轻者贴一二日，重则贴三四日，至重者六七日，可不再发。有人患哮喘四十余年，贴至数日断根。无论寒热虚实，盐酱醋酒哮吼皆治，真神验第一方也。药味不可加减，并治痰气结胸及痰喘咳嗽。

此方一饼可贴二三日，多备药饼贴之更妙。宜在病发前些时日，连贴至多7日，1次不少于2小时。贴后谨避风寒，勿劳累，忌食荤腥海鲜、酱醋泡菜、卤菜及一切发病之物3年。贴前若能对证用药，寒痰则燥之，热痰则清之，气壅则疏之，虚则补之，内服调理，再用贴法，其效更稳。余临证五十余年，无论长幼，凡用此方，如法贴之，内服药调之，小儿及青壮年皆得治愈，复发者甚少。

2. **家传治喘药饼**　主治同上方。家传百年以上，专治久嗽、哮喘，反复发作不愈，属于"寒包热"者。先服麻杏石甘汤，对证加减，待症状减轻时，再用此饼外贴。冬病夏治，提前治疗，加以内服汤药对证调理，效果甚稳。白芥子（微炒）180g，白芷12g，共为细末；冰片3g，轻粉12g，麝香1g，共研极细粉，与上2味药末和匀。上药末瓷瓶密贮，勿令泄气。此药最好随用随配，不可存放过久，因为白芥子容易出油，油出则功效降低。用时以药粉适量，用熟蜜和拌极匀，法如和面，做饼直径约4cm、厚约1cm，放无油净锅中加热至大温，贴于大椎穴处，用两饼轮换贴之，冷则随换，每次贴2小时以上。贴前用凤仙花全株熬出浓汁，趁热在背心处擦之，擦至觉热，皮肤潮红为度；或用生姜切厚片擦至皮肤潮红觉热亦可，即用药饼趁热贴之，须尽力忍耐疼痛，以拔出病根，能拔出稠黏宿痰者更佳。但勿烫伤起疱，否则影响续治。大椎穴若不详者，即贴颈后高骨微下处便可。若无麝香，不用亦可。若属寒哮喘促，可加白胡椒9g同研，以增强祛寒平喘功效。或分为二方，用于不同证型。

用以上方药治疗哮喘，效果毋庸置疑。但忌口万万不可大意！尤其是荤腥油腻、烟酒刺激、生冷发病之物，包括酱菜、卤菜、偏咸食品，必须谨忌 3 年以上，方能病愈不再复发。

除余上代用此方治疗哮喘，屡治屡验外，余用此方加内服平喘汤经验方亦五十余年，治愈病程最长者三十余年，短者数月，三五年者居多，小儿及青壮年愈而未复，中老年明显减轻症状、减少复发，效果甚稳。关键取决于对证治疗、认真忌口、养护得当三方面，缺一皆会影响疗效。

3. 二白和蛋清调敷法（自拟验方） 主治冷哮及寒嗽久不愈者。白芥子、白胡椒各等份，共为细粉，以鸡蛋清调厚糊，敷于大椎、肺俞穴处，一日一换，连敷数日，再加内服汤药，温肺散寒，祛痰平喘。证属寒包热者慎用。

4. 马兜铃末敷法（自拟验方） 主治哮喘久嗽属于热证者。马兜铃一味，研为细末，生姜汁或鲜竹沥调糊，厚敷肺俞、颈百劳、膻中等穴，内以麻杏石甘汤对证加减与服，配合外敷，以提高疗效。

5. 三建膏（《张氏医通》） 治阴疽歹肉不化，顽痰寒喘，外贴患处。天雄、附子、川乌各 1 枚，桂心、官桂、桂枝、细辛、干姜、蜀椒各 100g，麻油 1000g。各药切片，浸入麻油中，春 5 日、夏 3 日、秋 7 日、冬 10 日，如熬其他膏药法，文火将药煎熬至焦枯，滤去药渣，再熬至滴水不散，称准药油，每斤油（500g）用炒透黄丹（冬 180g，夏 210g）下入药油中，不住手搅，以黄丹充分化匀、药油呈深褐色为度。离火待温，收贮于瓷罐中，半个月后即可摊于厚纸或棉布上备用。此膏不仅治冷哮、寒喘，亦治阴疽、脐腹冷痛等症。用于阴疽，以葱汤洗净患处，膏药加银粉少许贴患处。腹痛少食泄泻，加丁香末少许贴脐中及中脘；下元虚冷，加芙蓉末贴脐中及丹田穴；冷哮，加麝香少许贴肺俞、华盖、膻中等处。

6. 外敷方（《张氏医通》） 治哮喘时发时止，年久不愈，遇寒、劳累则甚，或饮食失度便发。白芥子净末、延胡索净末各 30g，甘遂、细辛各 15g，麝香 2g。上药共为细末，后入麝香再研、再杵，令极匀，入瓷瓶内密贮。用时以生姜汁调糊，厚涂于肺俞、膏肓、颈百劳穴。涂后麻木疼痛，切勿便去，候三炷香足，方可去之。10 日后再涂 1 次，如此 3 次，病根去矣。在夏月三伏病未发之时，涂之为妙。涂后忌食鱼腥厚味等一切发病之物，以防旧疾复发。

7. 引痰法（《验方新编》） 主小儿痰嗽喘急，有升无降，喉中如拉锯声，甚至口张目瞪，势甚危急者。白矾 30g（为细末），面粉少许，米粉亦佳。上两味用好醋和做两个小饼，贴患儿两足心，布包扎紧，一宿其痰自下，喘促即平。

8. **暖痰法**（《验方新编》）　治小儿胸有寒痰，不时昏厥，醒则吐出，如绿豆粉，色青，此为寒极之痰。上方不能散、不能引下者，用本方暖之。生附子1枚，生姜50g。同捣极烂，炒热，布包熨背心及胸前，熨定，将药捻作一饼，贴于胃口良久，其痰自下。

此二方一治热痰（引痰法），一治寒痰（暖痰法），临证多用于3～5岁以下小儿，成人用之亦有一定疗效，宜辨明寒热痰嗽哮喘用之。待痰气下行，症状减轻或平息后，须用适证之方调理，以图根治。

六、哮喘诸方应用举例

用以上内服主方十、加减方四、外用敷贴方八及辅助方若干，治疗哮、喘二证五十余年，择其验案10例，将治疗经过、疗效结果、随访状况等完整记录，以作小结。其中体会有三：一为小儿及青壮年效果最佳，治愈后调养得当，复发者不多；二为能坚持治疗，且谨遵医嘱，从不犯禁者，效果亦良；三为老年病久，正气日衰，或身兼数病，治疗不及时、不认真、不坚持，发时治之，稍好停之，又不忌口，医者反复叮嘱，患者转眼悖之，致使病情反复无度，累月经年者，效果较差，仅可减轻症状，暂缓病情，很难痊愈。

由此可见，哮喘虽为顽症痼疾，但能辨证无误，方药对证，加上患者配合，依然可以控制，甚至治愈。反之，即使耗资无数，经年累月，亦无济于事。医者苦口婆心，患者置若罔闻，其病屡治不愈，医者、患者皆当深思。为医一生，谁不愿留下好名声？战战兢兢，如履薄冰，学十载临证，临证数十载仍继续求索，所为何耶？治好疾病，不留缺憾！此为临证五十余载古稀医者心声。

1. **冷哮**　李某，男，17岁。1970年10月5日诊。患者亲属告知：此儿3岁时，因受凉发热，咳嗽呕哕，经治疗热退呕止，咳嗽亦轻，家人即未在意。自此以后，每遇受凉便咳，尤以寒冷季节为甚。近数年秋末至来年春末，不时咳嗽，每咳必喘，伸颈抬肩，哮鸣不止，喉中之声状若公鸡叫声尾音，反复发作，屡治不愈。诊见患者哮鸣不息，伸颈抬肩，肢体蜷缩，微烦不宁，面色微黑，隐隐透青，唇色淡紫晦暗，舌质微胖色淡，舌苔微厚滑腻，脉来细弦，微兼滑濡而迟。辨证：寒邪束肺，气机失畅。治法：温肺散寒，畅气平喘。方药：射干麻黄汤加减，射干12g，麻黄6g，生姜3片，细辛3g，五味子6g，姜半夏9g，炙款冬花、炙紫菀各 15g，大枣 3 枚。加杏仁 9g，前胡 12g，以助主方宣肺平喘之功。1 日 1 剂，水煎，温分三服，末煎适温泡足，冷则去之。谨避风寒，禁食生冷油腻、荤腥发病之物，饮食以温和营养、容易消化为要。

10 月 11 日二诊。上方服 5 剂，哮喘明显减轻，面色微泽，滑腻之苔略退，脉转小缓，寒邪已解。上方续服 5 剂，加用三建膏外贴膻中、肺俞、风门三穴，2 日一换，连贴半个月。

10 月 17 日三诊。患者哮鸣已止，精神趋于正常，唇色微红，舌质淡红，苔薄白，脉缓匀。可停服汤药，仍用上方加人参 9g，焦白术 12g，茯苓 12g，白芥子 6g，以助健脾益气、宽胸化痰之功，配制丸药，每服 6g，日服 3 次，温开水送服，续服 3 个月，以巩固疗效。膏药续贴半个月，争取拔出病根，冀望愈后不发。注意不可稍懈，能坚持 3 年益善。

随访 3 年，哮鸣未复，偶受风寒，咳嗽亦不明显，身体亦随之渐健。

按语：射干麻黄汤宣肺散寒，化饮止咳，加前胡以祛风痰而疗咳嗽呕逆，加杏仁以降气行痰而治咳逆上气，所以助主方发邪气，消饮气，而宣肺平喘。用于冷哮宿痰壅盛，寒邪阻遏，气逆哮鸣，肺气失宣之患，正对其证，因而药入病轻；复用外贴驱寒、拔出痰根之三建膏，内外兼治，针对病因，对证施治，因而其病能够较快治愈，续以标本兼治丸药缓服，加以忌口保养，所以愈后 3 载，旧疾未复，身体日健。

2. **热哮**　黄某，男，25 岁。1985 年 7 月 10 日诊。自述患病近 13 年，每发必呼吸急促，喉中有哮鸣声，胸高气粗，咳呛阵作，痰黄稠黏，咳吐不利，烦闷不宁，口渴喜饮，时而兼有头痛发热、恶风畏热症状，尤以暑夏闷热天气，哮鸣发作为甚。诊见舌质红，苔黄腻，脉滑数。辨证：外邪束表，痰热阻窍。治法：宣肺清热，化痰降逆。方药：定喘汤加减。热哮大抵多属外寒引动热痰，即俗称"寒包火"证，或寒痰郁久化热，复被外邪引动，以致咳逆哮鸣，不宜单用或过用寒凉之剂。麻黄 6g，石膏 18g，紫苏子 9g，甘草 6g，炙款冬花、炙紫菀各 15g，杏仁 12g，桑白皮 15g，黄芩 12g，半夏 6g，白果 9g，厚朴 12g。加生姜 3 片、大枣 3 枚同煎，温分三服。末煎微温泡足，注意禁忌同冷哮案，5 剂。

7 月 16 日二诊。咳逆大减，哮鸣亦轻，黄厚苔转为薄黄，脉来缓滑。药已中病，原方续服 5 剂。注意禁忌，切勿松懈。外用药饼贴大椎、肺俞穴，1 日 1 次，1 次贴 2 小时以上，连贴 5 日。

7 月 22 日三诊。自述哮喘已止，胸脘觉舒。复诊舌脉，已近常人，嘱汤药再服 5 剂，另将原方配制丸药续服 3 个月，以巩固疗效。忌口坚持 3 ~ 5 年，冀望除根。随访 10 年，哮鸣未再复作，身体逐渐康复。

按语：此例患者哮喘多年，频发不愈，是为痰根作祟。而发作多因外邪引动宿痰，痰气上扰，阻遏气道所致，故见胸闷气急，喉中辘辘声响，或伴微热恶风畏寒，此即所谓"寒包热"证也。故用定喘汤先治其标，清热化痰；加以外治，拔出痰根，而止其喘逆。待症状平息，病情减轻，再以丸剂缓服续治，以巩固疗效。由于患者年轻，正气恢复较快，更注意禁忌养护，故未用补益之剂，而得病愈之后，身体逐渐康复。

3. 肾虚喘息　杨某，男，29 岁。1979 年 3 月 1 日诊。患哮喘已十余年，每因劳累、外感便发，一发十天半月不止，屡治不能痊愈，身体逐渐虚弱，腰膝酸软，畏寒怯冷，动则喘息，劳作无力。诊见形体薄弱，声颤而浊，面色苍白，唇色淡，双目无神，舌质淡白津润，苔薄腻，脉来细迟，两尺尤弱。辨证：肾阳不足，脾肺气虚。治法：温肾助阳，纳气平喘。方药：加味金匮肾气汤，熟地黄 24g，泽泻、茯苓、牡丹皮、山药、山茱萸各 15g，附子、肉桂各 6g，蛤蚧粉 3g（分 2 ~ 3 次吞服），五味子 6g。7 剂。先煎附子半小时，再入群药同煎，温分三服。末煎宽水，待温泡足。

3 月 10 日二诊。喘息明显减轻，胸脘亦觉宽舒，食量略有增进，畏寒怯冷稍有好转，夜卧可以平睡，患者对效果满意。复诊脉舌，无明显变化，此为病久肾虚所致。仍存原方，续服 7 剂，另加外贴三建膏 1 个月，2 日一换。注意忌口，同冷哮案。

3 月 19 日三诊。患者面色已见光泽，唇舌之色微显生机，隐见红润，脉缓有神，病情续向好转。将原方加核桃仁 30g，补骨脂 15g，沉香 6g，以增强固肾涩精、敛肺定喘之功，配制丸药，每服 9g，日服 3 次，温开水或莲子粥送服。除忌口及谨避风寒外，切勿过度劳累。并丁来年夏季，用药饼方连贴 7 日，不间断贴 3 年，以三伏天贴之效果最佳。

询访 5 年，患者遵照嘱咐，连续 3 年夏季贴药饼及谨慎忌口，调养得当，旧疾痊愈，未见复发，身体亦逐渐恢复健康，劳作正常。

按语：本例患者年龄未及三旬，患哮喘已有十余年，面色苍白，双目无神，身体羸弱，唇舌色淡，脉来细弱，遇劳即发，动则喘息，一派虚寒之象。两尺迟细，是为肾阳不足，失于摄纳。故用金匮肾气汤加五味子、蛤蚧粉以温肾涩精、纳气平喘，7 剂喘息大减，续服喘定。复以丸药续服，加以外治，而得痊愈。

思治哮喘一证，常以祛邪为主，先治其标。待标症平息，再治其本，此其常法也。但本例患者脉象细弱，正气已虚，腰膝酸软，畏寒肢冷，遇劳即发，羸弱之象已经彰显，切不可再用治标攻邪之法，否则必致重虚，其病更难医治。故用金匮肾气汤加补肾纳气之味，方为对证，效若桴鼓。有先治其标而得者，有先治其本而得者。此例患者，始终治本而愈者，哮喘因于本虚也。医者，意也。其要在于临证审度耳。

4. **脾肺虚寒** 王某，女，12 岁。1974 年 3 月 13 日诊。患者母亲告知：患儿自生下数月至今，经常咳嗽，咳甚则喘。发时涕泪并出，昼夜不止。多处治疗，俱曰慢性支气管炎，治疗皆无明显效果。无论春夏秋冬，发无定时，着凉受热，即见咳喘。诊见面色萎黄，隐隐透青，形体薄弱，喘息之时两肩微抬，后背微驼，唇色淡黑，舌质淡青，状似镜面而浸润，脉象沉细无力。辨证：此先天禀赋不足，后天饮食失调，复因外感风寒咳嗽，未能及时治愈，持续日久，以致脾肺虚寒、肾阳不振也。治法：温肾纳气，健脾温胃。方药：金匮肾气合四君子汤、定喘汤三方加减，配为丸剂，稀粥和服，冀望根治。制附子 24g，桂心 15g，麻黄（去节，蜜炙）18g，炒山药、茯苓各 60g，山茱萸 30g，熟地黄、补骨脂各 60g，沉香 15g，芡实 30g，人参、焦白术各 60g，炒紫苏子 15g，炒白芥子 24g，炙款冬花、炙紫菀各 60g，橘红 30g，姜制厚朴 21g，酒炒黄芩、炙甘草各 18g。共为细末，炼蜜为丸，每服 6g，渐加至 9g，日服 2 次，早、晚温开水或米饮送下，加贴药饼 5 次，每次贴 2 小时。忌食生冷，谨避风寒。

后询访，上药服至一半，哮喘明显减轻，外贴药饼 5 次，内服药尽剂，病趋痊愈。除感冒风寒偶咳外，已不再哮喘。嘱其父（赤脚医生）将上内服药再配 1 料缓服，以巩固疗效。随访 20 年，哮喘未见复发，健康无异常人。

按语：患者病程与年龄几乎相等，数月得病，年龄 12，可见其病之难疗。稚嫩之体，哮喘缠绵，故见面色萎黄，形体薄弱，喘息抬肩，后背微驼。可知其肺脾肾俱虚，正气羸弱之甚。小儿服汤药艰难，加之非一日之病，亦非一日之药可疗，故用三方加减，肺脾肾同调，标本兼治，配以丸药易于服用，并加以药饼外贴，1 料丸药哮喘止，再 1 料巩固，旧疾根除矣。患者至今，已年近五旬，身体健康，无异常人。

5. **肺肾两虚** 孔某，男，33 岁。1994 年 9 月 5 日邀诊。自述患气管炎已近 30 年，几个月时出麻疹，咳嗽未彻底治愈，以后每因感冒便咳嗽气喘，屡治不愈。近十余年来，除春、秋各大发作 1 次外，平时遇饮酒、感冒、劳累过度、抽烟过多都可引起发作，发时吼声大作，呼吸气促，胸闷憋气。发一阵过后，全身乏力，必数日倦怠懒动。诊见脉象虚大而散，两尺细弱，舌质淡红，舌苔薄白微腻。辨证：脾肺气虚，肾失摄纳。治法：温肾纳气，健脾补肺。方药：加减平喘汤损益，人参12g，白术12g，茯苓15g，五味子6g，蛤蚧粉3g（分3次吞服），橘红9g，白果（炒研）9g，杏仁、炙甘草、炒白芥子、桔梗、姜厚朴各9g，炙麻黄6g。5剂。

9月12日二诊。上药服至3剂，咳喘明显减轻，5剂尽剂，咳喘大减。服药时微觉口干，尿量偏少。脉虚大而不散，尺脉稍觉有力，舌质红，苔不腻。原方麻黄、杏仁、白芥子量各减半，另加炙款冬花、炙紫菀各18g，百合15g，黄芩12g，以加强润肺敛肺、清热化痰、止咳平喘之功，续服10剂。另加药饼热敷大椎、肺俞穴，1次热敷2小时，连敷5次，每日晚敷。忌口及注意事项同药饼方。半个月后复诊，诸症悉平，咳喘已止。续访10年，哮喘未见复发。

按语：此例哮喘三十余年，15剂汤药，外贴药饼5次，其病痊愈，续访10年，旧疾未复，应是治疗效果最佳的一例。本例患者后又饮酒如常，劳作无碍，身体较以往尤健，除方药对证外，应是年轻，根本不衰，易于治疗，故3剂见效，5剂显效，服药半个月，外贴5次，而使病愈巩固，饮食、劳作如常。后用于病程较久、体质偏弱患者，效果不如本例，其理为何？应与禀赋差异有关。为参透其理，未敢懈怠，常思很多疑难杂病治愈容易，而其治愈之理难详。难怪古人有"书难尽言，言难尽意"之说。

6. **脾肺肾三脏俱虚** 刘某，女童，5岁半。2003年11月10日诊。患者家属代诉：患儿不足1岁时，因感冒咳嗽日久，此后凡感冒便咳喘，经多处治疗，咳喘非但不愈，且日益加重。病发时住院，必用氨茶碱方能止喘。日夜多汗，容易感冒。诊见患者面色黄里透青，唇色淡紫，舌质淡红，舌尖红，苔白厚腻。待诊少时，便咳喘频作，两肩微抬，喉中如水鸡声。饮食尚可，精神正常。脉细滑，指纹淡青。辨证：气阴两虚，湿痰上阻。以致易患外感，痰多喘嗽。肺为清虚之脏，肺气虚则难以抵御外邪，故易受外邪侵袭；清虚之脏，毫尘不容，故稍有不慎，易致喘咳。治法：标本兼理，温养脾肺，化痰止咳，兼纳肾气。方药：平喘汤经验方加减，人参6g，黄芪、茯苓、白术各9g，姜半夏5g，橘红、杏仁、紫苏子各6g，炙麻黄5g，桔梗6g，炙五味子、甘草各3g，生姜3片，大枣3枚，粳米9g。3剂。去原方中鹿衔草、白果、核桃仁、蛤蚧粉4味温热涩敛之品；加白术9g以健脾燥湿、止汗固表；蜜炙五味子3g以补肺肾精气、宁嗽定喘；生姜、大枣、粳米以散寒解表、调和营卫，兼以益脾和胃。1剂煎3次，早、中、晚温服。忌生冷，防感冒，勿食油腻、发病之物。

11月15日二诊。家属告知：效果甚佳。头剂药服下，咳喘明显减轻，夜能入睡。3剂服后，咳喘明显减少。诊其脉舌，无明显变化，原方续服5剂。

11月21日三诊。患儿病情续有好转，家长告知：咳喘基本未作，唯饮食稍减。原方加砂仁6g以和胃醒脾，续服5剂。

12月1日四诊。患儿精神气色续有好转。家属告知：此次服药期间，患感冒3天，哮喘微作，只用口服感冒药便愈，饮食亦恢复正常。患儿病去过半，不再每天服汤药，用三诊方5倍量取1剂，加紫河车30g以补益元气，共研细末，蜜丸，绿豆大，每服12丸，日服3次，温开水送服。续忌生冷油腻及一切发病之物，谨防感冒。若服药期间病情有反复，须速来诊治。若病情续有好转，便不必加服汤药。

2004年2月20日五诊。患儿母亲告知：自服中药至今，病情无明显反复，偶尔感冒，症状很轻，因每年春季发病最甚，故来复诊，先作预防。观察患儿舌脉，几无病象，精神气色近乎同龄健康者。便将首诊时处方取5剂，每隔三五日服1剂。若有反复，及时煎服，丸药勿中断。另嘱：待夏秋之时，加用外治法，贴药饼3～7次，以图除根。

8月16日六诊。患儿病情依然稳定，精神、饮食均可。便嘱家属贴药饼5枚即可。需要谨避风寒，继续忌口2年，以图根治。

询访3年，病情未出现明显反复。若遇外感，偶有轻微咳嗽，哮喘未见复作。

按语：此例患者与12岁女童哮喘证病情相似，发病时症状亦无明显差异，皆为肺脾肾俱虚，但年龄较小，病程较短，发病较频，症状较剧，且发无定时，不用西药氨茶碱不能平息。庆幸体质尚可，饮食正常，精神无碍，故用药以治标为主，止咳平喘；兼以治本，而侧重于健脾。盖脾健则湿运，湿运则生痰之源绝，子能令母虚（肺属金，为脾之子；脾属土，土生金，为肺之母），亦能令母实，脾健则肺受益，肺旺则气息畅，喘随去矣。无痰不作咳，痰为哮喘根。故以健脾益气以治本，宣肺平喘以治标，用五味子一味，以涩精纳气而止咳，3剂见效，5剂喘平。续以丸药缓服，加以外贴药饼，治愈巩固。此2例病因病机、症状相近，而治法不同，皆得治愈者，在于对证施治也。

7. 脾肺虚寒　李某，女童，9岁。2000年10月20日诊。患童母亲代诉：2

岁时感冒咳嗽太久，医院诊断为"支气管肺炎"，经十余日治愈，后每感冒必咳喘，病发时声音像拉大锯状，吼吼作响，张口抬肩，反复治疗，不能断根，遇寒冷天气，发作更甚。诊见患童面色㿠白，隐隐淡青，唇舌之色淡灰，苔白微腻，指纹淡青，脉象浮缓。此类患者，临证见之最多。究其原因，多为反复感冒，失于及时彻底治疗，以致肺气日虚，脾胃亦损，脾不化湿，痰阻气道，六淫所感，肺先受之，故每受风寒即见喘促，吼哮响鸣。小儿为清灵之体，状若嫩苗，虽生机盎然，但抵抗外邪能力极弱。娇弱之体，易虚易实，治法方药，不可杂乱。须步步顾及正气，是始终之关要。脾肺虚寒，痰湿壅盛，故喘哮之声如拉锯状，时日越久，治愈越难。治法：健脾温肺，化痰平喘。方药：平喘汤经验方加减，人参6g，白术9g，茯苓9g，姜半夏5g，橘红、杏仁、紫苏子各6g，炙麻黄3g，炙款冬花、炙紫菀各9g，桔梗6g，甘草、白果各3g，大米6g，生姜3片，大枣3枚。5剂。水煎，温分三服，末煎适温泡足，注意保暖，谨防感冒。

10月28日二诊。其母代诉：哮喘已减轻小半，要求照原方多拿几剂。观患者气色、脉象无明显变化，但咳喘已明显减轻。原方原量再取7剂，外用二白散、生姜汁少许加鸡蛋清，调成稠糊，敷于肺俞、风门穴及其周围，干则再敷，连敷7日，勿令干燥。因白芥子有发疱之功，故少数患者有起疱反应。若感不适，可暂停敷药。即使起疱，亦无大碍，停药后即可消失。敷贴药饼，主要作用为去寒痰、拔病根。尤其是反复发作、病久根深之人，敷贴更为重要。治疗期间及治愈后三五年间，谨避风寒，勿食生冷寒凉及辛辣温散之物，须防复发。随着年龄增长，体质增强，其病自可痊愈巩固。

随访5年，患者共服汤药12剂，外敷二白散方7日（敷时未见起疱，仅觉发热微痒），哮喘病愈，感冒亦明显减少。偶感风寒，咳嗽甚少，哮喘未作。

按语：此例脾肺虚寒证哮喘，治疗亦较顺利，内服经验方平喘汤加减，共服12剂，中间未换方药，加以外敷二白散7日，其病痊愈。哮喘日久，脾肺虚寒者，临证最为常见。究其原因，恐与过服寒凉之药有关。肺热患者确不少见，但不可过用寒凉，寒则肺失宣畅，寒痰留久，沉积于肺之窠囊，病根愈深，六淫侵害或饮食寒凉，便可引动宿痰，以致咳嗽喘哮，甚至胸闷憋气，伸颈抬肩，夜难平卧。本例患者为脾肺虚寒证咳喘，用平喘汤经验方加减，标本兼治，以健脾益气为先，脾健则肺气得旺，土能生金，脾健则水湿运化，生痰之源自绝，肺无痰阻，呼吸自畅，故咳喘得以平息。加以内外兼治，"病根"自然"拔出"，再谨慎忌口，谨避风寒，护理得当，因而病愈巩固，不再复发。

8. **寒痰阻遏** 宋某，男婴，9 个月。2010 年 2 月 22 日诊。患儿母亲告知：小儿从满月至今，反复感冒咳嗽，以后凡受凉必喘，半年多住院十余次，每个月都去医院 2 次，总说"小儿支气管肺炎"，但屡治不愈，而且越来越重，喘时憋气，面色苍白。诊见患儿面色苍白，唇舌淡白，舌苔白厚微腻，指纹淡青隐隐。其哮喘之声，百步外即闻，吼声不止，张口抬肩，其状令人心痛！病因病机与上例李某相似。治法：温化寒痰，止咳平喘。方药：平喘汤经验方化裁，人参 3g，茯苓 3g，姜半夏 2g，杏仁 3g，紫苏子 3g，橘红 3g，白芥子 2g，炙麻黄 2g，桔梗 3g，甘草 2g，炙款冬花 5g，炙紫菀 5g。3 剂。

2 月 28 日二诊。患儿哮喘声全息，半小时仅闻轻咳一二声，声音清晰多矣。嘱原方续服 3 剂，2 日 1 剂。并再三叮嘱要谨防感冒，慎避风寒，忌一切生冷油腻。

10 月 20 日患儿因外感风寒发热咳嗽又来就诊。其母告知：自 2 月份服 6 剂汤药后，患儿未再哮喘。前天因洗澡受凉，又发热咳嗽，未见哮喘，恐咳嗽时间过长，复发旧疾，故虽遥远又来就诊。诊见患者指纹淡红微浮，舌苔薄白津润，鼻流清涕，不时喷嚏，乃风寒感冒无疑。治法：辛温解表，宣肺止咳。方药：杏苏饮加减，净杏仁 2g，紫苏叶、前胡、柴胡、黄芩、桔梗各 3g，炙桑白皮、炙枇杷叶各 5g，川贝母、甘草各 2g，生姜 1 片，大枣 1 枚，葱白 1 茎。2 剂。水煎，多次少量温服。外以暖痰法方熨之，可使痰气下行，以防咳喘。

10 月 23 日家属来告知："1 剂服后热退咳轻，二服尽剂，发热、咳嗽痊愈。"

按语：本年春节过后，每日接诊小儿咳嗽哮喘者，半天 10 例左右，其症状大多哮喘不止，声响惊人，而成人则少见。可能与上年冬季过于寒冷，寒邪束肺，至春转暖，引动伏邪，而致发热咳喘。用平喘汤经验方加减，辨其寒热虚实，审其内外合邪病因，对证施治，服 2～6 剂不等，皆得治愈。若 5 岁以上患儿，病程较长者，加贴药饼，治愈后均未再复发。偶因感冒风寒，或饮食生冷，或夜里蹬被子受凉而见咳嗽者，哮喘多未复作，仅发热、咳嗽，治之三五日即愈。可见小儿哮喘，病程短，病根浅，故不难治愈。其用药既不可杂乱，又不可偏颇。不杂乱则药以对证为要，勿加牵制之味；不偏颇则无过寒过热、偏补偏泻之弊。小儿纯阳之体，易虚易实，除先天遗患外，凡为六淫、饮食所伤，皆易治疗，故用药不可杂乱偏颇，以免伤及他脏，损其生生之气。祛邪中病即止，步步顾及正气，非但为治小儿病之关要，老年及病久体虚者亦为重要。

9. **脾肾阳虚** 李某，男，74 岁。1980 年 10 月 5 日诊。自述年轻时即患哮喘，冬季发作最重，喘哮不止，夜难入睡，必半坐仰靠，方能休息片刻。喘甚时全身浮肿，腰膝酸软，气息不接。常年不离麻黄素、氨茶碱。若遇寒冷，发作更甚，天气转暖，症状稍轻。诊见患者体胖，气色晦暗，面似浮肿，唇舌之色淡紫，舌苔色白灰厚而腻，脉象细滑微迟。辨证：脾肺虚寒，湿痰壅盛；肾阳不足，摄纳无力。治法：温化寒痰，纳气平喘。方药：金匮肾气汤加白芥子9g，以温化寒痰；炙家狗肾9g，益智仁12g，炙五味子6g，蛤蚧粉（吞服）3g，以温肾助阳、纳气平喘。5剂，水煎温服，服药时嚼食炒熟核桃仁3枚，以助涩精纳气定喘之力。外贴三建膏，法如冷哮案。

10月12日二诊。喘嗽有好转，夜卧能眠，胸前稍觉轻松。原方蛤蚧粉加至5g，另加炮姜6g以温中祛寒，续服7剂。外贴改用药饼，共贴7次，每日1次，1次贴3小时，不可间断。禁忌同冷哮案，注意保暖，谨防感冒。

10月20日三诊。自述病已减轻大半，吃汤药麻烦，能否配丸药续服？思患者已患哮喘数十年，恐服汤药不少，今病已减轻过半，活动休息已无大碍，可服丸药缓治。用上方取7剂，共研细末，蜜丸绿豆大，每服9g，日服2次，半个月后加至日服3次，温开水送服，服药时仍嚼食核桃仁1～3个，连服3个月至半年，不可间断。

翌年12月底询访：旧疾虽未完全治愈，但未明显发作；以前每到9、10月便频繁喘促，今已过去2个月余，依然平稳。连访3年，旧疾未见明显复发。

按语：此例患者病程长、年龄大，中西药治疗未间断，麻黄素、氨茶碱当家常便饭，其病根之深，正气之弱，不难想象。尤为明显者，莫过于肾气不足，无力摄纳，故哮喘气息不接，腰膝酸软，全身浮肿，遇寒则甚。非温肾纳气之方，加以止咳平喘之味，内服外贴，恐难奏效。故用金匮肾气汤加白芥子、家狗肾、益智仁、五味子、蛤蚧粉、核桃仁等味，以助主方温肾纳气之功，而有平息喘逆之效。待病情稳定，续以丸药不间断治疗，并以三建膏、药饼先后贴穴位，同时注意忌口，细心调养，因而病情基本控制，不再明显发作。

10. **肺虚喘息**　陈某，女，37岁。2000年9月2日诊。自述心慌气短，全身倦怠，口渴多汗，动则喘息。天气炎热时发作更加频繁，平时总觉气不够用，稍加劳累受热，便汗出喘息，多处诊断皆说是"支气管哮喘"，可屡治不愈，一年比一年重。诊见患者面色㿠白，舌质淡红，舌苔薄白微糙，津液不足，脉象虚散。此为热伤元气，故见气短倦怠，口渴多汗，动则喘息。肺主气，火邪伤肺，气阴两伤，故气短；肺被火克，不能输布津液，故口渴、气少、倦怠；肺主皮毛，表卫不固，故汗出。三伏之时，暑热蒸腾，汗大泄，肺益虚。辨证：热伤元气，肺虚喘促。治法：补肺生津，止咳平喘。方药：麻杏石甘汤合生脉饮加减，炙麻黄 6g，杏仁 9g，生石膏 30g，茯苓 12g，西洋参 9g，麦冬 15g，五味子、炙甘草各 6g，大枣 3 枚，粳米 15g。5 剂。水煎服，末煎宽水，待温泡足。忌食辛辣、燥热上火及寒冷、油腻、发病之物，注意休息，谨防外感，尤其要避免感受暑热。

9 月 8 日二诊。患者精神略振，面色稍泽，脉虚不散。病有转机，原方续服 7 剂，加贴家传治喘药饼 5 次，1 日 1 次，1 次贴 2 小时以上，忌口及注意调养要坚持 3 年，冀望治愈巩固。

9 月 20 日三诊。自述汗出喘促已解，气短倦怠减轻，精神亦感略舒。嘱患者来年春末提前治疗，外贴内服，争取根治。

患者于翌年初夏又治疗半个月，第 3 年亦治疗数日，并用上方配制丸药，坚持每年服 3 个月，3 年未见明显复发。续访 3 年，旧疾未复，完全治愈。

按语：麻杏石甘汤主汗后喘逆，不可再汗，故合生脉饮加大枣、粳米以和胃养营，生津补肺，调和诸药；麻黄蜜炙，以去其辛温发散之性，用以润肺止咳平喘。对于肺气本虚，复被暑热所伤，汗出喘促，倦怠乏力之症，正中肯綮，立见效验。加以坚持治疗，连续 3 年预防性内服外贴治疗，而得痊愈巩固。

哮、喘二证，若能针对病情用药，有方有守，坚持治疗，并加用外敷药饼或膏药，病愈后续服丸散巩固，大多都能愈后不再明显复发。即使少数人复发，亦较以往为轻。其中青壮年患者，效果更稳。治愈病程最长者三十余年，最短者数月，凡能如法运用，遵守禁忌，护理得当，皆得愈而不复作，身体逐渐健康。偶有复发者，皆因不能坚持治疗，不遵医嘱，过早破禁，饮食生冷、油腻、酱醋腌泡之品，或寒温不适，过于劳累等，以致旧疾复作，不能完全治愈。又老年病久，或身患数病，正气虚弱，加之不能坚持治疗，屡犯禁忌者，则疗效多差，很难治愈，即使病情明显减轻，不久又见反复。经验之谈，肺腑之声，诚望患此证者深思。

能寻到对证方药，需坚持治疗，忌口保养，要遵医嘱。若能如是，即使身患顽疾，亦有治愈可能。如案中李某，年七旬有四，患哮喘 50 年有余，动则喘息，夜不能寐，麻黄素、氨茶碱当便饭，改用中药坚持治疗，谨遵医嘱，汤丸并进，内外兼治，其症亦能控制，复发频率明显减少，生活质量提高，即为其证。所以有些顽症，并非坚不可摧，关键在于重视。首先是患者，患者不能洁身自爱，医者又能奈何？有是病即有是方一说，余深信无疑。作为医者，学无止境，贵在谦谨勤奋。律己之言，绝无他意。

附:《张氏医通》论治咳嗽（节录）

戴复庵云：咳嗽因风寒者，鼻塞声重恶寒者是也；火者，有声痰少面赤者是也；劳者，盗汗出；兼痰者，多作寒热；肺胀者，动则喘满，气急息重；痰者，嗽动便有痰声，痰出嗽止。五者大概耳，亦当明其是否也。

赵养葵曰：咳谓无痰而有声，肺受火烁也；嗽是有声而有痰，脾受湿伤也；虽分五脏六腑之殊，而其要皆主于肺。盖肺为清虚之府，一物不容，毫毛必咳。又肺为娇脏，畏热畏寒，火刑金烁故嗽，水冷金寒亦嗽。故咳嗽者，必责之肺，而治法不在于肺而在于脾，不专在脾而反归重于肾。盖脾者肺之母，肾者金之子，故虚则补其母，虚则补其子也。

张介宾云：大法，咳嗽治表邪者，药不宜静，静则留连不解，变生他病，故忌寒凉收敛，经所谓肺欲辛者是也。治里证者，药不宜动，动则虚火不宁，燥痒愈甚，故忌辛香燥热，所谓辛走气，气病无多食辛是也。然治表者，虽宜动以散邪，若形病俱虚者，又当补中气而佐以和解，倘专于发散，则肺气益弱，腠理益疏，邪乘虚入，病反增剧也。治内者，虽当静以养阴，若命门火衰不能归元，则参、姜、桂、附在所必用，否则气不化水，终无济于阴也。至若因于火者宜清，因于湿者宜利，因痰者降其痰，因气者理其气，随其所见之证而兼以调之。大抵风邪胃火，此实热为患，易治；惟肺肾亏损，此真脏为患，最难治。在老人虚人，皆宜温养脾肺，稍兼治标为当。

咳嗽之脉，浮为风，紧为寒，洪数为热，濡细为湿。寸关涩难而尺内弦紧，为房劳阴虚；右关濡大，为饮食伤脾；左关弦数，为疲极肝伤；右寸浮短为伤肺，迟涩肺寒。咳嗽洪滑为多痰，弦涩为少血。肺脉微急，咳而唾血，脉或沉或浮，声不损者，易治；脉来洪数，形瘦面赤，肾脏气衰，不能上循于喉而声哑者难疗。

选摘《张氏医通》咳喘内服常用方如下。

（1）加味导痰汤：治湿热痰饮，眩晕痰窒喘急。姜半夏、茯苓、陈皮、炙甘草、南星、枳实、人参、白术、黄芩、黄连、瓜蒌霜、桔梗、大枣、生姜汁、乌梅肉、竹沥。水煎，空腹温服。

（2）麻黄定喘汤：治寒包热邪，哮喘痰嗽，遇冷即发。麻黄（去节）八分，杏仁（泡去皮尖，研）十四粒，厚朴（姜制）八分，款冬花（去梗）、桑皮（蜜炙）、苏子（微炒研）各一钱，甘草生、炙各四分，黄芩、半夏（姜制）各一钱二分。煎成去滓，以生银杏七枚，捣烂入药，绞去滓，趁热服之，去枕仰卧，暖覆取微汗效。

（3）冷哮丸：治背受寒气，遇冷即发喘嗽，顽痰结聚，胸膈痞闷，倚息不得卧。麻黄（泡）、川乌（生）、细辛、蜀椒、白矾（生）、牙皂（去皮弦子，酥炙）、半夏曲、陈胆星、杏仁（去双仁者，连皮尖用）、甘草（生）各一两，紫菀茸、款冬花各一两。上为细末，姜汁调神曲末打糊为丸，每遇发时，临卧生姜汤服二钱，羸者一钱，更以三建膏贴肺俞穴中，服后时吐顽痰，胸膈自宽。服此数日后，以补脾肺药调之。候发如前再服。气虚少食，痰中见血，营气受伤者禁用。因其专司疏泄耳。

（4）局方人参定喘汤：治远年咳逆，上气胸闷，痞塞声不出。人参、麻黄、甘草、阿胶、半夏、桑白皮、五味子、罂粟壳、生姜。水煎，食后服，温覆取微汗。

（5）钟乳丸：治冷哮痰喘，但有血者勿服。滴乳石（酒湿研七日，水飞七次，甘草汤煮三伏时，蘸少许撚捻开，光亮如蠹鱼为度）、麻黄（醋汤泡，焙干）、杏仁（拣去双仁，泡去皮尖）、炙甘草各等分，炼白蜜丸，弹子大，五更、临卧各噙化一丸，去枕仰卧，勿开言，数日效。此即麻黄汤去桂枝，麻杏甘石汤去石膏，而易钟乳，互换一味，寒热天渊。

（6）芦吸散：治冷哮寒嗽，喘促痰清，但肺热者禁用。款冬花、川贝母（去心）、肉桂、炙甘草各三钱，鹅管石（煅，即钟乳之最精者）五钱，为极细末，以芦管吸少许，噙化咽之，日五七次。此即《宣明》焚香透膈散之变法，彼用雄黄、佛耳，此用桂心、贝母、甘草。彼取无形之气，以散肺中之伏寒；此用有形之散，以搜肺络之伏饮，药虽相类，而用法悬殊。总取钟乳、款冬之温肺利窍也。

卷二　疼痛证治

疼痛诸症，自古有之，而今尤多。此处疼痛，泛指以肢体关节肌肉强滞，麻木，活动不便，甚至肿胀，疼痛为主要症状者。其症多发于颈、肩、腰、膝及肢体各部位。所谓风湿性关节炎、类风湿关节炎、颈椎病、肩周炎、强直性脊柱炎、骨性关节病、椎间盘突出症、骨质增生、坐骨神经痛等病症，而不属于内脏大病如癌症疼痛等，仅以肢体关节疼痛为主要表现者，均可按疼痛论治。

上至《内经》，下至历代诸家，多有详述。今将数十年临证治疗疼痛经验及收集到的民间治疗疼痛有效方药，择其疗效可靠、不良反应较小、效果独特者，一并收入。鄂西北千味野生草药中，以汤丸口服、浸酒缓饮、外敷、熏洗等方法，用于治疗疼痛，有明显疗效者，均纳入其中。凡经多次使用，疗效可靠者，悉数整理于此，以作小结。

本卷将风湿痹痛、新旧伤痛、骨刺、颈椎病、腰椎病等病症，纳入论治。辨证分类，仿照痹证。如疼痛走注，痛无定处，或兼有畏风自汗等症者，可按行痹进行辨证施治；痛有定处，遇寒则甚，则以痛痹论治等。若能结合其他疗法，如中医正骨手法、针灸、按摩、熏蒸、热敷等，可明显提高疗效。曾见某理发师用"手法"治疗腰椎间盘突出症，患者卧床不起，疼痛难忍，经过理发师半小时治疗，竟然马上可以站立、缓步行走等，可见民间确有许多治疗疼痛症的"良方"，需要进一步探访搜集与整理。

痹者，闭也，闭塞不通之意。痹证是由于正气不足，风寒湿热等外邪侵入，痹阻经络，气血运行不畅所致。最早见于《内经》，对其病因病机、证候分类及演变过程均有详细阐述，为后世诊治此类病症奠定了理论基础，理法方药皆多依此为据。如《素问·痹论》："风寒湿三气杂至，合而为痹也""所谓痹者，各以其时，重感于风寒湿之气也""其风气胜者为行痹，寒气胜者为痛痹，湿气胜者为着痹""五脏皆有合，病久而不去者，内舍于其合也。"《金匮要略》对湿痹、历节风辨证论治，创立桂枝附子汤、乌头汤等方，至今仍为治疗痹证首选方。《千金要方》指出有些痹证后期可引起骨节变形，制定了许多治疗尪痹（类风湿关节炎）的方法，如药酒、膏摩等。《医宗必读》主张分清主次，"治外者，散邪为亟；治脏者，养正为先。治行痹者，散风为主，御寒利湿仍不可废，大抵参以补血之剂，盖治风先治血，血行风自灭也。治痛痹者，散寒为主，疏风燥湿仍不可缺，大抵参以补火之剂，非大辛大温，不能释其凝寒之害也。治着痹者，利湿为主，祛风解寒亦不可缺，大抵参以补脾补气之剂，盖土强可以胜湿，而气足自无顽麻也。"

由此可见，诸痹之患，病因病机及治疗大则明矣。能早期对证施治，病多易愈，可免邪气深入，内舍五脏筋骨血脉，而成心痹、脉痹、筋痹、骨痹、尪痹等病。为提高疗效，针灸、按摩、牵引、刮痧、熏蒸、热敷、药酒及小针刀等治疗方法，均可因症配合使用，以提高治疗效果，速愈为要。

某些癌症出现肢体关节疼痛者，可在不影响治疗本病、不损伤元气的前提下，采用合适方法，对证治疗，亦可收到不同程度的缓痛效果。曾治多例肺癌、肝癌患者，因为癌细胞转移，肩、臂、胸、背、胁肋、腰脊等处疼痛，经过对证治疗，多可减轻痛苦。

对于体质较弱、身患多病者，需要特别谨慎，切不可顾此失彼，忽略整体，以免出现因小失大之弊。因为治疗疼痛之药，多具祛邪通络之功，而少扶正固本之效，故反复提示，谨慎为要。尤其是有毒、性烈之味，更要慎用。

一、疼痛病因病机

（一）正气不足

正气不足是痹证致病内因。体虚腠理不固，风寒湿热邪气容易乘虚而入。故《济生方》有"皆因体虚，腠理空疏，受风寒湿气而成痹也"之说。正气不足，故痹证形成，病多缠绵，甚至日久不愈，或愈而复发，反复无度。

（二）外邪侵袭

外感风寒湿邪，久居潮湿之地，或涉水冒雨，或冒雾露，或睡卧当风，或冷浴，或气温骤降、防寒保暖不够及时等，风寒湿邪侵入肌腠，而致寒湿痹痛。气候炎热，高温高湿，风湿热邪易于入侵，或素体内热，外邪入里化热，多可导致热痹。

痹证，总由正气不足，风寒湿热之邪乘虚侵入肌腠，经络血脉受阻，气血运行失畅所致。风寒湿热之邪，因为四季不同，身体强弱各异，其受病则各有偏盛。如春季多风，风邪所袭，以风气胜者为行痹。风为阳邪，为百病之长，易夹他邪，风淫末疾，善行数变，病邪流窜，故行痹以肢体疼痛、游窜不定为主要表现。冬季寒冷，寒邪所袭，以寒气胜者为痛痹。寒为阴邪，其性收引凝滞，主痛，肃杀阳气，故痛痹以疼痛较甚、其痛如掣、遇寒则剧、得热则减为主要症状。长夏多湿，湿邪所侵，以湿气胜者为着痹。湿为阴邪，其性沉着黏滞，故着痹以疼痛重着、沉着不移、缠绵难去为致病特点。夏季炎热，热邪所伤，以热邪胜者为热痹。热为阳邪，极易化火伤阴，或因阳热之体，阴虚之躯，或素有内热，或外邪入内化热，煎灼阴液。故以患处红肿热痛、遇冷痛减，伴口渴、便秘为主要症状。

肢体关节疼痛，亦有不按季节致病者，此为伏邪被诱因引发，或身有宿疾，或因职业与生活习惯等，可导致颈、腰椎病变等。

偏瘫、新旧伤痛，皆可按痹证辨证，区别寒热虚实，轻重缓急，对证治疗。总宜祛痛为先，兼顾内外，祛邪扶正，病愈痛去，身体康复，方为良法。

骨刺，大致与痹证相似。外由风、寒、湿、热、毒、瘀、慢性伤损，内由肾气不足等互为因果而形成。风寒湿热之邪相互为虐，风为阳邪，开发腠理，寒邪借此内犯，湿邪借风邪疏泄之力、寒邪收引之能，入侵筋骨肌肉，闭阻经脉，气血运行不畅，津液凝聚，成瘀成毒，加之肾气不足，骨内空虚，日久伤损，如久坐、久行、久睡、嗜酒无度等，是骨刺、骨痹形成的基本原因。亦与职业关系较为密切，如久坐不动及辛劳过度者，易患腰椎骨刺；上网时间过长、绣十字绣、打牌、车辆驾驶员等，易患颈腰椎病变、骨刺、骨痹等病症。症状严重者，多有疼痛麻木、活动受限等症状。凡影响到血脉循环则为闭塞不通，不通则痛，通则痛减。如骨刺、椎突或骨桥形成，极易伤及周围组织，血脉神经受压，出现上下肢麻木疼痛，甚至指趾麻木疼痛，活动不便，严重者暂时失去功能。此病与气候变化，尤其是阴雨连绵，寒湿过盛，或高温高湿，或秋冬寒引收束有关，多可导致疼痛麻木症状加剧。而平素个人习惯，如身姿、劳逸调节、饮食习惯等，均与此病有较大关系。病因病机、症状表现皆与痹证相似，辨证论治，除注重益肝肾、壮筋骨之外，余与治痹证基本相同。

二、疼痛治法

（一）内治

由于本病是由风寒湿热邪痹阻经脉，气血运行不畅所致，其治疗方法经历代医家不断完善，总以祛邪活络、缓急止痛为治疗大法。还应遵循《医宗必读》治疗方法，祛风、除湿、散寒、清热、祛痰、通络、补肾壮骨等法互相参合，标本兼治。寒热虚实，首当辨别。或祛邪通络，或强筋壮骨，皆当有所侧重。正气不足为本病始终不可忽略的重要因素。治疗时，根据邪气偏重，如风邪偏胜或久病入络者应佐以养血活血之品，正所谓"治风先治血，血行风自灭"；寒邪胜者应佐以辛热助阳之品，使阳气旺盛，则寒邪自散，脉络通畅，其痛必去；湿邪胜者，佐以健脾益气之品，脾胃旺则可胜湿，湿化重着乃愈；热邪胜者，佐以清热养阴之品，以防耗伤阴血，凉血活血活络为要。正气不足是内在原因，易形成虚实夹杂，故在治疗时，始终顾其正气，扶正祛邪。益气养阴，滋补肝肾，佐以活血通络，是治疗虚证、顽痹的重要治法，即所谓标本兼顾。

痹证日久不愈，可内传五脏，而成五脏痹、六腑痹、血痹、脉痹、骨痹等，治疗起来越加困难。故当痹（疼痛）在肢体关节时，必须早治，以防入内难疗。如若关节已经变形，功能丧失，已是尪痹重症，欲求治愈，实为难矣。而较为常见的骨痹（股骨头无菌性坏死）等病，亦很难在较短时间内见到明显效果。故肢体疼痛诸症，不可大意疏忽，任其发展，待到影响劳作、生活不便时，方予重视，此时病根已深，缠绵难愈。故提倡尽早治疗，十分重要。

（二）外治

外治具有调节阴阳、疏通经络、活血化瘀、散寒止痛之功效，能直接作用于患处，故方法适宜，效果明显，几无不良反应。由于疼痛成因复杂，故应配合多种治疗方法，如针灸、按摩、敷贴等。《素问·痹论》曰："五脏有俞，六腑有合，循脉之分，各有所发，各随其过，则病瘳也。"说明在远古就重视用砭刺、针、艾等方法治疗痹痛。在《内经》其他篇幅中，亦多处提到"切循""熨而通之""灸"法，以及《五十二病方》中拔罐疗法等，证明古人在治疗痹证方法上，由简到繁，从单一疗法到多种疗法配合运用，以不断提高疗效。

　　余因为无暇用其他方法治疗，仅以内服汤、丸，外贴膏药、敷、熨、熏蒸、泡洗等法治疗，效果亦在不断提高。若能加入其他疗法，特别是中医传统正骨手法等，当会见效更速，预后更佳。

　　疼痛的病因病机多为肾气不足，外邪闭阻经脉，气血运行不畅所致。症状以肌肉、筋骨、关节疼痛、重着、麻木为主要表现，故按痹证分型论治。痹证根据风、寒、湿、热邪各有偏盛之不同，分为游走不定之行痹、遇寒痛甚之痛痹、沉重强滞之着痹、红肿喜凉之热痹、关节膨大日久不愈之尪痹，进行论治。而新旧伤痛是由于气滞血瘀，气血运行不畅，以及外伤日久，经脉痹阻，筋骨关节强硬所致，其症状、病机与痹证相似，故亦纳入痹证论治。

三、疼痛分治

（一）行痹

　　风邪善行数变，风淫末疾，故多见于上肢肩、肘或下肢髋、膝等大关节。以疼痛游走不定为主要表现，时或兼见恶寒发热，自汗恶风，舌苔薄白，脉浮。风邪内侵，风血相搏，闭阻脉络，以致气血运行不畅，不通则痛，故见肢体关节、肌肉疼痛。风性善行，故上肢为多见，且疼痛走注，游窜不定。筋脉关节失于濡养，则见屈伸不利。初起可兼见脉浮，舌苔薄白，自汗畏风。治宜祛风通络，散寒除湿，兼以和营。方用桂枝五物汤合防风汤加减，黄芪18g，桂枝9g，芍药15g，防风15g，秦艽15g，葛根15g，当归15g，大枣3枚，生姜3片，水煎温服。避风寒，忌生冷。

　　此方以祛风解肌、调和营卫为大法。"邪之所凑，其气必虚"，故用防风反佐黄芪，使黄芪实表，防邪入里；防风除分肉腠理之风寒湿邪，而不伤正。用桂枝外散风寒，芍药和营敛阴，相须为用，合用调和营卫。秦艽、葛根、当归祛风除湿通络，复以姜、枣调和诸药，营卫和则邪自祛矣。

　　上部痛者加羌活、白芷、姜黄；下部痛者加独活、牛膝、防己；痛甚者加乳香、没药。若兼见瘀滞者，用当归尾、红花、穿山甲等味适量。当归、红花养血活血，穿山甲搜剔络脉瘀滞，合用活血散瘀，通络止痛，正所谓"治风先治血，血行风自灭"。若以腰背疼痛为主者，多与肾气不足有关，酌加杜仲、桑寄生、巴戟天、续断、金毛狗脊等味适量，以温补肾气；肩、肘等上肢关节疼痛为主者，可选加天麻、羌活、桑枝、姜黄、川芎等味，以祛风通络止痛；以髋、膝关节疼痛为主者，为湿胜于下，选用独活、牛膝、防己、木瓜等味，以祛湿活络止痛。

外治（针灸、按摩、牵引、熏洗、热敷）根据《内经》"盛则泻之，虚则补之，热则疾之，寒则留之，陷下则灸之，不盛不虚以经取之"的原则。大致以疏风散寒、除湿清热为基本治法，使经脉通畅，气血调和，则痹阻自通，疼痛自愈。膏药、热敷（煎服过的药渣加陈醋、白酒适量，布包热敷患处，效果甚佳）、针刺、刮痧等，相关方药用法见备用诸方。

案例 1 姜某，女，66 岁。2014 年 3 月 2 日诊。自述初感上肢关节酸痛，治疗后疼痛基本消失，不久下肢膝踝关节又痛，经中西医治疗，疼痛随之减轻。不到半个月时间，左侧肢体复感酸痛，治之数月，效果不佳。以后右侧肢体关节也开始酸痛，随之头痛心烦，畏风自汗，全身酸楚，甚至头痛眩晕，持续失眠，精神日见不振，精力下降。治疗多处，众说纷纭，效果依然不佳。得病至今，已有 6 年之余。刻诊：患者衣着明显偏厚，精神欠佳，形体偏胖，面色㿠白，舌质偏淡，舌尖微红，舌苔白厚乏津，脉来细弦。综合所见，其病应是行痹。辨证：风血相搏，脉络闭阻。治法：疏风活血，祛湿和营。用本方加天麻、钩藤以疏风活络；加白术、酸枣仁、龙骨以止汗宁烦。5 剂，三煎内服，四煎少加陈醋，适温泡足半小时，以作辅助治疗。须心情平和，谨避风寒。

3 月 10 日二诊。患者自述服药效果明显，畏风自汗及关节酸痛减轻，眩晕、睡眠改善，精神略有好转。复诊其舌脉，白厚苔转为薄白，脉来细缓。原方续服 5 剂，服用法同首诊。

3 月 18 日三诊。观患者衣着接近常人，精神较首诊时明显振作。复诊其脉舌，续有好转。患者因为路途较远，要求配制丸药加汤药间服，以免来回不易。复将上方略作加减，取汤药 10 剂，另取 5 剂做丸药。服汤药一二剂，接服丸药（每服 9g，日服 3 次，温开水送服），继续治疗。

本患者共服汤药 20 剂、丸药 1 料，6 年之疾痊愈，身体恢复满意。

案例 2 李某，男，45 岁。1975 年 5 月 5 日诊。自述素来身体健康，甚至连感冒都未得过。只因野外劳作，突遭暴雨闭汗，随之关节酸痛，状似感冒但不发热，无喷嚏、咳嗽。刻诊：患者形体较健，微微自汗，舌质正红，舌苔薄白津润，脉来细弦。辨证：寒湿闭阻，营血失和。治法：疏风化湿，和营通络。用本方 3 剂，水煎服，末煎宽水，适温泡洗全身。泡洗后谨避风寒 3 日。服药 3 剂病愈，续访数载无恙。

（二）痛痹

痛痹为风寒湿邪侵袭，以寒邪为胜。其症以疼痛为主，痛有定处，遇寒则剧，得热痛缓，患处不红不肿，关节屈伸不利，脉多沉紧或弦紧。由于寒邪外束，导致气滞血凝，腠理闭塞，脉络不通，故见疼痛为主。寒为阴邪，肃杀阳气，其性收引闭郁，血脉凝滞，故见疼痛喜温。治宜温经散寒，祛风除湿，通络止痛。方用金匮乌头汤加减，制乌头6g，麻黄9g，芍药15g，黄芪18g，甘草6g，先煎乌头数十沸，再入诸药同煎，温服。

本方重在温经散寒。乌头大辛大热有大毒，其性走而不守，散寒止痛之力甚宏，配伍麻黄温经散寒以止痛，芍药、甘草甘酸缓急以止痛，更可制乌头毒性。黄芪益气固表，合麻黄以通腠理阳气，而借乌头之力迅发，以行痹着，速解其痛。疼痛在肩肘者加姜黄、羌活、桂枝；腰背疼痛为主者加独活、细辛、杜仲、桑寄生；腰膝以下疼痛为主者加牛膝、金毛狗脊；寒甚者可加干姜。

若痹痛日久，痛处冰冷，疼痛着骨，麻木不仁，活动艰难，舌暗津润，脉沉迟或涩者，乃寒邪凝结，气血失和。治宜散寒祛湿，活血通络。方用川芎肉桂汤加减，川芎15g，肉桂9g，当归尾15g，桃仁12g，羌活15g，独活18g，苍术15g，麻黄9g，巴戟天18g，制川乌、制草乌各9g。水、酒各半煎，温服。药渣加陈醋、白酒少量拌匀，加热布包，热敷患处，冷则加热再敷，1日可敷1～2小时。敷时切勿烫伤皮肤，敷后注意保暖，适当休息。外敷起效甚速，不可嫌麻烦而不用。方中川芎、当归尾、制川乌、制草乌、桃仁活血散瘀，祛寒止痛；羌活、独活、麻黄、苍术、肉桂、巴戟天通阳散寒，温肾祛湿。

阳虚畏寒者加附子、炮姜各适量；阴虚者酌减麻黄、肉桂，加熟地黄、知母各适量；气虚乏力者加人参、黄芪各适量；血虚者去桃仁，加熟地黄，当归尾易当归身并加量；脾虚者加白术、茯苓各适量；纳差者加陈皮、木香、砂仁各适量；肝肾不足者加杜仲、枸杞子、桑寄生等味各适量。余随症。

外用膏药等方，见备用方。

案例　张某，男，55岁。1999年10月20日诊。自述得风湿性关节炎多年，以往尚能坚持，基本不影响工作、生活，近来腰部冷痛，膝踝关节疼痛麻木，遇寒痛剧，得暖稍缓。刻诊：患者体质尚健，言谈声洪，舌质无明显异常，舌苔白滑而腻，脉来细迟。抚摸其腰膝以下，似感不温。据上所见，当属痛痹（亦称寒痹）。辨证：寒邪闭阻，脉络失畅。治法：温经散寒，祛湿通络。方药：川芎肉桂汤加杜仲、续断各18g，以增强本方补肾强腰之功。取汤药10剂，前三煎内服，药渣热敷患处；另取3剂，加生姜60g（增强散寒、解二乌毒之功），红糖500g（改善口感，以助药力），好白酒5000mL，浸泡1个月，每服25mL，日服3次，并可加热外擦患处。谨避风寒，劳逸适度。服汤药10剂期间，症状陆续减轻，随后饮药酒续治，多年痛痹基本治愈，工作、生活正常。

（三）着痹

着痹为风寒湿邪侵袭，以湿邪为胜，故见肢体关节疼痛重着，困倦乏力，或伴麻木不仁，若逢天阴下雨，则症状加重。外受湿邪，阳气闭阻。湿为阴邪，其性重着黏滞，故症见沉着不移，甚至缠绵难愈。阴湿之邪，留滞肢体关节，故肢体疼痛重着；湿邪易闭阻阳气，致脾不化湿，则见肌肤麻木不仁，甚则肿胀，活动艰难；天阴下雨湿气愈盛，故症状加重。舌苔多见白腻，脉象濡缓，是为湿盛之象。治宜除湿散寒，祛风通络。方用薏苡仁汤加减，薏苡仁90g，当归12g，赤芍15g，桂心6g，麻黄6g，甘草3g，制苍术15g，羌活12g，独活15g，生姜3片。水煎温服。药渣外用法同痛痹，亦可宽水煎汤，适温泡足。

此方主治风湿相搏，关节不利。故以薏苡仁为君，舒筋除湿，其力较缓，用量宜重；桂心、麻黄、生姜、羌活、独活祛湿散寒；甘草甘缓，调和诸药。诸味合用，使湿邪得除，寒凝得散，而诸症可除。

肌肤麻木不仁、筋脉拘挛者加海桐皮、五加皮、豨莶草以舒筋通络；手足麻木冰冷、湿滞夹寒者加制川乌、桂枝、海风藤以祛寒通络；关节肿胀者加秦艽、防己、木通、姜黄以除湿通络；有汗去麻黄；热甚去桂枝。

若痹证日久，气血凝滞，疼痛渐甚，手足拘挛，症状虚实错杂者，当补益兼通，方用三痹汤为主，随症加减。人参12g，黄芪18g，当归、川芎、地黄、杜仲、续断、防风各12g，桂心6g，细辛3g，茯苓、秦艽、牛膝、独活各15g，甘草6g，生姜5片，大枣5枚。水煎温服，药渣热敷患处。此方以参、芪、四物一派补益气血药中加防风、秦艽以胜湿，桂心以胜寒，细辛、独活以通肾气。凡治风寒湿三气侵袭，日久体虚而成痹证者，此方主之。

上部痛甚者去牛膝，加羌活、白芷各适量；臂痛甚者加姜黄、桂心易桂枝各适量；膝踝痛甚或肿者加木瓜、防己各适量；有热者去桂，加黄柏适量。

若疼痛重着，身重倦怠，甚者麻木，活动不便，或见肿胀者，此乃湿气较甚，气阳闭郁。治宜温阳化湿，活血通络。方用薏苡仁汤加制二乌、红花、生姜皮等味适量。外治同痛痹。

案例　余某，男，50 岁。2001 年 7 月 6 日诊。自述因为种田，常在水里劳作，加上多次淋雨，本来身体很好，时间久了感觉腰以下沉重麻木，甚则疼痛、浮肿，经多处检查，内脏无病，自感风湿严重。刻诊：患者形体较健，唯见面色黄垢，舌质偏淡，舌苔白厚、微腻，脉来细濡。综合所见，病属湿痹无疑。辨证：寒湿闭阻，脉络失活。治法：除湿散寒，活血通络。方药：加减薏苡仁汤 5 剂，内服外敷，尽剂复诊。

7 月 15 日二诊。服药 5 剂有效果，沉重麻木略轻，浮肿未再出现。复诊其脉舌，与首诊时无明显变化。思其湿性黏滞，况且病程已久，恐难在短期内治愈。原方中加入制二乌各 9g（先煎 20 分钟，再入群药同煎），黄芪 30g，防己 12g，木瓜 15g，以加强祛湿散寒、舒经活络之功。汤药 7 剂，内服外敷。另取 3 剂，亦如痛痹案张某，泡酒缓服，坚持治疗。如续有好转，待药酒饮尽后再议。3 个月后患者来告知：病已减轻大半，基本不碍劳作。求再泡 1 料药酒续治，省钱方便，不影响劳作。用前方加白术 120g，以加强健脾燥湿功效。

随访：患者连续泡酒 2 料，持续治疗数月，湿痹痊愈，劳作如常。

按语：湿痹初起者，此方大多 10 剂左右便可治愈，日久者服药至多不过 30 剂。若无高血压、糖尿病等不宜饮酒者，加饮药酒、热敷等治法，痊愈更速。因为湿性黏滞，缠绵难愈，欲图速愈，多难如愿。如不完全治愈，日久尚有影响心脏、演变为尪痹（类风湿关节炎）等症候者，此时治之，难度则大。

（四）热痹

热痹乃受风湿热邪侵袭，或素体热盛，复因湿邪入里化热，或风湿郁久化热，闭阻血脉而成。以患处灼热、红肿而痛为主要表现。热邪闭阻，气血郁滞，脉络失和，故见红肿疼痛。如高温湿热环境、农田劳作、野外施工等，人处于天暑地蒸之中，风湿热邪乘虚而入；或四季露天劳作，反复汗出，外受风寒，久则化热；或阳热之体，阴虚之躯，复感风寒湿邪，邪从热化，而成热痹。热为阳邪，极易化火。热郁关节，气血随之郁滞，故患处灼热，红肿而痛，得冷则舒；热郁关节脉络，气血运行受阻，故关节疼痛，不能屈伸；热郁于内而见发热口渴，烦闷不安，溺赤而短，舌苔黄腻或黄燥，脉滑数。治宜清热滋阴，通络止痛。方用白虎加桂枝汤加减，石膏 60g，知母 18g，粳米 15g，甘草 6g，桂枝

9g，赤芍 15g，青风藤 18g。水煎温服。三煎宽水，微温泡足，辅助治疗。

"热淫于内，以苦发之。"故以知母苦寒清热为君。热则伤气，必以甘寒为助，故以石膏、甘草为臣。津液内敛，以粳米甘平为使，加桂枝和营通络止痛。赤芍凉血活血。青风藤泻热通络。诸药相合，以成清热养阴、通络止痛之功。

若热郁血滞，患处红肿，痛如针刺者，加生地黄、牡丹皮、红花，以凉血活血、通络止痛。热兼风胜，关节肿痛，活动艰难者，加桑枝、络石藤、鸡血藤、忍冬藤，以祛风清热，通络止痛。

若热痹伤津，患处红肿，痛如刀割，筋脉抽掣，入夜尤甚，壮热烦渴，舌红少津，脉象弦数者，是热邪化火，津液耗伤，筋脉失于润养。治宜清热泻火，凉血通络。方用增液汤加味，玄参 30g，生地黄 24g，麦冬 18g，栀子 15g，赤芍 18g，丹参 30g，石斛 24g，羚羊角（磨汁兑服）3g，牡丹皮 15g。

玄参咸寒，滋水以制火，通二便，启肾水上潮于肺，有治火盛伤津之功，故为君。麦冬甘寒，生津通结；生地黄甘寒，清热凉血，并逐血痹，取其补而不腻，兼能走络，故为臣。三者合用，作增水行舟之计，但须重用，轻则无功。栀子、羚羊角清热泻火解毒；丹参、赤芍、牡丹皮凉血活血，行瘀化滞；石斛滋阴生津，止渴除烦。诸药同用，以助"增水行舟"之功。

若热甚痛处红肿，触之痛甚者，酌加地骨皮、忍冬藤、土牛膝、红藤等味适量，以清热解毒、活血止痛。余随症。

外治同行痹，宜疏风清热、活血通络、消肿止痛为要。

案例 常某，男，59 岁。1990 年 7 月 3 日诊。自述因为种菜繁忙，露天浇水数日，初感右上肢腕、肘、肩等处疼痛，以为是伤力，饮热黄酒两大碗解乏，不料未过半日，疼痛加剧，肩、肘等处皮肤潮红而热，胳膊不能转动，严重影响劳作。本患者与我素熟，身体一直健康，辛劳有加，寒暑晴雨不避，嗜酒有瘾。观其舌质，暗红乏泽，舌苔黄厚微腻，脉来滑数兼弦。由此可见，身体虽健，劳伤可知；复因天暑地热，外邪侵袭，而致脉络闭阻，以致热痹形成；加之误以为"伤力"，用温酒发汗，故见疼痛加剧，患处皮肤潮红。辨证：热邪阻遏，脉络失活。治法：凉血活血，通络止痛。方药：白虎加桂枝汤加减，石膏 120g，知母 24g，薏苡仁 30g，甘草 6g，桂枝 12g，赤芍 21g，青风藤 18g，络石藤 30g，鸡血藤 18g，红花 15g。3 剂。水煎温服，药渣加陈醋适量，微温敷患处。需要戒酒及辛辣之物，适当休息。

7 月 7 日二诊。自述潮红已退，疼痛减轻。嘱其复用上方 5 剂，服用法、注意同上诊。并避免淋雨受寒，以防复发。随访：服药 8 剂，热痹痊愈。由于谨遵医嘱，旧疾未再明显复发，劳作无碍。

（五）尪痹（类风湿关节炎）

尪痹病程较长，关节疼痛，肿胀变形，活动障碍，甚至全身僵硬，完全丧失劳作能力，生活不能自理等。诸痹日久，气血瘀阻，津液凝聚，痰瘀互结，闭阻经脉，故见肢体关节疼痛，屈伸不利；肾主骨，经脉闭阻日久，深入骨骱，则出现皮肤瘀斑，关节肿大，僵硬变形，甚者肌肉萎缩，筋脉拘急，肘膝不得屈伸，或尻以代踵，脊以代颈僵硬，日久而成废人。内有瘀积，则见舌质暗红，脉来细涩。本病至此，治之甚难。如能早治，尚可控制发展，保持正常生活、劳作。已现肌肉瘦削，关节膨大，疼痛不休之时，欲得根本控制，或者明显好转，已是十分困难。

在肌肉尚未瘦削，关节无明显膨大，肢体尚未僵硬之时，治宜益气养血、补肾健骨，加以活血通络止痛之味，方用补肾祛寒治尪汤加减，川续断 24g，补骨脂 18g，骨碎补 18g，淫羊藿 18g，熟地黄 30g，白芍 15g，制附片 9g，嫩桂枝 12g，独活 15g，威灵仙 15g，白术 18g，黄芪 30g，人参 15g，炙甘草 6g，制乳香、制没药各 9g，粳米 15g。水煎温服。三煎后，药渣加陈醋、白酒适量拌匀，加热布包敷患处，冷则加热再敷，直接缓痛。

方中熟地黄滋阴益血；桂枝、制附片辛热补肾阳，除寒邪；川续断、补骨脂、骨碎补、淫羊藿补肾壮筋骨；独活、威灵仙、乳香、没药祛风除湿，活血止痛；人参、黄芪、炙甘草、粳米、白芍益气养血，缓急止痛。诸药和合，以成祛风除湿、活血止痛之功。身体不虚，可加雷公藤、乌梢蛇、红花、苏木之类各适量，以增强祛湿活络之功。

若关节刺痛，屈伸不利，或多个关节漫肿，重则关节肿大，顽麻疼痛，久而不除，舌质红赤，两侧有瘀斑，痰瘀互结为主者，治以化瘀涤痰、通络止痛为主，方用宣痹化瘀涤痰汤加减，露蜂房 12g，乌梢蛇 15g，土鳖虫 12g，羌活 15g，伸筋草 30g，豨莶草 24g，雷公藤（用根，去净皮之木心）6g，当归、赤芍各 18g，制南星 12g，白芥子 12g，穿山甲 6g，生姜 5 片，粳米 15g。水煎温服。药渣热敷患处。

方中露蜂房、乌梢蛇、土鳖虫、羌活、伸筋草、豨莶草、穿山甲祛风活血，通络宣痹；当归、赤芍养血活血；制南星、白芥子燥湿豁痰；生姜散寒；粳米和胃。诸味相合，而成宣痹通络、涤痰化瘀之功。此方攻邪为主，只可用于邪实正气不虚之人。脾胃虚弱、肝肾不足者，仍用上方为妥。

瘀阻甚者，关节肿胀色紫酌加三七、红花、乳香、没药以活血散瘀、消肿缓痛；骨节变形明显者酌加续断、骨碎补、自然铜、牡蛎之类适量，以补肝肾、健筋健骨；兼有低热或自觉关节发热者去生姜、白芥子，加青蒿、鳖甲、黄柏、苍术之类，以清热燥湿而退骨蒸潮热；脊柱僵硬变形者可加金毛狗脊、巴戟天、杜仲、续断、独活之类，以宣痹祛湿、强壮筋骨；脾胃虚弱、纳差气短者，酌加黄芪、人参、白术、陈皮之类，以健脾益气、和胃进食。余随症。

以上 2 方，是个人临证常用基本方，对证施治，因人加减，多可减轻症状；病情轻者，可以控制发展，基本不影响劳作生活。及早治疗，效果较好。如已出现关节膨大、肌肉萎缩时，欲求痊愈，单用中药内服外敷等方法治疗，确属不易。

案例 李某，女，39 岁。1989 年 3 月 6 日诊。自述从小务农，经常水里泥里，插秧，淋雨，患风湿病多年。最近在大医院检查诊断为'类风湿关节炎''风心病待排'。屡治屡发，久治不愈。近来全身关节疼痛，肢体困倦，若逢劳累及天阴下雨，症状明显加重，影响劳作。刻诊：患者面色萎黄，手指关节微见膨大，舌质偏淡，舌苔白腻；脉来细涩，切脉后指痕明显，微显水肿。辨证：脾肾阳虚，寒湿瘀阻，血脉失活。治法：温肾助阳，通络止痛。方药：补肾祛寒治痹汤原方 7 剂，内服外敷。谨避风寒，劳逸适度，饮食温和有营养。

1993 年 7 月 3 日二诊。问她为何时隔多年才来复诊？知服药后症状基本未再明显出现，能忍就忍，近来复感身体沉重，关节疼痛，影响劳作，故来再诊。观察患者与前年初诊时相似，复用上方续服 7 剂，服用法同首诊。

1997 年 3 月 3 日三诊。自述服药后症状又基本消退，能坚持劳动。因为种菜特忙，难以坚持治疗，近来病情加重，故来复诊。诊脉之时，见她手指关节膨大略有加重，脉来代象，细涩明显。问她是否胸闷气短，背部胀痛，偶尔心悸？答道："都有，还容易浮肿。"尪痹至此，恐已"入内"，影响心脏。我便反复嘱咐她到大医院检查。3 天后患者来告知：医院又诊断出"风湿性心脏病"，要求立即住院治疗，未允。仍按原治法不变，方中加入丹参 60g，红花 15g，三七粉9g（分 3 次吞服）。嘱咐患者坚持治疗，切勿过度劳累，注意保暖，谨防感冒。患者每年来诊三五次不等，断续治疗。一直到 2014 年 9 月，年龄已到 56 岁，劳作未受到明显影响。无论地里、家里，依然担负重任。

曾治多例关节已经变形、疼痛不休、活动不便者，仅能不同程度减轻痛苦，欲求根本向愈，实属困难。而多例早期治疗者，大多都能控制发展，观察 10 年以上，劳作、生活基本无碍，可见早治之重要。

按语：尪痹为肢体诸痹、各种疼痛中最难治疗病症之一，早期、持续治疗可控制病情发展，减少身体致残。切不可因为病轻而疏忽，待其病重方重视！若待大小关节变形，或者肌肉瘦削，身患多病，正气虚弱时，治疗效果多不理想，甚至无效，痛苦日渐加重。此为个人临证体会，仅作小结回眸。

（六）外伤疼痛

外伤疼痛，如跌打、扭挫等外力所伤，而致局部气滞血瘀，肌肉筋骨疼痛，或肿胀青紫，但无骨折之软组织损伤。其症为外力所伤，以致局部气滞血瘀。伤轻者偏于气滞，伤重者偏于血瘀，再重者骨折筋断，甚至伤及内脏。仅就伤气伤血之软组织损伤局部肿胀疼痛进行论治，余不赘述。

偏于气滞者，局部肿胀疼痛，按摩则轻，皮色不红不热，动则痛甚，活动不便，或兼走窜疼痛，是由气滞壅阻、脉络不通所致。治宜行气除壅、通经活络。方用自拟橘叶汤加减，青橘叶 18g，乌药 15g，香附 15g，路路通 15g，川芎 9g，自然铜 15g，延胡索 15g，川木通 15g，甘草 6g。水、酒各半煎，温服。病情重者日 3 夜 1 服，一日夜服 4 次；病情轻者日 2 服。1 剂药服 2 次即可。药渣加陈醋、白酒适量，加热布包敷患处，亦有消肿止痛功效，起效甚速。

此方以苦辛直行而泄，橘叶、路路通、木通是也；辛者横行而散，乌药、香附、川芎、自然铜、延胡索是也；并加甘以缓之，可沉可浮，为监，甘草是也，三者备而行气止痛之功可成。

头面颈项伤痛者加白芷、藁本；肩臂痛者加姜黄、桂枝；脊背痛者加羌活、威灵仙、桑寄生；腰痛者加杜仲、独活、细辛、续断；膝足痛者加川牛膝、木瓜；胸痛者加桔梗、枳壳、薤白；胁肋痛者加柴胡、青皮；腹痛者加木香、芍药；小腹痛者加橘核、小茴香；红肿者加大黄、生栀子；夹瘀者加当归尾、红花；痛甚者加制乳香、制没药；寒者加制川乌、肉桂；气虚加参、芪；风湿盛者加羌活、独活、防风、苍术；纳呆者加白术、砂仁、陈皮。

偏于血瘀者，则伤处肿胀疼痛，痛如针刺，痛有定处，入夜尤甚，皮色青紫或紫黑，甚则日晡发热，惊躁不安，或伴口苦、便秘等症，此为瘀血凝滞、脉络闭阻所致。治宜活血化瘀、消肿止痛。方用自拟活血止痛汤加减，当归尾 15g，川芎 12g，制乳香 9g，制没药 9g，土鳖虫 12g，三七（为粉冲服）6g，牡丹皮 15g，桃仁 12g，红花 15g，赤芍 15g，落得打 30g，鸡矢藤 30g。水、酒各半煎，食远温服。病情重者日 3 夜 1 服，一日夜服 4 次；病情轻者日 2 服，1 日 1 剂即可。药渣外敷，效果甚佳。

此乃活血行瘀之常效方，用治肢体外部跌打损伤，瘀血凝滞，青紫肿痛，其效甚稳。当归尾、川芎、桃仁、红花、制乳香、制没药，辛苦温平，活血通经以祛瘀；土鳖虫、赤芍、牡丹皮、落得打、鸡矢藤，辛苦咸寒甘温，凉血活血，通络止痛，为治伤科瘀肿要药；三七一味，甘苦微温，能行能止，行则祛瘀，止不留邪，推陈致新，活络止痛，为伤科上品。

此类病症常见，很多都是四肢关节受伤，如手指、腕、肘及足踝、膝、趾等处扭挫、挤压，患处疼痛红肿，甚至青紫暗黑，活动受限。先用三棱针刺破，再拔火罐（水罐亦可），放出瘀血；复用上方内服、外敷，大多都能在短期内痊愈，较为容易治疗。

一味八棱麻根适量，水煎加老黄酒温服，药渣加陈醋、白酒各适量，加热敷熨患处，消肿止痛功效甚佳，轻者治之即愈。

（七）陈伤作痛

陈伤者，曾受外伤，如伤气、伤血、骨折等，虽然已经治愈，但患处屡发疼痛，尤以劳累、气候变化时最为明显。此症先受外伤，继感风湿，时日延久，而致气血凝滞，脉络闭阻，故见疼痛；或肝肾不足，精血不能荣养筋骨关节，因而劳累则痛。陈伤作痛较之新伤为患，治之稍难，因其日久之故。

陈伤作痛，其病因病机多为外力损伤，日久复感风寒湿邪，以致气滞血涩，脉络失活，加之肝肾不足，筋骨失健，因而阴雨天疼痛加重，劳累则甚。正气不虚者，脉舌多无明显变化。痛甚者舌暗苔滑，脉来沉涩或弦濡涩。此为气血凝滞、风寒湿邪闭阻、阳气不振所致。治宜活血通络、祛风散寒除湿。方用大活络丹为基础，对证加减。制川乌 6g，制草乌 6g，羌活 9g，独活 9g，海风藤 15g，细辛 3g，鸡血藤 12g，当归 15g，生黄芪 24g，防风 15g，五加皮 15g，广地龙 9g，穿山甲 6g，制自然铜 12g，土鳖虫 9g，川芎 12g，麦冬 15g，甘草 6g。水、酒各半煎，食远温服。避风寒，忌生冷。药渣外敷同痛痹。本方具有"风者疏之""湿者化之""寒者温之""痹者通之""瘀者行之""痛者止之"之功，治疗风寒湿邪相搏、气血凝滞之陈伤作痛，特别是属于寒湿凝滞者，此方主之，常获显效。

若外伤骨折、筋断重症已治愈，唯伤处屡发疼痛而酸楚，肢体痿软无力，劳累尤甚者，乃肝肾不足，精血不能滋养筋骨所致。治宜补肝肾、壮筋骨。方用金刚丸为主，对证加减。川萆薢（酒炒）、厚杜仲（盐炒）、肉苁蓉（酒浸、去腐、焙）、巴戟天（酒煮、焙）各120g，鹿胎1具（酥炙，无则紫河车1具代之），熟地黄、川续断、枸杞子、山茱萸、桑寄生、当归身（酒洗、焙）、怀牛膝（酒炒）、五加皮各90g，广地龙（酒拌、焙干）45g，补骨脂（隔纸、焙香）90g，鸡血藤膏120g。正气虚者加人参、黄芪各90g。脾虚纳少、大便不固者加人参60g，炒山药90g，土炒白术60g。上药除鸡血藤膏外，余药共为细末，再将鸡血藤膏化开，和上药末，杵千杵，为丸梧桐子大，晒干收贮。每服9～15g，日服2～3次。晨用淡盐汤下，晚用温黄酒下，午用白汤下。忌食豌豆、蚕豆、绿豆及茶水、生冷，饮食以温和有营养为要，应劳逸适度，注意保暖。

此方不寒不热，不清不燥，专主填精补髓、强筋壮骨。肝肾不足，筋痿骨弱，陈伤酸痛者，服之甚宜。若陈旧性伤痛，或习惯性脱臼，骨折、伤筋常发疼痛者，亦属肝肾不足，治宜补益肝肾、强筋壮骨。本方为主，随症加减。

外用诸方，见备用方。

案例 张某，男，37岁。2001年11月1日诊。因为骑摩托车跌入深沟，右下肢胫、腓骨中下段粉碎性骨折，经医院外科钢板固定治疗，8个月后取出钢板。现在已近3年，患肢依旧隐痛无力，患处皮肤暗紫，天气变化时木痛加重，活动不便。刻诊：患肢如其所述，肤色暗紫微肿，较健侧体温要低。舌质微淡，舌苔白滑，脉来细濡。患者外伤日久，气血凝滞失活，复因病久正虚，肝肾不足，阳气失于温煦，故而肌肤不温。辨证：陈伤日久，经脉失和。治法：补益肝肾，活血通络。方药：大活络丹加减方5剂，内服外敷。

11月8日二诊。自述患处紫黑色已经消尽，沉重木痛明显减轻。复观患处，肤色近乎健侧，肤温恢复。舌质可见微红，白滑苔变为薄白津润；脉来细缓，微见有力。药已对证，原方续服5剂。改为2日1剂缓服，药渣加陈醋、白酒适量，继续热敷患处。饮食要温和有营养，注意不可再受外伤。共服药10剂，用时15日，陈伤痊愈，功能恢复，照常骑车上班。

本月连续治疗7例外伤后遗症，治法基本相同，均治疗10日左右，功能大都恢复。其中3例肝肾较虚，筋骨不健，用加减金刚丸方为主治之，亦获完全治愈。随访多年，未见异常。

（八）骨刺

余治骨刺多年，虽未能根治，但可明显减痛。经治数百例，痛减十之七八者为常有。其法以中草药汤剂、药酒兼用，效良而价廉。要时时顾其脾胃，且勿损伤之。除高血压病、胃溃疡及消渴患者外，酌加酒服，其效更良。几十年来所用主方，尽以列出，以作小结。

骨刺，今称骨质增生，乃多发病也。以颈椎、腰椎骨刺为最多，胸椎、足踝次之，他处则又次之。古往以来，中老年人为多，而今青壮年亦患之。颈椎骨刺则颈项强硬，上肢疼痛麻木，甚则头晕目眩。腰椎骨刺，以双腿外侧疼痛为主，甚者痛至小趾。椎间盘突出者多一侧疼痛麻木，足难任地，甚则卧床不起。足踝周围骨刺，患处周围疼痛难忍，甚则步履艰难。若连及关节，形成骨桥，则多强硬，屈伸不利，活动受限。治之大法，以活血为主，辨以风、寒、湿、热，区别治之，汤丸并进，药酒敷熨。风则疏之，寒则热之，湿则燥之，热则清之，总不离活血通络，皆血行则风自灭，痛自止矣。如骨质增生甚者，亦可手术，理疗、针灸、按摩配合治之，其效更良。分证治之如下。

风气胜则畏风自汗，走注疼痛，风行数变，风血相搏，脉络闭阻，气血不和，运行失常，关节疼痛，上下走注也。治宜活血通络，兼散风寒。方以当归桂枝汤主之，全当归 12g，嫩桂枝 9g，生黄芪 18g，防风、赤芍、秦艽、僵蚕各 15g，鸡矢藤、细桑枝各 15g，生姜 3 片，大枣 5 枚。水煎，内服，外洗。

寒气胜则疼痛畏寒，痛有定处，遇寒则甚，肌肉不温，为寒邪外束、气血凝滞也。治宜活血散寒，温经止痛。方用仿乌头汤治之，制川乌、制草乌各 6g，当归、红花、赤芍各 12g，麻黄、桂枝各 9g，生黄芪 18g，炙穿山甲 6g，独活 12g，穿山龙、鹿衔草各 30g。水煎服，渣热敷痛处。

湿气胜则疼痛重着，沉重倦怠。气阳闭阻，故困倦重着，甚则麻木，活动不便，或见肿胀也。治宜温阳化湿，活血通络。方用威薏汤主之，威灵仙 15g，薏苡仁 30g，白术、苍术、当归、独活、木瓜各 15g，穿山龙 30g，生黄芪 18g，制川乌 6g，海风藤 18g。水煎服，渣敷肿痛处。

热邪胜则痛处红肿，触之痛甚。热为阳邪，极易伤阴。治宜凉血通络，清热消肿。方用活血丹参饮主之，丹参 60g，生地黄、牡丹皮、茜草根各 15g，石膏 30g，知母 15g，络石藤 24g，生黄芪 15g，忍冬藤 24g，赤芍、红花、土牛膝各 15g。水煎服，渣敷肿处。

以上四证，风、寒、湿、热也。对证治之，多可获效。以下三方，为寒、热不易辨别，风、湿界限不清者设，今皆列出，以裨临证之用，亦经验方也。

1. **疏风活络方** 活血通络，疏风清热，适宜风热同胜者。主治疼痛偏于风热者，多见痛处不定，皮肉发热，甚则红肿，关节不利，屈伸不便。组成：桂枝9g，赤芍、防风、秦艽各15g，僵蚕12g，生黄芪18g，当归、茜草根、牡丹皮、红花、土牛膝各15g，生地黄18g，制乳香、制没药各19g。水煎内服，渣再煎，温洗患处。

2. **散寒祛湿方** 祛湿散寒，活血止痛。主治痛有定处，皮肉不温，遇冷则甚，麻木不仁，重着无力，或见肿胀偏于湿寒者。组成：制川乌、制草乌各6g，穿山龙、鹿衔草各30g，当归、独活各15g，生黄芪18g，桑寄生、熟地黄各15g，炙穿山甲6g，红花15g，鸡矢藤30g，苍术、白术各15g，薏苡仁30g。水煎服，渣热熨痛处。

3. **治骨刺药酒方** 祛风除湿，活血通络，散寒止痛。主治骨刺偏于寒湿者，麻木冷痛，畏寒畏风，以及陈伤作痛，遇劳则甚，不耐风寒，或伤处强硬，活动不便等症。高血压、胃溃疡、消渴病、孕妇及儿童忌服。组成：穿山龙120g，海风藤、鸡矢藤各60g，制川乌、制草乌各30g，熟地黄、当归、红花各60g，广三七90g，独活、桑寄生、续断、杜仲、苍术各60g，薏苡仁90g，炙穿山甲30g，威灵仙、川牛膝、狗脊、丹参各60g，入地金牛30g，大枣90g，红糖500g，生姜200g。50度玉米酒或高粱酒20斤，浸泡1个月，每服30mL，日服2次，亦可加热外擦患处。

余用上七方为主辨证施治，常获效验。

骨刺之生，应责在肾，盖肾主骨也。病因无外乎三劳一感，与肾相关也。肾气不足，精气不能荣养骨骼，或先天禀赋不足，或后天失养而虚，以致骨骼不健也。三劳者，一七情，二劳倦，三房劳也；一感者，最虚之处，即是容邪之所也，重感六淫或跌仆伤损而成，患非一端也。夫七情之伤，脑劳过度；劳倦跌仆，体劳过度也；肾精不足，房劳过度也；六淫所感，寒湿为患也。故症见疼痛麻木，肌肤不仁，肩脊腰腿强硬不用，活动不便，屈伸不利也。颈椎胸椎骨刺，多见脊强至头，肩痛至臂，甚者不仁；腰椎骨刺者，尻以代踵，尾骶至足跟也。胀，骨刺甚者，或椎间盘脱出，多致血脉凝滞，血流不畅，以致腿痛麻木而胀也。然骨刺总不离肾与精血，肾强则精血旺，如善养护，则患病必少，即有亦轻矣。轻者易愈，重者效迟也。

治之不可专用"通"法。虽通则不痛，管一时也。分证治之，药更验也。《素问·痹论》曰："在于脉则凝而不流，在于筋则屈不伸，在于肉则不仁，在于皮则寒。"风寒湿三气杂至，合而为痹也。其风气胜则为行痹，湿气胜则为着痹也。行者，游走不定也；痛者，痛有定处也；着者，重着不仁也。"痛者，寒气多也，其不仁者，病久入深，荣卫行涩，经络时疏，故不通，皮肤不营，故不仁"（《素问·痹论》）。然重感于风寒湿邪，日久又多化热，亦有初起即为热邪所伤，故分行、痛、着、热四型，视其所感微甚，邪之所属，病之轻重，辨而治之，对证用药，务求其验。此余50年经验，粗略于此，以待完善也。

四、疼痛备用方药

疼痛诸症，病因复杂，症状多变，病势缠绵，或愈而复发，反复无度者，多较难治。下列备用诸方，作为以上各证主方之补充，可根据具体病情，针对性选用，以提高疗效。若能因病对证使用，则效果更稳。今在百余方中反复遴选，挑其经验实效者，得有以下37方。此类方在反复使用中，证明皆有较好效果，尽列于下，以作晚年小结。

1. 偏于风寒湿证类方

（1）复方穿山龙药酒方（重修自拟经验方）：祛风除湿，散寒止痛。主治骨刺、痹证、陈伤作痛等症，偏于寒湿者，症见麻木冷痛，畏寒畏风，遇寒、过劳则甚，或伤处僵硬，活动不便等。偏于湿热者慎用。高血压、消化道溃疡、糖尿病、孕妇、小儿及偏于热证者禁服。穿山龙120g，海风藤、鸡矢藤各30g，制川乌、制草乌各18g，熟地黄、当归、独活各60g，红花30g，三七90g，羌活、桑寄生各30g，续断、杜仲各60g，苍术30g，薏苡仁60g，木瓜、五加皮、威灵仙各30g，生黄芪60g，川牛膝、炙穿山甲各30g，金毛狗脊、丹参各60g，入地金牛30g，鹿衔草60g，制乳香、制没药、石楠藤、乌梢蛇、甘草各30g，大枣60g，生姜150g，红糖1000g，粮食白酒30斤。上药同浸泡于白酒内过百日即得。每服30～50mL，日服1～3次。亦可将药酒加热擦患处。谨避风寒，劳逸适度。此酒适用于寒湿偏重者，无论骨刺痹痛、新旧伤痛，俱可内服外擦。

（2）补肾益气药酒方（自拟验方）：滋阴壮阳，益气养血。治肾虚精乏，气血不足，腰膝酸软，四肢无力，阳痿早泄，房事不济，下元虚冷，不孕不育，以及毛发脱落，精神不振等症。人参、炙黄芪各120g，何首乌（黄酒九制）、全当归、川续断、厚杜仲（盐制）、巴戟肉、怀牛膝、枸杞子、熟地黄、山茱萸、菟丝子（酒蒸捣饼晒干）各90g，怀山药、芡实米、益智仁各60g，附子（盐制）、紫肉桂各15g，海马、沉香、鹿茸（炙酥）、砂仁各30g，锁阳（酒洗）、肉苁蓉（酒洗）、千年健各60g，核桃仁（微炒）600g，红糖1000g，纯粮白酒（勿低于50度）30斤。上药共纳于细釉小口坛内，紧封其口，勿令泄气，浸泡百日，愈久愈佳。每服25～50mL，日服2次。忌与绿豆、萝卜、大黄、茶水及生冷油腻之物同服。

　　余用此方近四十载，对于肾虚阳痿，精神欠佳，甚则未老先衰等症，服之均有明显效果。高血压、胃溃疡、糖尿病患者慎服，少儿及孕妇忌服。

　　（3）壮腰健肾药酒方（自拟验方）：补肝肾，益精血。治肝肾亏虚，腰腿无力，不耐疲劳，以及须发早白等症。枸杞子180g，赤首乌（黄酒水浸黑豆汁拌蒸三日夜）、白首乌各90g，川牛膝、巴戟肉、续断、天麻、熟地黄、杜仲（盐炒）、核桃仁、菟丝子、肉苁蓉、当归、人参、炙黄芪各120g，鹿茸、海马、桑椹、覆盆子、黑芝麻、黑大豆各90g，附子、肉桂各15g，纯粮白酒20斤。上药与酒同泡百日至3年，愈久愈佳。每服25～50mL，日服2次，早、晚服。肝病、胃溃疡、高血压、糖尿病及孕妇、青少年忌服。勿与绿豆、萝卜、大黄同服，以免抵消药效。

　　（4）羊肾酒（《验方新编》）：补肝肾，益精血。此酒能种子延年，乌须黑发，强筋骨，壮气血，添精补髓，久服返老还童。有七十老翁腰腿无力，寸步难移，服此酒至4个月，即能行走如常。后至九旬，筋力不衰。其方秘而不传，董文敏公重价得之。凡难以嗣续者，服之即能生子。屡试如神，百无一失（《验方新编》方下注）。生羊腰子1对，沙苑子120g（隔纸微炒），龙眼肉120g，淫羊藿（用铜刀去边刺，羊油炒）120g，仙茅（要真者，用米泔水泡去油）120g，薏苡仁120g。上药用滴花烧酒20斤，浸7日，随量饮。

　　（5）木瓜酒（经验方）：祛风定痛，活血通络。主治风湿入络，筋脉拘挛，四肢麻木，筋骨疼痛，腰膝酸软无力等症。续断、杜仲、川芎、秦艽、川牛膝、红花、桑寄生、千年健、鹿筋各90g，当归、羌活、独活、陈皮、五加皮、木瓜、玉竹、山栀子各120g，白酒30斤。上药同泡百日即成。日服2次，每次25mL。

　　（6）二乌汤（自拟验方）：温经散寒，活血止痛。用于寒湿痛痹、陈旧伤痛、骨质增生等症。制川乌9g，制草乌9g，麻黄6g，桂枝12g，独活15g，熟地黄

15g，当归 15g，红花 12g，赤芍 15g，生黄芪 30g，炙穿山甲 6g，穿山龙 30g，鹿衔草 30g。水煎内服，药渣加陈醋、白酒各适量，加热布包敷患处不计时，止痛效果甚佳。

（7）乳香定痛丸（清末名医余百山方）：祛风除湿止痛。主治百节走注，遍身疼痛，浑身困倦，风寒湿痹。苍术（泔水漂、陈黄土拌炒）60g，生草乌（炮、去皮脐）60g，生川乌（炮、去皮脐）60g，当归 30g，川芎 30g，白芷 15g，丁香 15g，羌活 15g，自然铜（醋淬 7 次）15g（最高量可用至 60g），乳香 10g，没药 10g。合碾末，枣蒸去皮、核，用肉和药末做丸，梧桐子大，每服五六十丸，温酒送下。

（8）上中下通用痛风方（《太平惠民和剂局方》）：祛风燥湿，活血止痛。用于走注疼痛，或上或中或下，而兼气滞、血瘀、痰阻及风寒湿相杂者。黄柏（酒炒）、苍术（泔洗）、南星（姜制）、神曲（炒、调中）、川芎（上下行）、桃仁（去皮、尖）、龙胆（下行）、防己（下行）、白芷（上行）各 30g，威灵仙（酒拌、上下行）、桂枝（横行）各 9g。为细末，曲糊为丸，梧桐子大，每服 9g，日服二三次，白汤或温酒送下。

（9）鸡豨丸（自拟验方）：祛风湿，强筋骨。主治风湿痹痛、肢体疼痛、四肢麻木、关节酸痛等症。豨莶草（拣去粗茎，留枝、叶、花、实，酒拌蒸晒干）、鸡矢藤、石楠藤、天麻、钩藤各 300g。上药共为细末，蜜丸绿豆大，每服 9～15g，日服 2 次，温黄酒送服。此方有较好除湿止痛功效，且无任何不良反应，安全实效。药物不贵，除天麻外，山野之处多有生长，唾手可得。

（10）芪己乌桂汤（自拟验方）：益气祛风，温经祛湿，活络止痛。治类风湿关节炎（尪痹），风寒湿邪闭阻经络，四肢关节疼痛等症。黄芪 30g，防己 15g，制草乌 6g，制川乌 6g，桂枝 12g，防风 12g，当归、熟地黄各 15g，白术 15g，羌活 15g，秦艽 15g，穿山龙 60g，威灵仙 15g，雷公藤 6g（药用根之木芯，去净皮肉，因根皮有剧毒，藤茎毒尤大）。水煎温服。药渣入陈醋、白酒各适量，加热敷熨患处，冷则加热再敷，止痛甚速。

注：雷公藤，别名黄藤、断肠草、菜药等。味微辛苦，性微温，有大毒。有祛风通络、除湿止痛之功效，对尪痹有良好的治疗效果。可复方用，亦可单用。一般成人每日用 3～6g，过量可引起全身强直，但效果与中毒症状成正比。切勿过量使用，以免引起中毒。个人经验体会，仅供参考。

（11）加减巴戟天汤（自拟验方）：温经散寒，除湿止痛。治冷痹，脚膝冷痛，行步艰难者。巴戟天 24g，制附子 6g，五加皮 15g，川牛膝 18g，穿山龙 60g，石楠藤 18g，石斛 15g，炙甘草 10g，草薢 15g，茯苓 15g，防风 15g，防己 12g，生姜 3 片，大枣 3 枚。水煎温服，药渣热敷患处。

（12）麻黄温痹汤（自拟验方）：祛风除湿，温通经脉。主治风寒湿邪侵袭经络，留滞关节，畏寒疼痛等症。麻黄、羌活、独活、制川乌、制草乌各 10g，祖师麻 3g，桂枝 12g，黄芪 30g，川牛膝 15g，木瓜 15g，威灵仙 15g，鸡血藤 60g，当归 15g，桑寄生 18g。水煎服，日 1 剂。药渣热敷患处。

2. 偏于热痹疼痛方

复方丹参饮（自拟验方）：凉血通络，清热散结。主治热痹、行痹，肢体走注疼痛而热等症。丹参 60g，生地黄 18g，牡丹皮 15g，茜草 18g，红花 15g，土牛膝 18g，络石藤 30g，忍冬藤 30g，鸡矢藤 60g，红藤 18g，赤芍 18g，黄柏 12g，苍术 13g。水煎温服。药渣加陈醋适量，微温敷患处。

3. 新旧伤痛及颈腰椎突出症方

（1）顺气活血汤（引自《成方切用》）：理气止痛，活血止痛。治跌仆损伤、气滞胸闷、胁腹作痛等症。紫苏梗 18g，厚朴 15g，枳壳 15g，砂仁（后下）12g，当归尾 12g，红花 12g，木香 9g，赤芍 12g，桃仁 9g，醋制香附 15g，乌药 15g。水、酒各半煎，去渣温服，药渣热敷患处。

（2）复元活血汤（引自《成方切用》）：活血祛瘀，通经止痛。治跌仆积血，胁下作痛，甚至大便不通。柴胡 12g，天花粉 9g，当归尾 15g，穿山甲 6g，桃仁 9g，红花 12g，大黄 9g，甘草 6g。水煎温服。药渣加陈醋、白酒适量，热敷患处。

（3）补筋丸（引自《成方切用》）：益气养血，理伤续筋。治跌仆闪挫，筋翻、筋挛、筋胀、筋错，血脉壅滞，青紫疼痛。沉香、丁香、川牛膝、茯苓、白莲蕊、肉苁蓉、五加皮、蛇床子、菟丝子、当归、熟地黄、牡丹皮、木瓜、怀牛膝、续断各 30g，山药 24g，人参 18g，木香 15g。共为细末，蜜丸，弹子大，每服 9g，温黄酒下。

（4）补肾活血汤（自拟验方）：壮腰补肾，活血通经。用于跌仆损伤，腰膝酸痛，以及气滞血瘀，腰膝不利，关节痹痛，腰椎间盘突出等症。熟地黄 18g，杜仲 18g，枸杞子 18g，补骨脂 24g，菟丝子 24g，淡苁蓉 18g，当归尾 15g，没药 9g，红花 9g，独活 15g，续断 24g，川牛膝 18g。水煎温服，陈酒为引。此方为补而兼通之法。药渣加热外敷患处，可迅速减轻疼痛。

（5）颈椎病经验方（自拟验方）：补益肝肾，活络止痛。用于颈椎骨质增生、椎间盘突出症、眩晕头痛、上肢麻木等症。天麻 18g，钩藤 18g，姜黄 12g，桂枝 12g，赤芍 18g，红花 15g，羌活 15g，川芎 15g，蔓荆子 15g，鸡血藤 18g，续断 18g，狗脊 18g，骨碎补 18g。水煎温服。药渣加陈醋、白酒适量，热敷患处，其效甚佳。

以下收入的为清末至 20 世纪五六十年代黄龙附近名老中医经验方、祖传秘方，以及民间流传验方、作者数十年运用实效方等，效果多较显著。但有些方剂个别药物毒性较大，临床应用需谨慎。严格控制用量，对证施治，效果大都显著。

（6）风湿冷痛秘方（民间流传验方）：主治风湿引起的腰腿手足麻木疼痛，或半身局部麻木，以及紧口风，受风后牙关紧闭等症。僵蚕、牛膝、甘草、苍术、麻黄、乳香、没药、全蝎各 40g，生马钱子 300g。将乳香、没药放置瓦上焙去油，一直焙到不起黄泡为止。将牛膝、甘草等 6 味药用锅炒起黄泡，但不要过度变黑，以免损伤药力。将马钱子放入砂锅内加一把绿豆兑水煎之，煎到绿豆开花后，剥去马钱子皮，切成薄片，以免硬化。将上述药合放在一起研成细粉即可服用。成人身体强壮者 1 次 1.5 ~ 1.8g，每日服 1 次，空腹服用，黄酒为引。12 岁以下患者及孕妇禁用。无论身体强弱均不得超过规定用量。

注意：煮马钱子的用具和药皮要一起埋掉，以免小儿接触误事，或者禽畜接触中毒。过量可能出现牙关紧闭，全身发冷，但无生命危险，不用紧张，饮绿豆汤、凉水即可解毒。服药后可能出现头晕，但服后半小时入睡即可平息。

禁忌：破伤风未愈者、有严重疾病者、小儿、孕妇禁服。服此药 3 ~ 4 天内，忌茶、冷水，禁食绿豆。要注意避风避湿。

注：本方流传较广，并说一般性风湿病不超过半料或 1/4 料即可痊愈。风湿引起的局部麻木，疗效可达 100%。由于方中马钱子用量过大，本人尚未配制应用。但不断收到此方治疗效果的反馈，效果显著，但用量不能过大。如果超出方中规定量，有少数人出现舌强、肢麻等症状，如方中所说，饮冷水或绿豆汤，很快获安，尚无明显中毒或造成不良后果的反映。

此方传于他人及弟子，服法、用量及一切事项严格按其所嘱，回馈信息说明，确如方中所述，用于风湿痹痛、陈伤作痛、腰膝疼痛、颈腰椎间盘突出症等病症，其止痛效果比一般同类方明显为好。但用量绝不可随意增加，若能配合其他治法协同治疗，效果更佳。

（7）风湿痹痛屡效方（民间验方）：主治风湿麻木，关节疼痛，肢体瘫痪。当归、制草乌、制川乌、牛膝、乌梅各10g，白酒1500mL，生姜、红糖各250g。上药共放瓷罐中，隔水炖3小时，罐口须封紧，勿令泄气，放7～15天，即可取服适量。此方已流传三十余年，曾治愈多人风湿关节痛、多年腰腿痛。有多人传说，"我父腰腿痛多年，住院治疗未见明显好转，后用此方1料治愈""自己与家人风湿关节疼痛，用之皆验。"此方传抄者甚多，皆云效果良好。

（8）芪己乌桂汤（经验方）：参见"偏于风寒湿证类方"方10。

（9）定痛散（清末黄龙名医余百山方）：治湿毒攻注，皮骨之间痛无定处，日静夜剧，筋脉拘急，不可屈伸。苍耳子、骨碎补、煅自然铜、血竭、白附子、赤芍、全当归、肉桂、白芷、没药、防风、川牛膝各17g，虎胫骨、败龟甲各15g，天麻、槟榔、羌活、五加皮各9g。合为末，每服3g，温酒送下。

（10）青娥丸（《太平惠民和剂局方》）：补肾壮腰，散寒止痛。用于肾气虚弱，风冷乘之，或气血相搏，腰痛如折，俯仰转侧不利者。杜仲360g，补骨脂240g，胡桃（核桃）20个，蒜120g。共捣如泥，酒糊为丸。每服9g，淡盐汤或温酒送服，日2次。

（11）麝香丸（余百山常用方）：治白虎历节疼痛，游走无定，状如虫行，昼静夜剧。生川乌大者3个（去皮脐），全蝎21个，生地龙15g，生黑豆8g，麝香0.1g。合研细末，糯米粥为丸，绿豆大。每空腹温酒送服7丸，出汗便瘥。

（12）活血通脉散（民间验方）：活血化瘀，通脉散结。主治脑血管硬化、脑梗死及血瘀头痛、静脉栓塞等症。广三七、红花、水蛭（焙焦）等份。共为细末，每服2～3g，1日2次，黄酒或温开水送。此方加丹参（量宜大）、白芷（量宜小）、川芎、降香、檀香，同研细末，治疗气滞血瘀型心绞痛、胸痹胸闷刺痛或胀痛等症，效果亦良。

（13）野生草药药酒方（自拟验方）：祛风散寒，除湿通痹，益气养血，通络止痛。主治风湿痹痛，新旧伤痛，骨质增生，肢体麻木，腰膝乏力等症。入地金牛（两面针的根，非野花椒根，有毒）60g，红木香（五味子的根）、鸡矢藤、海风藤各60g，金牛七（有大毒，若无可用制草乌代替）15g，托腰七、石楠藤各120g，土牛膝60g，兔儿伞（有小毒）30g，大鸡血藤、铁脚威灵仙各60g，扣子七（竹节三七、珠儿参）180g，鹿衔草180g，生姜150g，大枣250g，粮食白酒30斤。浸泡百日，每服25mL，日服2次。忌生冷，避风寒，亦可加热外擦患处。本方药物平常，价格低廉，用治百人以上，止痛效果显著。有多年腰腿痛患者，1料服之未尽即愈。以上草药名，可考证于《中药大辞典》《全国中草药汇编》等书。

（14）滋肾补髓酒（家传验方）：补肾助阳，益精填髓。主治肾虚阳痿，腰膝酸软，畏寒恶风，倦怠乏力等症。熟地黄 120g，当归、续断、杜仲、仙茅、淫羊藿、怀山药、山茱萸、菟丝子各 60g，鹿筋（鹿鞭更妙，无筋、鞭则用鹿茸代之）60g，怀牛膝、巴戟天、龙眼肉各 90g，紫河车（流水洗净残血，焙干）1 具，茯苓 60g，人参、白术、炙黄芪各 90g，乌附子、紫肉桂各 15g，砂仁 30g，九制何首乌 90g，枸杞子 60g，核桃仁 300g，红糖 500g，白酒 30 斤。上药浸泡于细釉坛中 1 个月，勿令泄气，愈久愈佳。每服 50～100mL，日服 2 次。长服、久服，大有滋补强壮之功。

（15）金刚丸（《张氏医通》）：温肾助阳，补益精血。主治肾虚骨痿，卧床不起。川草薢（盐酒炒）、杜仲（盐酒炒）、肉苁蓉（酒浸去腐、焙）、菟丝子（酒煮捣作饼、焙干）、巴戟天肉（酒煮）各 120g，鹿胎（酥炙）1 具。为细末，鲜紫河车 1 具，隔水文火熬膏，和药末石臼内捣为丸，梧桐子大，每服 70 丸，早上空腹参汤或米汤（稀粥）下，晚间卧时温黄酒下，日服 2 次。脾虚少食、大便不固者加人参 60g，干山药 90g；精气不固，偶或遗精者，加山茱萸 60g，芡实 90g。此方既可用于骨痹日久，肝肾精虚，亦可用于骨痹坏死，属于精血亏乏者，皆取其温肾助阳、补益精血之功，乃治本之良方也。

4. 外用诸方

（1）风寒湿痹及新旧伤痛外用方（自拟验方）：活血通络，祛风除湿，散寒止痛。用于治疗风湿痹痛、陈伤作痛等症，效果俱佳。生川乌、生草乌、生南星、生半夏各 30g，当归、独活、羌活、松节各 60g，肉桂、丁香、红花各 30g，血竭、樟脑各 15g，寻骨风 120g，木瓜、苍术、海风藤各 150g，豨莶草、臭梧桐、桃枝、桑枝、槐枝各 300g。共为粗末，白酒、陈醋各半调湿，加热布包敷熨患处，冷则加热再敷，止痛效果甚速。

（2）祛寒止痛速效方（自拟验方）：自动发热，祛寒止痛。用于寒湿凝结，麻木不仁，关节肌肉强滞，活动不便，寒湿痹痛及陈伤作痛等症。老鹳草 300g，野西瓜干果（新疆产者良，秧苗功效相近）700g，共为细末备用。用时以陈醋、白酒、鸡蛋清各适量，调成稠糊如膏状，厚涂于纱布，纱布贴肉，药膏外露，再以无害塑料布固定之，1 日敷 1～2 次。谨避风寒，加服药酒，效果更好。本方有毒，仅作外用，严禁内服！如果敷贴后烧灼太过，或者起疱发痒难忍者，可暂停治疗。已经起疱者，用酒精或碘伏涂擦，疱破用紫药水涂擦，以防感染。

亦可单用野西瓜干果研细末，鸡蛋清调糊敷患处；或野西瓜干果细末 10g，外用方药末 5g，混合均匀，陈醋或黄酒渣拌湿润，用法同上，作用更强；或用野西瓜干果 100g，祖师麻 60g，50 度白酒 1 斤，浸泡 7 日，适量外擦患处，亦有很好驱寒止痛效果。经验实效之方，祛寒通络，活血止痛，用于寒湿痹痛、陈伤作痛、腰椎间盘突出引起的腰腿疼痛麻木，或偏瘫日久，肢体关节强滞，肌肤不温，麻木不仁等症，外用揉擦患处，皆可起到温经散寒、活络止痛之功，见效较快。因为有毒，严禁内服！

（3）加味万应紫金膏（成方加减）：活血散瘀，消肿止痛。治男女大小瘰疬、对口、发背、乳痈、鱼口、便毒、臁疮、热疖、无名肿毒、手足腰背疼痛、闪挫扭伤、哮喘咳嗽、泄泻痢疾，作用广泛。赤芍、当归、红花、黄芩、防风、荆芥、连翘、黄柏、姜黄、蝉蜕、白芷、甘草、胎发、大黄、金银花、蜈蚣、川乌、草乌、羌活、苍术、细辛、川椒、秦艽、乳香、没药、何首乌、蛇床子、木鳖子、大枫子、生半夏、生南星各 15g，白花蛇 3 条，生全蝎、生马钱子、白芥子各 15g，猪油、麻油、桐油各 250g。将上药浸入油内，春夏 3 日，秋冬 7 日，倾入锅内，文火熬至药色焦黑，滤起药渣，再熬至滴水不散。称准净油，每斤加炒黄丹（春夏 210g，秋冬 190g），用槐枝不住手搅动，续熬至滴水成珠，再加白蜡 15g，用槐枝搅匀，随即取起，收入瓦罐，浸入水中拔去火毒，10 日后即可使用。用时以棉布或粗纸摊开，贴于患处。

（4）骨刺热痹外敷方（自拟验方）：疏风清热，活血通络。主治骨刺及新旧伤痛偏于风热血瘀者。土牛膝 30g，生大黄 30g，忍冬藤 60g，鸡矢藤 60g，青风藤 60g，络石藤 30g，丹参 60g，红花 30g，赤芍 30g，透骨草 30g，防己 30g，生乳香、生没药各 30g，土鳖虫 30g，地龙 30g，红景天、藤三七、菊叶三七（亦名天青地红草，俗称土血竭）各 60g。鲜品共捣烂为泥，干品共研细末，加红糖、米醋、白酒适量，拌匀，敷于患处，日易一次。此方外用大有活血消肿定痛之功，切勿因药物平淡而轻视之！

（5）神灯照方（老中医肖世茂祖传秘方）：温经散寒，活血止痛。主治中风瘫痪、半身不遂、筋骨疼痛、四肢麻木、风寒湿痹等症。全当归、川芎、羌活、独活、细辛、紫苏叶、荆芥、防风、桂枝、麻黄、苍术、白芷、生川乌、生草乌、木瓜、牛膝、寻骨风、透骨草、海风藤、千年健、红花、朱砂各 10g，明雄 2g，麝香 1g，陈艾绒不拘多少。上药共为细末，和于陈艾绒令其极匀，用粗纸将药艾卷于内，紧实而匀，做成艾条状备用。于患处悬灸，以患处觉热、疼痛减轻为度。每次悬灸时间视病情轻重而定。灸后谨避风寒，适当休息。

（6）当归熨烙散（余百山方）：治风寒湿痹、痛风等症，若痛苦难受，用此熨烙，令身安稳。防风、当归、藁本、独活、荆芥穗、芭蕉叶、芙蓉叶、黄荆叶各 30g。合研粗末，每用 60g 入盐 120g，炒热用布袋装之，熨于全身疼痛关节，冷则加热再敷之，反复敷熨。熨后需要谨避风寒。或将药末混于艾绒中令匀，以毛粗纸卷紧如棍状，糊封晒干备用。悬灸患处，以皮肤潮红为度。

（7）熨风捻痛散（余百山方）：治痛风、历节冷风、湿风、寒风、热风、着风、遍身注痛、百节走痛等症。羌活、独活、麻黄、细辛、当归、川芎、高良姜、肉桂、防风、白芷、吴茱萸、川椒、天麻、乳香、全蝎、干姜各 15g。合研粗末，临用每 60g 入盐 120g，同炒热，布袋装，熨痛处，如冷再炒再熨。

（8）坎离砂（《千金要方》）：祛风散寒，温经止痛。用于腰腿疼痛、风湿痹痛、骨质增生、颈腰椎突出、陈旧伤痛、肢体麻木等症，起效快，效果稳妥。麻黄、当归尾、附子、透骨草、红花、干姜、桂枝、牛膝、白芷、荆芥、防风、木瓜、生艾绒、羌活、独活各等份，生铁砂适量。用醋、水各半，将药煎成浓汁，再将铁砂炒红兑入药汁搅拌，制成坎离砂。用时加醋适量，以铁砂潮湿为度，装入布袋内，自然发热，敷在患处。如感太热时，可移动之，勿灼伤皮肤。此方治风寒湿痹，年久肢体麻木等症，效果甚佳。

（9）经验方坎离砂（原坎离砂方加减）：功用主治同坎离砂。药性较原方为烈，祛湿散寒止痛之功增强。但毒性很大，切勿接近口鼻，用时须慎！生草乌、生川乌各 120g，寻骨风、祖师麻、红花、当归、川芎、赤芍、苍术、细辛、白芷各 180g，艾叶 600g，海风藤、石菖蒲、木瓜、川牛膝、白茄根、干姜、羌活、独活、凤仙花全草各 180g，生铁末（铸铁件车床切下的铁屑，研碎如砂，去净杂质灰尘）150kg。上药放大锅内，用清水、陈醋各半，淹没药物 50cm，文火煎 3 小时，去渣，留药汁备用；将生铁末放大铁锅内炒至暗红大热，用上药汁拌入铁砂令均匀，待水气干燥，急急取出，务必晾至冷透，方可收贮备用。若是小锅，可分次炒制。总以药汁均匀拌和于铁砂内为度。

提示：药汁与铁砂炒制后，必须立即凉透，不然会自行发热，药性挥发，失去疗效。使用方法同坎离砂原方。此方我配制多次，广受使用者好评。可谓物美价廉，使用方便，效果良好。用时每公斤铁砂加入陈醋约 50mL，拌合令其均匀，10 分钟左右即可发热，1 次发热半小时以上，可连续使用 3～5 次。用后谨避风寒，适当休息。

以上内容，为余数十年治疗风湿痹痛诸症经验及收藏药方，其中多数方屡经使用，皆为实效之剂；少数方虽然未经亲自使用，但传与他人很多，经过使用，皆为实效之方。今再次系统整理，去掉相类内容及其效果不够可靠方药，尽量以简明扼要、切合实用为目的。将所有经验方药皆列于此，毫无保留，梳理小结，旨在珍藏。

附：文献摘选

《素问·痹论》曰："风寒湿三气杂至，合而为痹也。其风气胜者为行痹，寒气胜者为痛痹，湿气胜者为着痹也""其留连筋骨间者疼久，其留皮肤间者易已""痛者，寒气多也，有寒故痛也。其不痛不仁者，病久入深，荣卫之行涩，经络时疏，故不痛，皮肤不营，故为不仁。其寒者，阳气少，阴气多，与病相益，故寒也。其热者，阳气多，阴气少，病气胜，阳遭阴，故为痹热。其多汗而濡者，此其逢湿甚也，阳气少，阴气胜，两气相感，故汗出而濡也""痹在于骨则重，在于脉则血凝而不流，在于筋则屈不伸，在于肉则不仁，在于皮则寒。"

王冰曰："虽合而为痹，发起亦殊矣。风则阳受之，故为痹行。寒则阴受之，故为痹痛。湿则皮肉筋脉受之，故为痹着而不去也。故乃痹从风寒湿之所生也""筋骨疼久，以其定。皮肤易已，以浮浅也。由斯深浅，故有不同""风寒湿气客于肉分之间，迫切而为沫，得寒则聚，聚则排分肉，肉裂则痛，故有寒则痛也""不仁者，皮顽不知有无也""病本生于风寒湿气，故阴气益之也""遭，遇也。言遇于阴气，阴气不胜故为热""中表相应，则相感也。"

李念莪曰："痹者，闭也，不仁也。六气之中，风寒湿为阴邪，阴气合病，则闭塞成冬之象，故血气不流，经络壅闭，而痹斯作矣""风属阴中之阳，善行而数变，故为行痹。凡走注历节疼痛之类，俗名流火是也""阴寒之气，乘于肌肉筋骨，则凝泣稽留，闭而不通，故为痛痹，即痛风也""着痹者，重着不移，湿从土化，故病在肌肉，不在筋骨也""寒则血气凝泣，故痛。《终始篇》曰：病痛者，阴也""病则营卫涩而必痛，其不痛者，经络有疏散之时，则不涩，故不痛也""皮肤之间，无血以和之，故不仁也""痹病本属阴寒，若阳气不足之人，则寒从内起，与外病相助益，故寒也""其人阳气素盛，而遭阴寒之气，病气反为阳气胜矣，故为热痹""两气者，身中之气与外客之气，两气皆阴，互相感召，故汗出。《脉要精微论》曰：阴气有余，为多汗身寒是也。

卷三　肌死骨坏证治

明乎阳生阴长之义，则知寒温死生之理。阴阳和合则生，阴阳离竭则死。风霜寒凛，草木不生。阳气衰微，阴血干涸，人病危矣。阳不足于温煦，阴不足于濡养，则肌死骨坏，或久溃者不敛。故阳来者物生，阴至者物死，其理一也。王冰曰："万物假阳气温而生，因阴气寒而死。"气为阳，血为阴。气主煦之，血主濡之。气药有生血之功，血药无益气之理。故黄芪为疮家圣药，能使气旺血生，毒化新生，而为肌死骨坏、久溃不敛恶候始终上上之品。黄芪中和汤不但用此味命名，且始终重用，君临群药。盖气旺血活，则为"阳和一转"，譬如春暖也，故"万物假阳气温而生"，阳和温暖，虽死犹可复生。犹如秋杀冬藏，春至复苏，温暖则生也。如人肌死骨坏，或者干黑久烂，岂非虚寒所致？王洪绪曰："世人但知一概清火以解毒，殊不知毒即是寒，解寒而毒自化，清火而毒愈凝。然毒之化必由脓，脓之来必由气血，气血之化，必由温也""非阳和通腠，何能解其寒凝？已溃而阴血干枯，非滋阴温畅，何能厚其脓浆？盖气以成形，血以华色，故诸疽平塌，不能逐毒者，阳和一转，则阴分凝结之毒自能化解。"

由此可见，阴阳生杀之理，万物皆在其中。阳气温和则生，阴气寒凛则死。温则死而复生，寒则肃杀难活也。春为复苏，夏为茂盛，秋为肃杀，冬为闭藏，此天之四气变化也。在天则人不可以悖逆其时，在人则药可以调和阴阳。能由逆转顺，由阴转阳，所以死而复生，惟医者可以为之。然阴阳多变，物极则反。倘若阳气盛极，非但不生，则为"焦枯"，焦枯则肉烂骨坏；阴气独胜，则为"闭藏"，闭藏则寒凝肌死，骨失濡养，此又阴阳之偏极而乱也。在天则难违，在人则可治。盛实者抑之，或泻火以解毒，或温散以去寒，待其势衰，而后调其阴阳，和其气血，复其阳生阴长之治。此阴阳与致病变化之理，必首当明之。即知致病之理、变化之情，方药可以随其变而变，故能由阴转阳，由死转生。此即《内经》所云"知其要者，一言而终"是也。知其何以而"死"，即可变之为

"生"。阴杀寒凝为死，阳和温煦则生。理明则法亦明，温和气血最为关要。"阳和一转"，寒凝之毒自化，毒化则新自生矣。

　　理法即明，方药当知。遍阅群书，惟阳和汤、千金内托散、降痈活命饮、真人活命饮、人参养荣汤等方，最为合乎肌死骨坏之用。但又觉其各有所专，不甚合乎温和"复活"之用。虽然用之对证，亦多获奇效，但仍觉用于治疗今人之肌死骨坏证候，依然各有所偏，各有所专。对于肌死骨坏、久溃不敛一症，不甚贴切。或嫌偏于温热，或嫌偏于专攻，离中庸温和之义，不甚楔入。照搬施治，效果未必理想。此一时，彼一时，或许用于证候不对，所以出现不理想效果。余绝非议论古方，实则为分析今病之所需也。临证中频频遇到此类证候，反复琢磨，苦苦探索，运用以上诸方时，细心观察效果，审慎进行加减，终于在临证多年后，受余先人指点，将以上诸方合而加减，取名曰"黄芪中和汤"。方含中和之义，即春来温煦，复苏沉寂，激扬生气，以达到复活死肌、治愈骨痹的目的。此方无过热、过补、过疏、过攻之偏，以温和气血，助阳和阴，去腐死而生新肌，使死肌坏骨或久溃不敛之坏证，得以治愈。用之几十载，治愈许多肌死骨坏或久溃不敛之险恶证候，其效甚稳，未见出现明显偏颇。

　　临证心得，如实笔之，余视为至宝，因其屡用屡验耳。然而智者千虑，尚有一失，何况余为凡夫俗子，拟方岂能完美？仅为治疗此类病症之基本方，临证尚需对证加减，方可收到满意效果。经验之谈，已经治愈许多欲残案例，肢体得以保全，至今仍有不少健在者。

　　明阳生阴长之理，获温和气血之方，可使所谓"不可为"而为之，有欲残肢者，而用药以保全之。"全生""全卒"，并非空谈，而是所治皆验。例如1995年春治一秦姓贴骨疽（左侧骨髓炎，股骨头坏死，欲残）患者，12岁患病，33岁未愈，动手术不下10次，留下瘢痕数处，大者可以放下鸡卵，小者状如核桃，有3处尚在流出污浊血水，经常低热，形体消瘦，精神委靡。在多家医院都不愿意接收之时，余言："能治。"未料当场遭到贬斥讥讽，但病人至上，不能挂在口头。余用黄芪中和汤治之，不足70天完全治愈，至今健康，劳作正常。余凭良心、医技治病，褒贬置若罔闻，能使患者病愈康复，余愿足矣。苦苦探索至理，细心追求良方，50年收获，自当珍惜。用一生精力，能学到神医华佗治病精术之万一，则不愧一生为医。

　　一部《内经》，余60年爱不释手，所悟医理，指导运用于临证，能如愿随心应手者，自感欣慰；一旦放下，状若失去靠山，便觉迷茫，惟恐流入世俗。历代名贤之作，各有精微独到之处，但又觉浩瀚沉繁，临证不知所宗，取舍难矣。只有读经悟理，细寻名贤良方，力求效验，余视为惟一正途。一生勤奋不止，从书中到山野，从父授到民间，留意询访，未敢稍懈。数十年去矣，未见悟到多少精微之理、熟谙几个名方，其收获之寡，常感愧疚！虽然有"方不在多，而在于化裁"之说，但疾病之众，岂是十方百方所能济事！今辑小作，乃余一生治疗此类病症之心得，整理成册，意欲珍藏。并愿与同仁交流，如得高明者指正，实感幸甚！

一、肌死骨坏溯源求真

（一）经典为据，名贤指引

《素问·阴阳应象大论》曰："阴阳者，天地之道也，万物之纲纪，变化之父母，生杀之本始，神明之府也。治病必求于本。故积阳为天，积阴为地，阴静阳躁，阳生阴长，阳杀阴藏。"

王冰曰："谓变化生成之道也。《老子》曰：万物负阴而抱阳，冲气以为和。《易·系辞》曰：一阴一阳之谓道。此之谓也""阳与之正气以生，阴为之主持以立，故为万物之纲纪也""万物假阳气温而生，因阴气寒而死，故知生杀本始，是阴阳之所运为也""天地之动静，神明为之纲纪""阴阳与万类生杀变化，犹然在于人身，同相参合，故治病之道，必先求之。"又曰："道，谓生化之道。纲纪，谓生长化收藏之纲纪也。父母，谓万物形之先也。本始，谓生杀皆因而有之也。夫有形禀气而不为五运阴阳之所摄者，未之有也。所以造化不极，能为万物生化之元始者，何哉？以其是神明之府故也。"

李念莪曰："太极动静而生阴阳，天主于动，地主于静。《易》曰：一阴一阳之谓道。阴阳者，本道体以生，道者，由阴阳而显""总之为纲……纷之为纪""物生谓之化，物极谓之变。《易》曰：在天成象，在地成形，变化见矣。朱子曰：变者化之渐，化者变之成。阴可变为阳，阳可变为阴。然变化虽多，靡不统于阴阳，故为父母""阴阳交则物生，阴阳隔则物死。阳来则物生，阴至则物死。万物之生杀，莫不以阴阳为本始也""变化不测之谓神，品物流形之谓明。府者，言变化之流行皆从此出也""人之疾病，虽非一端，然而或属虚，或属实，或属寒，或属热，或在气，或在血，或在脏，或在腑，皆不外于阴阳。故知病变

54

无穷，而阴阳为之本。经曰：知其要者，一言而终是也。但明虚实，便别阴阳。然疑似之间，大难剖别。如至虚有盛候，反泻含冤；大实有羸状，误补益疾。阴证似阳，清之者必败；阳证似阴，温之者必亡。气主煦之，血主濡之。气药有生血之功，血药无益气之理。病在腑而误攻其脏，谓之引贼入门；病在脏而误攻其腑，譬之隔靴搔痒。洞察阴阳，直穷病本，庶堪司命。若疑似之际，混而弗明，攻补之间，畏而弗敢，实实虚虚之祸，尚忍言哉！""积者，汇萃之称也。合一切之属于阳者，莫不本乎天；合一切之属于阴者，莫不本乎地。阴主静，阳主躁，其性然也""阳之和者为发育，阴之和者为成实。故曰阳生阴长，此阴阳之治也。阳之亢者为焦枯，阴之凝者为封闭，故曰阳杀阴藏，此阴阳之乱也。《天元纪大论》曰：天以阳生阴长，地以阳杀阴藏。夫天为阳，阳主于升，升则向生，故曰天以阳生阴长，阳中有阴也。地为阴，阴主于降，降则向死。故曰地以阳杀阴藏，阴中有阳也。此言岁纪也。上半年为阳升，天气主之，故春生夏长；下半年为阴降，地气主之，故秋收冬藏。阳不独立，得阴而后成；如发生赖于阳和，而长养由于雨露，故曰阳生阴长。阴不自专，因阳而后行，如闭藏因于寒冽，而肃杀出于风霜，故曰阳杀阴藏。按：三说俱通，故并存之。第二则本乎经义，尤为确当。愚意万物皆听命于阳，而阴特为之顺承者也。阳气生旺，则阴血赖于长养；阳气衰杀，则阴血无由和调，此阴从阳之至理也。"

《素问·生气通天论》曰："阳气者若天与日，失其所则折寿而不彰，故天运当以日光明。"

王冰曰："此明前阳气之用也。谕人之有阳，若天之有日，天失其所则日不明，人失其所则阳不固，日不明则天境晦昧，阳不固则人寿夭折。言人之生，固宜藉其阳气也。"

李念莪曰："此明人生全赖乎阳气也。日不明则天为阴晦，阳不固则人为夭折，皆阳气之失所者。故天不自明，明在日月，月体本黑，得日乃明，此天运当以日光明也。太阳在午则为昼，而日丽中天，显有象之神明，离之阳在外也。太阳在子则为夜，而火伏水中，涵无形之元气，坎之阳在内也。天之运行，惟日为本，天无此日，则昼夜不分，四时失序，晦冥幽暗，万物不彰矣。在于人者，亦惟此阳气为要，苟无阳气，孰分清浊? 孰布三焦? 孰为呼吸? 孰为运行? 血何由生? 食何由化? 与天之无日等矣。欲保天年，其可得乎?《内经》一百六十二篇，惟此节发明天人大义，最为切要，读者详之。"

薛立斋曰："医经充栋，不越于阴阳。诚于体之脏腑腹背上下表里，脉之左右尺寸浮沉迟数，时令之春夏秋冬，岁运之南政北政，察阴阳之微而调其虚实，则万病之本咸归掌握，万卷之富只在寸中，不亦约而不漏、简而可据乎。"

《灵枢·痈疽》云："夫血脉营卫，周流不休，上应星宿，下应经数。寒邪客于经络之中则血泣，血泣则不通，不通则卫气归之，不得复反，故痈肿。寒气化为热，热胜则腐肉，肉腐则为脓，脓不泻则烂筋，筋烂则伤骨，骨伤则髓消，不当骨空，不得泄泻，血枯空虚，则筋骨肌肉不相荣，经脉败漏，熏于五脏，脏伤故死矣。"李念莪曰："始受寒邪，血脉凝泣，久而不去，寒化为热，痈疽乃成。"治不得法，毒邪内陷，肌死肉坏，则伤于骨，愈久治之愈难。毒再深陷伤于脏者，则更难救治。

《灵枢·痈疽》又云："营卫稽留于经脉之中，则血泣而不行，不行则卫气从之而不通，壅遏而不得行，故热。大热不止，热胜则肉腐，肉腐则为脓。然不能陷于骨髓，骨髓不为燋枯，五脏不为伤，故名曰痈""热气淳盛，下陷肌肤，筋髓枯，内连五脏，血气竭，当其痈下，筋骨良肉皆无余，故名曰疽。疽者，上之皮夭以坚，上如牛领之皮。痈者，其皮上薄以泽。此其候也。"

李念莪曰："痈字从壅，疽字从阻。总是气血稽留、营卫不通之症。大而浅者为痈，六腑受伤，可无大患。深而恶者为疽，五脏受伤，大可忧畏！"治之者不可稍缓，不可轻忽，不可混淆！夭者，色枯暗也。牛领之皮，喻其坚而厚也。泽者，光亮也。故红肿高大焮痛为痈而毒浅；皮厚色枯散漫隐痛为疽而毒深。此痈疽之不同也，不可不辨。

《外科症治全生集·痈疽总论》云："外红里黑者，毒滞于内也；紫暗不明者，气血不充，不能化毒成脓也。脓色浓厚者，气血旺也；脓色清淡者，气血衰也。未出脓前，痈有腠理火毒之滞，疽有腠理寒痰之凝。既出脓后，痈有火毒未尽宜托，疽有寒凝未解宜温。既患寒疽，酷暑仍宜温暖；如生热毒，严冬尤喜寒凉。……诸疽白陷者，乃气血虚寒凝滞所致。其初起毒陷阴分，非阳和通腠，何能解其寒凝？已溃而阴血干枯，非滋阴温畅，何能厚其脓浆？盖气以成形，血以华色。故诸疽平塌，不能逐毒者，阳和一转，则阴分凝结之毒自能化解。血虚不能化毒者，尤宜温补排脓，故当溃脓毒气未尽之时，通其腠理之药仍不可缓。一容一纵，毒即逗留；一解一逐，毒即消散。开腠理而不兼温补，气血虚寒，何以成脓？犹无米之炊也。滋补而不兼开腠，仅可补其虚弱，则寒凝之毒何能觅路行消？且毒盛者则反受其助，犹车粟以助盗粮矣。滋补不兼温暖，则血凝气滞，孰作酿脓之具？犹之造酒不暖，何以成浆？造饭无火，何以得熟？世人但知一概清火以解毒，殊不知毒即是寒，解寒而毒自化，清火而毒愈凝。然毒之化必由脓，脓之来必由气血，气血之化必由温也，岂可凉乎？况清凉之剂，仅可施于红肿痈疖。若遇阴寒险穴之疽，温补尚虞不暇，安可妄行清解，反伤胃气。甚至阳和不振，难溃难消，毒攻内腑，可不畏欤？盖脾胃有关生死，故首贵止痛，次宜健脾。痛止则恶气自化，脾健则肌肉自生。阳和转盛，红润肌生，当投补养气血之剂。若犀角、羚羊、连翘等性寒之药，咸当禁服。"

此节"阳和一转"，至为关要，乃阳生阴长之至理也。夫肌死骨坏者，或患处淡灰、漫肿，溃烂久不收口，以及股骨头无菌性坏死等症，多为一味清解，致使阳损阴死，而见肌肉干黑，久烂见骨，或者漫肿不消，疼痛难忍，动则加剧。1980年秋治高某，3岁女童，臀部一切口长约2cm，每天打针换药，痛苦不堪，竟然连续8个月不能收口。余用黄芪中和汤2剂，尚未尽剂痊愈，阖家欢喜。由此可见，若能辨别阴阳虚实，对证治之，岂有不愈之理！若凭经并治，早动刀针，不分阴阳，往往使患者增加痛苦，甚至残疾，岂不痛哉！王洪绪仅以"阴阳"二字为纲，区别治之，而无一人受其冤苦。余自幼受其影响，在先人指导下，不但用于治疗肌死骨坏及久溃不敛之证，还包括痈疽疔疖、无名肿毒等疮疡，治之每获痊愈，其中保全欲截去肢、指（趾）者，绝非个案。可见区别阴阳虚实之治，实为关要。反之，多致久久不愈，患者痛苦不堪，甚至致残。故薛立斋谓之"医经充栋，不越于阴阳"之说，乃至理也。

《孙子兵法·谋攻篇》曰："夫用兵之法，全国为上，破国次之。全军为上，破军次之。全旅为上，破旅次之。全卒为上，破卒次之。全伍为上，破伍次之。是故百战百胜，非善之善者也；不战而屈人之兵，善之善者也。故上兵伐谋，其次伐交，其次伐兵，其下攻城。攻城之法，为不得已。"孙武用"五全"阐述用兵之道，"全"为善之善者；王洪绪以"全生"治疗痈疽恶疮，而不使一人枉死，岂非不谋而合？余受其启迪，深入脑海，用于疗疾，指导辨证，审慎施治。每将肌肉坏死已经见骨，骨骼灰黑干枯，疼痛难忍，寝食俱废，苦不堪言之患者，调治获安。尤其欲截肢、指（趾）者，每治愈一人，甚感欣慰！若非领悟先贤之要义，岂能临证每获良效？行医五十余载矣，凡遇肌死骨坏险症，无不将"破"与"全"反复思量，总以"全"作为最高努力目标，倾心尽力施治，目的达到，皆大欢喜。若偶遇治疗效果欠佳者，深感愧疚，必长久心中不宁。俗语云："同君一夜话，胜读十年书。"能得一高人指点，犹如拨云见日。对《内经》某一句经义有新领悟，遂能提高医技。得一部好书，能使很多人免受升降药及刀割、锯截之痛苦,甚至改变人生秉性,由"心狠"变为仁慈,《外科症治全生集》是也。明"阳生阴长"之义,求"全生"之策,济生之道,乃仁医之为也。用之得心应手,患者痛定患愈,此乃医者之正道,余视为至高之良法。

(二)"阳杀"与"热胜肉腐"悟

阳杀则焦枯,热胜则肉腐。阳杀,阴阳逆乱,失去"阳生阴长"之治也。李念莪曰:"阳之和者为发育,阴之和者为成实。故曰阳生阴长,此阴阳之治也。阳之亢者为焦枯,阴之凝者为封闭,故曰阳杀阴藏,此阴阳之乱也。"惟阳独胜,失于阴和,故而为"杀"。热胜,邪热胜于营血,久留不去,故使肉腐。譬如久旱无雨,万物不得滋润,故见干涸焦枯。惟热胜极,坏腐见矣。此义可见,人之身体若受"阳杀"之害,必致"热胜肉腐"之患,溃烂而为脓血,甚则速见筋骨,内伤脏腑。盛实之热不能速解,则致溃烂,烂久则阳气渐衰,阴血亦乏,故又见患处肤色暗淡,恶腐不去,新肉不生,久久不能收口。此时若不辨明阴阳虚实,仍以初起之时阳盛热证治之,则气阳愈衰,阴血愈枯,故见患处肤色惨淡,或干黑焦枯,或如屋漏水状浸淫,内见筋骨,甚至骨坏腐黑,或骨损膜脱,或时发潮热,疼痛钻心,寝食俱废,正气衰败,生命垂危矣。当此之时,速应温煦阳气、滋养阴血为大法,阴虚则滋之,阳衰则温之,或兼滋阴,或兼益气,其中最为关要者,莫过于胃气,始终顾及胃气,胃气即元气,元气不败,则五脏不为所伤,气血有望化生,毒腐方能化解,虽肉烂骨坏,犹可再生。《内经》有"其始则同,其终则异"之训,不可不详审,而死守某病某方,以贯穿始终,故时有病势难以控制,常见随意截肢趾者。

如 73 岁李姓肌死骨枯案,即是其证。患者初起为丹毒,夜半小腿外侧火焦火燎,疼痛难忍,身发寒热,不数日起疱塌陷,迅速溃烂,住院月余,病势日甚一日,通腿漫肿,肤色紫暗,低热不退,从外踝以上溃烂长约20cm,宽6cm有余,肌肉焦干,骨骼似炭,手离患处尚有15cm余,便明显感到烘热,日夜疼痛,分秒不止,医院反复促其截肢,患者宁死不从。此患初起,无疑为大热实证,理应清热解毒,苦寒泻火,加以和营消散之味,不至于阳气亢盛,热胜肉腐,而见如此溃烂,肌死骨坏。当余接治之时,已时延数月,患者精神颓败,寝食俱废,其痛苦之状难以尽述。

此时若仍按丹毒用药,清热解毒,则阳被"杀"尽矣,而非阳自"杀"矣。若再损伤阳和,气血进而败坏,温煦不再,阴凝愈盛,人能存乎?王冰"万物假阳气温而生，因阴气寒而死"即此义也。气主温煦，血主濡养。非大剂和阳益阴之味，已死之肌肉骨骼，毒何以尽去？新何以复生？但若不知始终变化之异，只顾眼前，或死守起始，惟作阴寒治，纯用温补，恐反滞邪，更忧助热！倘若热证复起，阴血已经将枯，非热胜则为脓，恐"热胜则腐肉，肉腐则为脓，脓不泻则烂筋，筋烂则伤骨，骨伤则髓消，不当骨空，不得泄泻，血枯空虚，则筋骨肌肉不相荣，经脉败漏，熏于五脏，脏伤故死矣"（《灵枢·痈疽》）。但亦不能作起始大热实证治，因患者已经病久，正气大衰，虽见干烂烘热，乃是阴虚血枯所致，绝不可再以大热实证治，否则命危矣。

因而，有时病为本，有时证为要。病变必有因，证见必因情。情者，病之情理也。因者，因其所因也。人各不同，因寒因热，因虚因实，所因错杂，书难尽意，意难致详。医者必以病证为据，不可有半点臆造。"药不对证，枉死者多"，至诚之言也。故有时病为本，有时证为要。一病变化多端，主方并非一定不移。若变生之证重于原生之病，当先治变生之证，而后疗本病，有时变生病愈，先病亦瘥，故不应泥守，当以轻重缓急为要。所谓随机应变，即此义也。余以已变之证，拟温阳益阴、和血化毒之法，内服外治，令其余腐自化，新肉自生，3日见效，5日痛减，又半个月腐坏脱尽，调治未及2个月，腐尽新生，肌死骨黑一证，死而复生，肌肉长平，病告痊愈矣。

此案之验，在于详悟情理，对证施治。知其初起阳胜火毒所"杀"，"热胜则肉腐"，继则由于日久消耗气血，故见干烂烘热，疼痛不止，寝食难安。此时虽有余热，乃阴血不足之象也。若再拖延时日，恐其性命难保。

此段"阳杀"与"热胜则肉腐"之义，乃余之领悟运用，经验之谈而已。五十余年苦苦追根溯源，孜孜不倦探求，倾其全力寻觅有效之方，审慎辨别病之生成变化情理，认真对证施以方药，遇危重险症，倍加谨慎，勿失病机，皆一一化险为夷，转危为安，患愈而保身全，从无一例失误。余虽愚钝，尚知始终遵循《内经》之理、诸贤之法、先人之方，结合今病，细心化裁，务使对证，而得立竿见影之效，此乃中医之根柢、正途也，舍此别无捷径。

李念莪云："阴阳交则物生，阴阳隔则物死，阳来则物生，阴至则物死""故知病变无穷，而阴阳为之本。经曰：知其要者，一言而终是也。"明乎阴阳生杀之理，气血生化之情，指导治疗肌死骨坏之证，则如晨曦旭日，曙光照耀，情理明矣。理明则法明，法明则方亦明，内治外治，炮制配伍，全在医者之熟谙，故曰"一言而终"是也。阴阳为万物之纲纪，生杀之父母，而统天地之变化，故为辨证之总纲。余今所悟者，仅为肌死骨坏一证相关之义，见者不必多费口舌，以免浪费如金之时光。

假若仅有恻隐之心，而无辨别病证之能，复因缺乏适证有效之方，只有空念"阿弥陀佛"；而身怀绝技，有力挽救，却视而不见，冷若冰霜，岂不是"自损阴德"？余先后天皆不足，但余勤奋不止。所悟经义，或有谬误，而余处事审慎，自知医关人命，故"吾日三省吾身"，常觉食不甘味，寝不安眠，一生战战兢兢，如履薄冰。身脑几无歇时，求知不止。虽然如是，古稀之年至矣，憾无多少治病"绝招"。今小结肌死骨坏欲截肢者治疗经验，详记于此，作为行医回眸，小得慰藉，甚为重视，时时回味。觉有语义不通之处，遂加以笔墨，虽不能尽达其义，却于临证有补。不求眼前受宠，但为患者解忧，此余毕生之愿也。

（三）怀"全生"之念，求有效之方

用孙子"五全"之上策，求王氏"全生"之良方，明阴阳盛衰之理。用药如用兵，兵者，凶器，不得已而用之；药者，含毒，非病患不可滥施。兵之设，除暴安邦；药之用，祛病健身，二者事异而理同。用之得宜，其功无量，稍有不慎，其害大矣。故欲除病安身，不可无对证有效之方；欲剪凶除暴，岂能无克敌利器？不然，非但不能"屈人之兵"，反会被人所"屈"；方药无效，用之非但不能治病，轻者延误病机，重则伤身害命，其中利害，不言自明。

肌肉坏死溃烂，或骨髓炎手术后伤口久久不能愈合，长时间流出脓血秽水，其色如酱油之状，肤色紫黑或灰暗，局部大面积漫肿，甚至骨骼灰黑，形若木炭，疼痛不止，寝食俱废，其痛苦之状，使人心颤。医者见之，亦是寝食难安。惟有潜心钻研，苦求良方。在先人口传身教下，经过十余年探索，临证观察，梳理出内服、外用各一确切有效方，即黄芪中和汤与和营去腐生肌膏（亦名玉红膏）。以此二方为主，随症加减，使欲截肢（趾）者，每获痊愈。多人医欲截去下肢，至今劳作无误。而股骨头无菌性坏死之骨痹，虽不如肌肉坏死、溃烂见骨、需要立即截肢者效果佳，但能坚持治疗半年，亦有明显疗效。余视二方为至宝，因为已经挽救了许多欲残之人，而且物美价廉。能得此效果，全赖明《内经》阴阳之理，得孙武"五全"、王洪绪"全生"、余先人"医为仁术"之教诲，个人苦苦探求，而得此初步宝贵良方。余年逾古稀，为继续寻求实效良方，仍然不遗余力。

二、肌死骨坏辨证论治

（一）气血虚寒证（本属虚寒或患久所致）

无论虚寒阴疽，或骨痹（骨髓炎、股骨头无菌性坏死），创伤感染日久，手术后多次复发等症，而致肌肉坏死、骨坏死或者溃烂日久不敛，口不愈合，深见筋骨，肤色灰黑淡暗，局部漫肿，伤口浸淫不干，流出污水，形似屋漏，或伤口干烂，痛彻心肺，寝食难安，活动不便，甚则卧床不起。脉见细弱或虚散无力，舌质淡白、淡灰、淡紫，舌体薄、胖、齿痕明显，苔薄灰腻或灰厚而腻或无苔滑腻，状似镜面。面色暗淡，或状若蒙尘，精神委靡不振，或虚烦不宁。隐隐作痛，绵绵不止，或疼痛难忍，动则汗出，日夜难眠。皆属气血虚寒之证。治法不可再用清热解毒、苦寒伤阳之味。速当温补气血，兼以和营化毒，以温畅气血，扶正化毒，方可由逆转顺，由虚寒转为阳和，转危为安。方用加味阳和汤为主，对证损益，浓煎内服；外用生黄芪、生姜煎水，滤净渣，洗涤患处，再以和营去腐生肌玉红膏敷之，令其阳和回转，毒化肿消，自然向愈。

此类证候，多为起始未能速消、速溃、速敛所致。"寒邪客于经络之中则血泣，血泣则不通，不通则卫气归之，不得复反，故痈肿。寒气化为热，热胜则腐肉，肉腐则为脓，脓不泻则烂筋，筋烂则伤骨"（《灵枢·痈疽》），"殊不知毒即是寒，解寒而毒自化，清火而毒愈凝"（《外科症治全生集·痈疽总论》）。由此可见，此类证候多为久用清火消炎之法，以致寒邪不能速解，寒毒不能速化，久则化热腐肉，继续深烂，而见筋骨。此时若不速速温阳畅阴，则肌死骨坏必会愈甚，危象随见。故《灵枢·痈疽》又有"筋骨肌肉不相荣，经脉败漏，熏于五脏，脏伤故死矣"之论。其正确治法，当首推温阳畅阴、和血化毒为要。"阳和一转"，死而复生矣。下方加味阳和汤，即本此论而拟，临证五十余载，每收圆满效果，从无一例无效者。

1. **加味阳和汤**　助阳益阴，扶正化毒。生黄芪60g，大当归、熟地黄各20g，麻黄2g，鹿角胶9g，白芥子（炒研）6g，肉桂、炮附子各3g，生甘草6g，炮姜3g。水煎温服。原方主治骨槽风、流注、阴疽、脱骨疽、鹤膝风、乳癌、结核、石疽、贴骨疽，以及漫肿无头，平塌白陷，一切阴寒证。今加归、芪、附子，以益气养血，助阳化凝，温和气血，扶正化毒。用于虚寒证肌肉坏死，溃烂见骨，浸淫污水，状若屋漏，以及骨痹畏寒，疼痛入骨，日久不愈，虚寒性骨痹（股骨头无菌性坏死）等病症，脉象虚细，舌质淡白，面无华色者，此方主之。麻黄得熟地黄不发表，熟地黄得麻黄不凝滞，神用在此。脾虚纳差加焦白术15g，陈皮9g；若兼毒腐不化、脓血不净者，酌加金银花适量；患在腰以下加酒炒牛膝12g，续断15g；患在上加川芎9g。

2. **祛腐生肌玉红膏** 拔毒去腐，和营生肌。全当归60g，白芷15g，紫草6g，生甘草36g，纯真小磨麻油500g。将药入麻油浸泡5日，放铁锅中，文火煎至药焦枯，滤净药渣，将油再熬至滴水成珠不散，下血竭细末12g，用桑、柳、桃木棍（任选其一）搅匀，再下虫白蜡60g融化，离火待油微冷，再下轻粉细粉12g，搅极均匀，待成膏，装入瓷瓶中密封瓶口，放水中3日，拔去火毒备用。凡痈疽恶疮溃久不能收口，或创伤感染溃烂不敛，先用生黄芪或金银花煎水待温，洗净患处，再用本膏填塞溃口。伤口浅者，直接将药膏涂敷患处。1日1~2次，甚者1日3次。治一切恶疮大毒，腐烂孔深，洞见隔膜者。用此膏填塞患孔内，自能去腐生肌收口。此方诚为疮科圣药，余先人用此治疗大疮恶烂，创伤久溃，深烂久不收口者无数，屡收全功。余用此膏与上方同用，治痈疽创伤，溃烂至内见隔膜，筋骨外露，甚至骨黑肌死，久久不能收敛，而欲截去肢（指）趾者，皆得痊愈。真良方也，余家数代俱珍之。

案例1 胫骨上端坏死 余某，女，55岁。1980年2月10日初诊。自述2年前在某医院确诊为"骨髓炎"，已手术2次，共住院治疗近4个月，但疮口不敛，患腿酸软，隐隐作痛，行走须拄拐棍，某医院决定截肢，患者未同意，每日在当地诊所打针、换药，仍不见好转。诊见其右膝下胫骨粗隆处有约2寸余一凹，中有豌豆大一孔，流出臭水浸淫，膝上下微肿紫暗。此为骨疽之虚寒证也。治法：温经散寒，扶正托毒。方药：阳和汤加减，熟地黄30g，当归15g，生黄芪24g，鹿角胶（烊冲）12g，白芥子（微炒）9g，麻黄、炮姜、肉桂各6g，生甘草、炙穿山甲片各9g，金银花15g，牛膝9g。3剂。黄酒、水各半煎，食前热服。3剂尽，脓水无，口收，患处周围肤色转微红，腿足酸痛大减。再服2剂，口敛收功。1个月后丢棍行走无碍矣。随访3年，健康无恙。

按语：此例患者素体湿寒偏重，复因"骨髓炎"骨坏死2年余，疼痛食少，正气日败，虚寒之象日见显露。若不速以大剂温补托毒，恐患肢残废不远矣。今用阳和汤加减与服，3剂坏水尽，溃口自敛，明显好转，再2剂痊愈。此余治骨坏久溃效果最速一例。方中生黄芪益气和营，以助群药之力；金银花解毒以清余热；炙穿山甲片协群药托毒外出，经络通，寒凝化，正气旺，所以速收完全之功。其效之速，令余意外。后用此方出入治疗多例欲截肢、指、趾者，皆获痊愈。愈后随访多年，无一例有不良后遗症。

案例 2 骨痹坏死（化脓性骨髓炎，骨坏死） 秦某，男，31 岁。1995 年 3 月 14 日首诊。自述 12 岁时初起左腿酸痛，伴低热，在当地医院诊断为"左股骨上端化脓性骨髓炎"。经手术清除脓血，刮去坏骨，引流治疗一月余出院。回家后左胯骨仍隐隐作痛，伤口有一小孔常流坏水，气味腥臭，天天换药，口不愈合。时至初冬，患处猝感痛剧，又在该院二次手术。头次手术从臀部开刀，二次从前大腿根处开口。住院二十余日出院，伤口仍不愈合，时流坏水。第二个伤口亦常流臭水，如屋漏水状。除伤口流水外，还常发低热，患肢酸痛，完全丧失劳动能力。反复治疗二十余年，多次手术，住医院数家，家财耗尽，病仍不愈。近数年大小医院都不敢收治，甚至说左腿无法再保。诊视患者舌质淡，苔薄白，津润，脉来虚细无力。问其食欲、睡眠尚可。此患类似贴骨疽，亦近乎骨痹坏死，证属虚寒。治法：温经散寒，扶正托毒。方药：阳和汤加减，熟地黄 24g，麻黄 6g，肉桂 3g，鹿角胶（烊冲）9g，白芷 9g，当归、金银花各 15g，生黄芪 30g，生甘草 9g。1 日 1 剂，水煎加温黄酒服，连服半个月。

4 月 1 日二诊。自述上药服 7 剂后，伤口愈合，腿胯酸痛稍减；15 剂尽剂，症状续有减轻。观其伤口已经愈合，低热亦退，原方减去透脓之白芷，加白芥子 6g 以温通经络、消肿止痛，续服治疗。

5 月 2 日三诊。自述服药已 45 剂，伤口已愈 1 个月，患处酸痛已去十之七八，服药后亦未发热，现已可干较轻农活。病已明显好转，但未痊愈。上方续服，继续治疗。患者共服药 70 剂，不知何故中断治疗，杳无音讯。

1998 年 11 月 3 日患者来告知：当时因家中频频有事，实在无力治疗而中断服药。3 年多来除干重活太累，偶感患处微痛外，平时无异常，劳作无碍，亦未患过其他病症。

按语：治愈多例贴骨疽（骨髓炎多次手术，伤口不愈合）坏证，有三五剂治愈者（如上例），有数十剂治愈者。其外用药均为余亲制。凡经治愈者，从无复发。所治患者，多为欲截肢而不允，或手术后伤口久久不愈合，反复治疗效果不佳者。股骨头无菌性坏死初起者尚无完全治愈案例。可见虚寒之证，非温和助阳、和血畅阴不能奏效。但仅仅补虚助阳，而不养血畅阴，则毒不能化解，反而滞邪；温而畅之，阳和一转，气血流畅，故毒邪尽化，新肌复生，由逆转顺，其患获愈。阳来物生，阴至物死，即此理也。

案例 3 类鹤膝 徐某，男，46 岁。2003 年 12 月 20 日首诊。自述 9 个月前因车祸右下肢股骨下端粉碎性骨折，在某大医院住院 8 个月余，创伤骨折痊愈，但右膝肿痛不见减轻，且愈肿愈大，愈痛愈剧，右下肢肌肉萎缩，比健肢细 1/5，尤其疼痛难忍，打麻醉针亦无效果，食少难寐，疼痛不休，精神日差，右足不能任地。医院再三要求截肢，患者决意不允。见患者被两人抬上 2 楼，消瘦神疲，脉象细弱，舌淡苔厚。观其患肢，如其所述，膝部肿大暗淡，比健膝大出 1 倍以上。摸其患膝，微热于健侧，触之痛甚。患者皮肤枯燥。一派虚中夹滞之象。其患类似"鹤膝"，其证属于虚寒。治法：助阳散寒，消肿化结。方药：阳和汤加减，生黄芪 60g，金银花 15g，当归 12g，制乳香、制没药各 9g，炙穿山甲 6g，鹿角胶（烊冲）15g，熟地黄 15g，白术 12g，陈皮 9g，炮姜、麻黄、肉桂各 3g，牛膝 12g，生甘草 6g，大枣 5 枚。3 剂，1 剂药煎 3 次，食远温服。

12 月 23 日二诊。患者大悦，自云头服尽剂，痛大减，夜能眠，食知味，三服尽剂，精神觉爽。原方续服 5 剂。

12 月 28 日三诊。膝肿微消，明显皮皱。两人搀扶，足能任地，精神、饮食续有好转。因春节临近，离家三四百里，甚不方便。原方麻、桂、姜减量一半，加独活 20g，巴戟天 25g，取 15 剂，春节后再诊。

2004 年 2 月 20 日四诊。患者拄小拐棍可以上楼，行走不用人扶，丢拐棍可以行走数十步，膝肿消尽，早已不痛，饮食、精神正常，唯觉患肢膝以下乏力，原方去炮姜、麻黄，再服 15 剂。

续访 5 年，患者可步行 10 里以上，劳作如常。虽不能过度负重、久行，但无明显不适感，患肢肌肉基本与健肢相近，病已痊愈。

按语：此例患者首诊时被抬上 2 楼，患膝肿大，超出健膝 1 倍以上，日夜疼痛。3 剂药尽剂，痛减，能眠；三诊时患膝皱皮；四诊时可以丢拐行走，病续向愈，再服 15 剂，病患痊愈，功能恢复。共治四十余日，花费未逾二千元，而保全其身体。此例再次证明"分别阴阳两治"之功效。余自 1964 年得《外科症治全生集》（清同治十三年版），如获至宝，视为珍籍，潜心研学，认真实践，治愈保全肢、指、趾欲截者数十人，深感快慰！（在此之前，只得口传，未见其书全貌）。此例亦遵王洪绪分阴阳两治之法，余学而变通，其证定为虚寒，其患类似鹤膝，用药温和，以消为贵，运用得当，所以收完全之功，随访 10 年，未见异常。

（二）正虚邪恋证（正虚邪恋，寒热不显）

凡痈疽大疮，或外伤感染，未能及时清除毒邪，消散肿疡，或本为阳性热毒之患，过用寒凉，以致寒凝毒滞，营血失和，而见局部漫肿，肤色乏泽，紫暗发热，刺痛跳痛，甚至疼痛不休，烦闷不安；或初起即为虚寒阴疽，不别阴寒阳热，通用苦寒清热解毒，或早动刀针，患处无脓，反伤良肉，以致寒凝愈坚，或术后伤口浸淫，时流淡红血水，甚至溃烂蔓延，肌肉干黑，疼痛彻脑，日夜不安，甚至速欲截肢，以及骨痹、鹤膝，关节酸痛、刺痛，漫肿积水，久不能愈，而失去正常功能。包括 30 岁左右患股骨头无菌性坏死，患者面色微见淡暗，舌质乏泽，舌苔灰腻，或津液不足，脉见弦迟或细涩；或素体不虚，已患骨痹数载，脉舌亦无明显变化者。证属半阴半阳，不可大热助阳，尤慎用苦寒伤阳，法当温和气血，扶正化毒。方用黄芪中和汤为主，对证化裁。患处溃烂不敛，先以生黄芪、金银花等份煎水，滤净渣，微温洗净患处及周围，用去腐生肌玉红膏厚涂（方见气血虚寒证下），视病情轻重，轻则一日一换，重者一日二三换。注意保持洁净，勿食辛辣、油腻、海鲜，饮食以温和为要。情绪稳定，暂禁房事，保障睡眠，谨避风寒，不可劳累（上下诸证皆同）。

黄芪中和汤　益气和血，复活死肌。主治痈疽恶疮，正气不足，毒难起发，脓难形成，或溃烂久不收口，或死肌紫黑，坚硬不化，以及骨痹骨膜坏死等症。此方由千金内托散、阳和汤、仙方活命饮、降痈活命饮 4 方化裁而来，有温和气血、扶正化毒之功，不寒不热，适宜外伤及疮疡肌死久难复活，正虚邪恋，寒热不明显者。生黄芪 18～60g，当归、熟地黄各 15～24g，鹿角胶（烊化兑服）12～18g，白芥子 6～9g，金银花 15～30g，炙穿山甲 3～15g，红花 9～15g，麻黄、肉桂各 2～6g，生甘草 6～12g。水煎温服。患在上饭后半小时服，在中食远服，在下空腹服。用量需因人，因证，因体质、年龄、病情轻重，灵活增减。

黄芪甘温益气，实腠理而温分肉，排脓内托，为疮家圣药，为君。当归甘温和血，苦温散寒，亦疗痈疽疮疡，为臣。熟地黄味甘微温，为补血上品；鹿角胶甘温养血助阳，为佐。白芥子辛温，消肿止痛；金银花甘寒，解毒治疮；穿山甲咸寒，善通经络，消肿排脓；红花辛苦甘温，活血行瘀；麻黄辛温，解肌散寒，调血脉通九窍，与熟地黄合用，温分肉而不发散；肉桂辛甘大热，益阳消阴，能疏通经脉，宣导百药；甘草甘平，用随其主，协和诸药，使之不争，且能生肌止痛，解百药毒，而为使、引。诸药和合，益气和血，托毒止痛，治气血失和、正虚毒恋之肌死骨坏等恶症，经近 50 年验证，实为中和稳妥有效之良方。

加减：患在上加川芎，在中加桔梗，在背加羌活，在下加牛膝。泄泻加苍术、白术，呕吐恶心加陈皮、砂仁，不思饮食加白术、陈皮，气虚加人参（党参亦可），倍黄芪，阴疽加陈皮、炮姜，排脓加白芷，欲破加皂角刺，痛甚加制乳没。量在 3 ~ 12g 之间。

案例 1 乳痈失治肌死 余某，女，26 岁。1973 年 9 月 5 日初诊。自述生小孩第 3 天忽觉左乳红肿疼痛，恶寒发热，某医院确诊为"急性乳腺炎"。治疗二十余日，肿痛不减，反觉愈甚，肤色日渐紫黑坚硬，半边乳房及左肩背俱闷痛，乳汁不出，触之痛甚，至今已 27 日。医院要行乳房全切，未允强行出院。诊见患者左乳房自乳头为界，整个外侧半边全为紫黑坚硬之形色，微肿而凉。此症初为乳痈阳证，易消、易溃、易敛，治疗得法，初起至多 3 剂即可消散，脓已形成，亦不过 7 日即瘥。起初本应消散，不过 3 日即愈，缘何延至气血凝结，直至肌肉坚硬坏死？本来阳顺之证，后转为阴寒难治顽症。思其目前症情，非治疗半个月死肌难以尽化，化后尚需半个月调补，溃口方能收敛。必先以温经化结、活血散瘀法，令其如陈久猪肝状半个乳房死肌尽化，继而生肌愈合。方用黄芪中和汤加减，生黄芪 30g，当归 20g，川芎 15g，熟地黄 20g，炙穿山甲 9g，白芷 12g，陈皮、红花、皂角刺各 9g，麻黄、炮姜、肉桂各 5g，甘草 9g。水煎加黄酒热服，1 日 1 剂。药渣趁热布包，热敷患处，忌一切生冷。

上方服至第 10 日，自感患处温热、跳痛，肤色紫黑转为暗红。第 14 日自溃，原紫黑之肉迅速烂尽，只剩内半边乳房矣，观之甚是骇然！将方中炙穿山甲、皂角刺、白芷、红花减去，麻、桂、炮姜减至 3g，黄芪加至 60g，另加人参 15g，白术 12g，续以益气和营、补脾生肌法，1 日 1 剂。外用生姜 3g，生黄芪 30g，金银花、当归各 6g，煎汤温洗，以温和气血，清除余毒。再以和营去腐生肌膏填塞溃烂坑内，日洗 2 次，涂敷药膏 2 次。忌一切鱼虾、发病之物，注意保暖。上法调治未及半个月，腐坏脓血渐无，新肌复生，溃烂渐敛。恰至半个月，肌肉长满，患乳皮肤平滑，无须再用"老化法"敷治。愈后与健乳形色无异，未留任何后患。随访 5 年，健康无恙。后又生二胎，乳汁通畅，与患前无异。

按语：此例患者起初本为乳痈，即所谓急性乳腺炎，治之得法，不难速愈。余治此等坏证，谨遵王洪绪"全生"之训，从不轻易动用刀针，更不用升降二药。专用中药，初起者消之，有脓者溃之，夹虚者托之，脓尽者敛之。行医五十余年，无一例乳痈逾 7 日不痊愈。本例坏证，半个月将死肌化尽，又半个月新肌复生口收，1 个月痊愈，保全其乳房，顺畅其血脉，与右乳形色功能无异，未遗留任何后患。后复生子，无异病前。其中并无奥妙，仅是区分阴阳虚实，辨别寒热新久，处以对证方药，嘱咐禁忌事项，因而取得满意效果。

案例 2　贴骨疽（感染性骨坏死） 黄某，男，33 岁。1982 年 8 月 10 日诊。患者因山中夜行，不慎跌跤，被柘刺扎伤右下肢足三里穴处，深寸许，冷水洗涤，被湿毒侵染，遂发寒热，患肢膝以下漫肿，肤色紫暗，伤口时流脓血水，右下肢麻木，全身不适。某大医院诊断为"右下肢骨髓炎，腓骨坏死"，治疗半个月未见明显好转，欲速截右下肢。患者因经济拮据，更不愿残疾，回家邀余诊治。视其右下肢漫肿，肤色紫暗，伤口流出酱油状污水，腥臭难闻，患肢自膝以下前外侧，用手轻轻抚之，冷热不均，凹凸不平，数处较软。视其面色无华，脉象沉滑时数，舌质暗，苔黄腻，口渴不思饮。此症类似贴骨疽，辨证属半阴半阳，气阴不足，湿毒深着。治法：扶正祛邪，托毒外出。方药：黄芪中和汤加减内服，外用紫草膏（见备用方下）敷涂，忌生冷、荤腥、发病之物。

3 日后复诊，患肢漫肿已见明显消退，膝以下溃出数孔，流出脓血相间污水，痛亦稍减。原方加白芷、皂角刺各 6g，续服 3 剂，外用同前。

又 3 日再诊，见原伤口以下皮欲脱，轻轻揭之，厚约 1 毛钱硬币、宽约 10cm、长 30cm 余，露出肌肉淡红，自膝下至足踝前外侧共溃九孔，脓血浸出。此时毒凝已化，当扶正气。原方解毒排脓之味如白芷、皂角刺、穿山甲之类，量减 2/3，再服 3 剂，外洗同前，敷药改用玉红膏（方已见前）。

第 12 日四诊，患孔肌肉长满，肤色淡红而润。原方减去解毒排脓药续服，外用玉红膏续涂，饮食增加营养，但禁食发物，细心调养。

第 15 日续诊，诸症向愈，肌肉长平，皮渐老化，能大胆行走，已不疼痛，病趋痊愈矣。为无后患，仍嘱其再休息半个月，先干轻活，慢慢适应。随访 10 年，健康无恙。

按语：此例患者治疗半个月，花费在当时不过百元，且愈后健康如初，劳作无碍，乃尊王洪绪先贤分阴阳两治之义，辨证无误，用药对证之功耳。

案例 3　脱骨疽（感染性骨坏死） 余某，男，18 岁。1974 年 7 月，务农时不慎，左大趾中节上外侧被硬草扎伤，染毒肿溃，7 日后溃烂口 3cm 余，大趾上面烂至两侧下白肉际，骨露于外而微黑，足背及小腿紫暗、漫肿，患口浸淫臭水，面色淡灰，纳减神疲。某卫生院欲速截其患趾，若仍不能控制感染性骨坏死，有可能截去左足。余视其症，虽属创伤染毒，已露脱骨疽之征，亦恶候也。患者求保其趾。脉虚大而无力，舌质暗淡，苔滑。问之，有盗汗、自汗、遗精症状，自感体倦。此乃阴阳俱虚、气血不足之证也。拟温补托毒、扶正固脱法，方用黄芪中和汤重剂，加芡实、金樱子，日 1 剂；外用生姜煎汤洗患处，再敷以玉红膏，日 2 次。

3 日后复诊，患处周围漫肿微消，肤色转红润，露出之骨已生出一层淡红色新肌。原方续服，外用同前。

10 日后三诊，患处周围同上诊，唯疮口新肉已全无，复露其骨。问其缘由，云一连两夜滑精，即见新生肌肉自化为淡血水，洗之骨复露出。幸露出之骨倘鲜泽，微见淡红而白。此夜梦失精，精血复虚之故也。复于原方中再加莲须、山药、桑螵蛸，再加大剂量，日夜各尽 1 剂，昼 3 夜 1 服。

又 12 剂，患口新肉长平，仅其皮不老化，易破流血，余症已十余日未复，肿胀全消，肤色红润。复拟调理脾胃，益气养血，加以涩精之味续服，外以石灰水，日夜贴敷。又 7 日，水净皮生而老化，诸患悉除。随访至今，已四十余年矣，愈后并无任何不适感，疮痕微淡褐色，一切与健趾无异。

按语：此例患者，年方 18，若锯其大趾，岂不致残？况当时卫生院还说先截患趾，可能截足。余遵孙子兵法"五全"之训，治疗月余，其病痊愈，且保全其身，岂不快哉！

（三）脾肾阳虚证（多见于骨痹虚寒证）

常感髋部酸痛，或者隐隐作痛，一侧或双侧，久站、负重、久行、久睡时，不适症状加重，稍加运动，疼痛略轻，劳累过度，症状加重，时感疲乏，四肢倦怠，腰膝无力，此为病情较轻者；重者髋部酸胀刺痛，行走困难；再重者卧床不起，疼痛日加；甚者状如瘫痪，活动困难。此症起因，多为素禀脾肾不足，或阳虚自汗，加以疲劳过度，或久坐湿地，水湿侵袭，脾虚失于运化水湿，肾虚骨骼不坚，精血难以濡养，经络失于舒畅，久则骨痹形成；亦有膏粱厚味，饮酒过度，熬夜久坐，缺乏运动，以致湿热内侵，脾胃受伤，加之久坐久睡伤肾，精血亏乏，筋骨失于濡养，肝肾同源，精血不足，筋骨自然不利，加之懒于运动，肌肉松弛，骨骼不坚，亦可形成此症。

治法当以健脾补肾为要，脾健则湿化，肾强则骨坚。加以散寒活血、温养肌肉筋骨之味，夹湿则化之，兼热则清之，补中兼活，是为常法。常法若不济，则视其轻重缓急，加以适证之药，不间断治疗 3 个月以上，症状多见明显减轻，继续治疗，亦不乏完全治愈者。此病深在筋骨，药力难以直达病所，因而见效较为缓慢。拟用健脾益肾汤，治本为主，兼通血脉。内服外敷，以促进气阳温煦，阴血和濡，而取得有效减轻疼痛，进而治愈的效果。

个人经验，扶正健脾为主，活血通络为辅。下方为主，随症加减。水煎内服，药渣加陈醋、白酒各适量，拌匀加热，适温敷于患处，冷则加热再敷，1 日不少于 2 小时，或不计时敷。敷后谨避风寒，勿近生冷，注意保暖，适度运动。亦可用加味红灵酒加热涂擦患处，按摩搓揉，令局部觉热为度。或以通痹止痛膏药外贴患处，辅助治疗。若能内服、热敷、外擦、贴膏同时运用，则会提高疗效。

1. **健脾益肾汤** 温肾健脾，驱寒止痛。主治脾肾阳虚，精血不足，以致腰膝软弱无力、畏风恶寒、腰腿酸痛之骨痹骨坏死等症。生黄芪 30 ~ 120g，人参 9 ~ 18g，白术 9 ~ 18g，薏苡仁 18 ~ 60g，桑寄生、当归、熟地黄、怀牛膝、续断、杜仲、巴戟肉各 12 ~ 21g，乌附子（先煎 1 小时）、炮姜、生甘草各 3 ~ 12g，粳米 15 ~ 30g。水煎，加黄酒适量，温服。药渣加热，用棉布包之，热敷患处不计时。若兼见刺痛，是为气血不活，可加穿山甲、红花、苏木之类各适量，以通其瘀阻，活其血脉。余随症加减。

2. **通痹止痛膏药** 温经散寒，活血通络。用于风湿痹痛、跌打伤痛、颈腰椎突，肩臂、腰脊、髋膝等处疼痛麻木、活动不便等症。当归、川芎各 60g，红花 120g，生黄芪、防风、桂枝、千年健各 60g，独活 120g，生川乌、生草乌、马钱子各 60g，羌活 120g，川牛膝、续断、金毛狗脊、乌药、细辛、麻黄、伸筋草、防己、白芷、苏木各 60g，鸡矢藤 120g，赤芍 60g，穿山甲 30g，乳香、没药各 90g，小茴香、全蝎、乌梢蛇、姜黄各 60g，芝麻油 6kg。将上药浸泡于油中，春夏五日夜，秋冬七日夜，用铁锅文火慢熬，待药煎至焦枯，离火待温，用纱布滤去药渣，复煎油至滴水不散，称净油重量，每 500g 油加炒透黄丹 210g，边下丹边用桑枝或槐枝搅动，令丹充分融化于油中，慢火缓熬至油乌黑或深褐色为度，离火待微温收膏。放半个月去火毒，即可摊于纸或布上，贴于患处。

3. **加味红灵酒** 温经散寒，活血消肿。主治冻疮、脱疽、寒湿痹痛，以及麻木不仁、肌死不知痛痒等症。生黄芪、全当归各 90g，紫草、红花各 60g，肉桂 30g（搓碎），樟脑 15g，细辛、白芷各 30g，干姜 30g，红尖椒 15g，白茄根 120g，生川乌、生草乌、野西瓜各 60g，高度白酒 10 斤，浸泡百日备用。亦可小剂量泡用，如药物、白酒各用 1/10 量，浸泡使用。用时涂擦患处，1 日 3 ～ 5 次，并可用于骨痹冷痛，以驱寒活络止痛。

　　案例 1　双侧骨痹（双侧股骨头无菌性坏死）　文某，男，45 岁。2001 年 10 月 5 日诊。自述双侧腰胯疼痛近 3 年，CT 检查诊断为"双侧股骨头无菌性坏死"。医院让回家休息，待 60 岁后换股骨头。诚请中医治疗，能保持较轻劳作即可。诊见患者形体瘦弱，精神气色尚可，舌质色淡，苔白浸润，脉象细缓。已显正气不旺、气血不足之证。治法：益气养血，助阳通络。方药：健脾益肾汤为主，健脾益气，舒筋活络，7 剂。前三煎内服，加少量老黄酒和服，以助药势。药渣加白酒、陈醋适量，布包热敷患处不计时，敷 1 日后，药渣再加水煎数沸，泡足半小时。注意保暖，勿过度劳累。

　　10 月 14 日二诊。自述服用期间，双侧臀部内似觉微热，疼痛略轻，能干轻活。嘱患者勿更换方药，续服 1 个月再诊，服用法同首诊。

　　11 月 15 日三诊。自述疼痛继续减轻，能骑自行车外出打工干轻活。因服汤药费时，患者要求配丸药续治，体谅患者边务工边治疗，上方取 7 剂，共研细末，熟蜜为丸，每服 12g，日服 3 次，用少量温黄酒或温开水送服。叮嘱患者：即使病情继续好转，也要半个月复诊 1 次。万勿过度劳累，不可饮酒，勿食生冷，注意保暖。翌年顺访：患者虽然未遵医嘱，一二个月不来复诊，但丸药基本未停，劳作无明显影响。

　　按语：用本方治疗单、双侧股骨头无菌性坏死，效果明显，症状大多都能减轻，并能使塌陷阴影缩小。有一曹姓患者，亦"双侧股骨头坏死"，与本例治法相同，坚持治疗 1 年半以后复查，左侧阴影塌陷痊愈，右侧明显减轻，可以出远门打工，从事较轻劳作。但要短时间内完全治愈，余尚力所不济。究其原因之一，几乎无一例能坚持不间断治疗 3 个月以上，即使治疗 3 个月以上，也是未遵医嘱，断断续续。除不按时服药，还不注意休息，忌口亦难做到。其急于求成之心，几乎每人都有。作为医者，何尝不想快速治愈一切疾病？但理想与现实有差距。通过不断努力，寄望理想成为现实。

　　余用此方治疗骨痹骨坏死反复手术，或外伤感染溃烂，而致肌肉坏死、骨坏死，欲截肢趾者，均能治愈而保全身体，不留后患。而用于治疗股骨头无菌性坏死，只有显效，痊愈者不多，余将不遗余力，继续探研。

　　案例 2　单侧骨痹（单侧股骨头无菌性坏死）　房某，女，57 岁。2005 年 3 月 10 日诊。自述起初右侧腰胯酸痛，下肢无力，站立行走时疼痛加重，躺下休息，症状减轻。3年后，疼痛严重时休息亦不减轻，几乎丧失劳动能力，生活自理亦困难。在某大医院检查诊断为"右侧股骨头无菌性坏死，多片阴影，骨膜塌陷；左侧股骨头亦有不明显阴影"。多家医院反复治疗，效果都不明显，现在整天卧床，生活不能自理，已近3年，两人搀扶站立挪步都很困难。观患者精神气色尚可，问及饮食、二便、睡眠亦都正常，舌质、舌苔与常人无异，脉来细涩。

此必久住深山，水湿不避，加以劳伤积累，久而久之，反复被寒湿内袭，经络受阻，血脉失和，痛痹不已，寒邪深袭，而致骨痹骨坏。证属脾肾阳虚。治宜温经散寒，活血通络。方用健脾益肾汤加红花、苏木、穿山甲各6g，以活血通络、散瘀止痛。1日1剂，前三煎温服，药渣加陈醋、高度白酒各1两，拌匀加热，布包敷腰臀处，冷则加热再敷，不计时。忌一切寒冷，注意保暖。

3月26日二诊。自述服药已15剂，仅感腰胯部内微热，疼痛微轻，依然不能下地行走，挪步仍感疼痛无力。诊其脉象，亦无明显变化，依然细涩无力。看来温和气血之药有待加重，仍以上方为主，加减如下：生黄芪60g，当归、独活、熟地黄各15g，穿山甲9g，川牛膝、红花各15g，苏木9g，白术、金毛狗脊、巴戟天各15g，麻黄、肉桂、附子、甘草各6g，粳米15g（养胃护胃）。服用法同首诊，再服15剂。

4月12日三诊。见患者拄双拐可以下床缓慢活动，一人跟之即可，亦知其病情有好转。患者告知：腰胯内感觉温热，疼痛亦随之减轻，拄双拐能下床，挪步依然小心翼翼，效果比较满意。上方再加续断15g，以加强补益肝肾、强壮筋骨之功，续服15剂。

4月20日四诊。患者可以拄双拐在门前缓慢走动，表情亦较舒缓，看来病情续有好转，嘱将三诊方续服15剂。

5月7日五诊。患者告知：近数日只拄一拐即能行走1小时左右，病情已有明显好转。守上方，续服15剂。

5月23日六诊。患者可以任意活动。家人告知：生活基本可以自理，走路尚不敢大胆，一人跟之即可。嘱患者汤药再服15剂，到医院复查后再诊。

6月8日七诊。患者已不需要人看护。医院复查左侧阴影已完全消除，右侧阴影已不明显，病情基本控制。复诊脉象，虽细而缓匀有力，气色较以往更佳，需要继续治疗，冀望痊愈。将三诊方再取20剂，10剂作丸药，10剂作汤药，丸药每服9g，日服3次，温开水送服；汤药每隔三五日服1剂，药渣继续热敷，适度运动，不可过度用力，切勿跌跤，注意保暖，饮食以温和滋补为宜，慎避风寒、生冷。如有不适，及时咨询，或者来诊。

随访近 3 年，患者活动自如，家内外轻活不误，自感无不适症状。唯阴雨天及过度劳累时腰胯部微觉酸胀，休息后或天气晴朗，或用药渣热敷，症状便可消除。经过复查，双侧股骨头阴影消除，临床治愈。

按语：此例骨痹患者，是余见到的股骨头无菌性坏死案例中症状较重的一例。因其卧床不起，生活不能自理，右侧股骨头阴影塌陷较为明显，多处治疗效果都不理想。余亦压力很大，心中无数。意外的是，患者非常配合，积极治疗，因而效果满意。此案依然在询访中，庆幸已逾 3 年，未见病情反复。

案例 3　骨痹（双侧股骨头无菌性坏死）　曹某，男，43 岁。2002 年 3 月 2 日首诊。见患者拄拐跛行，挪步艰难，面色萎黄，精神欠佳，形体消瘦，坐立不安之状，已露虚象。患者告知：腰胯酸痛已数年，后渐痛渐重，不能劳作，在某大医院检查确诊为"双侧股骨头坏死"，治疗半年余，耗财逾两万，效果并不明显，依然走路拄拐，完全不能劳动。患者病情已明，视其舌质，体薄色淡，苔薄白津润；脉来细涩，沉取无力。辨证：脾肾虚寒，气血不足。治法：健脾益肾，助阳和营。方药：健脾益肾汤加减，生黄芪 30g，当归 15g，续断、金毛狗脊各 18g，焦白术 15g，陈皮 9g，怀牛膝 12g，红花、苏木、炙穿山甲各 5g，乌附子、炮姜、麻黄、肉桂各 3g，甘草 6g，大枣 5 枚，粳米 15g，10 剂。1 剂药煎 3 次，服 3 次，1 日服 2 次，1 日半服 1 剂，10 剂共服 15 天。药渣加陈醋、白酒各少许，拌匀加热，用旧布缝袋，将药渣装入，热敷双侧腰胯，不计时敷。谨避风寒，勿强行活动。

3 月 18 日二诊。自述上药服至 7 剂，腰部似感微热，疼痛稍有减轻，身体亦觉轻松，饮食略加，睡眠亦安。嘱上方续服 20 剂，服用法同首诊。

4 月 20 日三诊。观患者已丢拐棍，走路微跛，面色虽黄，而见润泽，舌质淡红，苔薄白浸润，脉来细弱，沉取不断。药已中的，方中黄芪加至 60g，再加党参 30g 以助正气，红花、苏木各加至 9g，以增强活血之力，续服 1 个月，药渣热敷不可间断。

5 月 22 日四诊。自述能干些轻活，但不能用力过度，更不能久蹲，否则又会疼痛。感觉病已好了七八成。因路途太远，要求再开 1 个月汤药，另开 1 料配丸药，慢慢治疗。患者病情已明显好转，可按其要求，继续缓治。复将三诊方取 20 剂，10 剂煎服，10 剂共为细末，熟蜜为丸，每服 9～12g，日服 2～3 次，姜米粥送服。并嘱服丸药期间，因无药渣续敷患处，可用坎离砂每日热熨，以感觉温暖舒适为度（方见"疼痛证治"下）。

2003 年 3 月五诊。患者告知：已外出打工 3 个月，病情基本稳定，经过复查，左侧股骨头阴影、塌陷已全部消除，右侧阴影已不明显，病情基本控制。不过度劳累，亦无明显症状。仍将三诊方取 20 剂，汤、丸间服，继续调治。

以后连续 5 年，每次取 20 剂药量，配制丸药，可以服 1 年，边打工边服药，巩固疗效，保障治病、劳作两不误。1 年药费约在千元左右，效果较为理想。身体基本恢复到病前，不碍劳作。

按语：此例患者治疗过程中有过一个小故事：在第 3 次来诊时，送余绿豆 6 斤，余非但坚决不收，还很生气，患者夫妇见状，双双紧抱余手，痛哭曰："先生救我，无以感谢，豆是我家自产，不为尽意，我知先生耿直心善，请您吃顿饭，路遥难达，先生若不收下，我们心里不安！"余见此状，便曰："余治好病，是余天职，你们若再拿一分钱物品送余，休再找余看病！"当时无论同仁或就诊病人，多有感动流泪者。自此，患者再也不敢言谢。同类故事，在余行医经历中不计其数。原因只有一个：患者生病，就是"遭灾"，医者只能给人消灾、减负，绝不能"趁火打劫"！

（四）毒滞营血证（正实邪盛，热毒伤营）

痈毒疔疖，丹毒疱疹，痛风红肿，以及一切湿热毒盛之患，起初未能控制，继而局部红肿赤暗，焮痛灼热，数日不消，继而溃烂（痛风少见溃烂），患口渐大，脓血浸淫扩展，面积越来越大，先起者未愈，后生者不断，痛痒交加，甚至焦痛，状若火燎，烦渴引饮，溺赤便秘，痛苦不堪。此为热毒为患，无论初起溃后，证属阳实毒盛之证。治宜清热解毒，凉血活血，和营畅阴，以速消其毒。方用解毒和营汤为主，随症加减。外用加味芦荟散，水、醋各半调糊涂敷患处及其周围（下文案例 3 李某案外用方敷之效果更佳，无则亦可）。初起轻者，治之得法，3 ～ 7 日可愈；毒重者，或因失治误治，视其轻重，量其久近，即使深烂见骨，方药只要对证，调治得法，均可治愈，愈后并无后患。

1. **解毒和营汤**　清热泻火，和营解毒。主治热毒为患，或误用"热疗"，失于清热解毒、和营消散，以致毒邪益甚，"热胜肉腐"，甚至溃烂"焦枯"；或溃流脓血相间，浓烈腥臭，便秘溺赤，烦躁不宁，肤色紫暗赤红；或疱疹破后流出脓血浓厚，渐生渐多，面积迅速扩大，痛如火燎；或痛痒相兼，烦渴引饮，湿热伤营，愈烂愈甚等症。生黄芪 15g，当归尾 12g，酒炒生地黄、玄参各 15g，紫草 15g，金银花 18g，大青叶、紫花地丁、牡丹皮各 15g，赤芍、红花、陈皮各 9g，甘草 6g。水煎温服。浸淫黄水，痛痒交加，此为湿毒偏盛，本方去陈皮、紫花地丁，加黄柏、苦参、白鲜皮各适量；疱疹初起，可加僵蚕、蝉蜕、薄荷之类各适量，以疏散风热、透疹解毒。余随症。

此证看似与肌死骨坏无关，其实非也。缘此证除骨痹（股骨头无菌性坏死）属于气血虚寒、正虚邪恋、脾肾阳虚证外，起始多为不能及时消散毒邪，以致"热胜则肉腐"，伤及营血，深入溃烂，内见筋骨。所以王洪绪主张"以消为贵"，而所有痈疽恶疮、疔疖丹毒、流火疱疹之患，皆当速消、速溃、速敛为顺，反之则为逆。譬如最为常见的疱疹、外伤感染及痈疽失治误治，以致久不消散，坚硬色死，或溃而不敛，脓血淋沥，甚则内见筋骨者，屡见不鲜。因而此证实为肌死骨坏之先期缘由之一，而且较为常见。但本方之用，仅限于湿热毒盛之时，正气不衰之际，或者毒滞营血，毒邪不化，患处紫暗灼热，便秘溺赤，烦闷不宁，病虽日久，宜用此方为主，对证施治。不可寒凉伤阳，而使阴血愈凝；更忌"以热治热"，而致带状疱疹久治不愈，或者表面治愈，而后数年掣痛（神经痛）不止，若此皆非良法。待其毒邪势退，仍当辨证施治。切忌过用寒凉，而致毒邪不化；尤忌温热，以免毒邪益甚，肉腐伤骨。若患久正虚，阳气不足，阴血亏乏，无论溃或未溃，敛或不敛，此方禁用！否则阳气再损，阴血愈凝，其患愈坚，无疑雪上加霜，治之更难。此余实际经验，或讥余过于谨慎，则谬矣！

2. **复方芦荟散**　清热燥湿，解毒止痒。主治疱疹、丹毒、湿疹等症，溃破流出脓血，水湿浸淫，痛痒交加，甚至状若火燎等症。木芙蓉叶（霜降节后采，去梗，阴干）30g，黄柏、苦参、黄芩、连翘、芦荟各 15g，雄黄 9g，麝香 1g，冰片 6g，薄荷叶 9g，金果榄、白蚤休各 15g，青黛 15g。除冰片、麝香另研极细粉后合入群药外，其余诸味共研极细粉，入冰、麝混合极匀，密贮。用时以稀蜂蜜调为糊，涂敷患处及周围，1 日 2 次。若患处溃流脓血，水湿浸淫，可用金银花、千里光等份煎水，滤净，待微温洗之，洗后将药粉干撒患处。1 日 2 ~ 3 次。上方乃余五十余年来治疗丹毒疱疹及热毒疮疖的经验实效方。虚寒证禁用。

案例 1　凤眉疽骨坏久不愈合　夏某，男，15 岁。1975 年 4 月 9 日首诊。见患者左眉棱骨、鱼尾微上侧漫肿，眼珠胀大，形似蟹目，皮色不变，眉梢高骨正中有一小红眼，大如豌豆，时流淡血水。问及起始，云 2 年前因麦芒卡喉，随即左侧头面胀痛，咽喉红肿化脓，治愈后约半个月，左额角复生一疮，大如李，

色微红，割后又愈，愈后不久又发，反反复复，持续 1 年余。后又觉左眉骨肿胀
疼痛，在某卫生院手术，破后只流血水，疼痛加重，口不愈合，眼珠发胀，时流
泪水，多处治疗，不见好转。审视其患，此愈彼生，毒患不绝，复因眉骨之患早
动刀割，以致时出血水，毒邪结聚眉梢处，此处肉薄接骨，漫肿而中有一孔，时
日延久，恐腐坏其骨。先用推车散掺洞天鲜草膏药内贴之，内服托里消毒、养
阴和营之剂。方用解毒和营汤加减，生黄芪 15g，当归尾 12g，酒炒生地黄、紫
草各 15g，金银花 15g，大青叶、穿山甲各 6g，天花粉、牡丹皮、赤芍、玄参各
9g，升麻、甘草各 6g。3 剂，水煎，饭后温服，1 日 1 剂。3 日后，换第三张膏
药时，见膏药内有碎骨 3 片，大如麦粒而薄，色白，微嫌灰暗，此乃死骨，或称
"多骨"。坏骨拔出后疼痛明显减轻。续服上方 6 剂，外以生肌玉红膏敷，7 日后
口收而愈。询访二十余年，全身各处未再复生毒患。

　　按语：患者连生数疮，皆因余毒未清，后至眉间日久不愈，以致骨腐，证类
多骨疽。不去腐骨，其患难以痊愈。故先用推车散以去腐骨，兼以扶正托毒、养
阴和营之剂以清除余毒，方得愈而不发。

　　附　推车散（《外科症治全生集》）　推除腐骨。推车虫（亦名屎壳郎，以头
上长出发叉粗壮角，大而壮者佳）1 个（木炭火上炙透），干姜 2g，各研极细末，
和匀。用金银花煎水微温洗净患处，以上细末适量，干撒患孔内，或用硬纸卷
筒，一头装药，吹入疮孔内，或掺膏药内贴疮上。治骨槽风已损骨者，以及一切
恶疮，深腐至骨，坏腐之骨不出，疮患难愈。用之即可推出，或腐骨浮动，手法
取之。

　　洞天鲜草膏（《外科症治全生集》）　清热拔毒，活血散瘀。先用壮年头发 1
斤，菜籽油 3 斤，入锅内熬至发枯浮起，滤去发渣，待用；以活大力草（牛蒡
子草全株）、生野菊花全株连根、苍耳草连根、忍冬藤、马鞭草、生仙人对坐草
（千里光全草亦可）（如鲜草难觅，少一二味亦可）各 1 斤，入菜油 1 斤，熬至草
枯，滤去渣；再用白芷、甘草、五灵脂、当归各半斤，入锅内熬至药枯，出渣，
俟油冷，将前熬头发油并入，称准斤两，每油 1 斤用当日炒透黄丹 7 两，入油内
搅匀，再熬至滴水成珠，以不黏手为度。离火收起，拔去火气，半个月后可用。
用时摊纸上贴患处。治一切红肿热毒，痈疽疔毒，皆可贴之。如做嫩膏则清热消
肿、散风活瘀之功尤胜。嫩膏：每油 1 斤入黄丹 4 两即得。

　　案例 2　会阴部湿毒溃烂　段某，男，38 岁。1986 年 7 月 5 日诊。视其患
处：前至小腹，后至肛门，以及大腿内侧阴部，无不溃烂不堪，脓水淋沥，犹如

烂肉一般。患者告知：痒痛至极，溃烂已有数月，曾在数处医治无效，病情仍在发展。诊见患者面色暗红，情绪烦躁，舌质暗红，舌苔黄厚，津液不足，脉来滑数有力。辨证：湿热下注，病属"湿毒阴疮"。由于湿注下焦，与风血相搏所致。治法：清热利湿，疏风活血。方用和营解毒汤加薏苡仁、苦参、黄柏等清热燥湿之味内服，外用千里光、紫苏叶等味，煎水洗净患处，再以复方芦荟散，凉开水调稀糊敷之。用上法内服、外敷 5 日，疼痛明显减轻，暗紫色退，脓血将尽，共治 10 日，临床治愈。后遇此患多人，俱用上法调治，皆愈。

按语：此例患者为湿热下注所致，病情亦不复杂。但若任其溃烂，病情变化莫测，难说不无危险。据方书记载，此症有烂掉肾子，危及腹股，转为"烂疮"，伤及外肾等危险。虽然临证五十余载未曾见过，但此处之患，尽早治愈为要，以免变生他患。此类之患，只要不是性病、梅毒之类，常能迅速治愈，愈后并无遗患，且治之不难。清热燥湿、和营解毒是治疗此患之大法。内外兼治，一般不过 10 日左右便愈。

案例 3 下肢丹毒溃烂肌死骨枯 李某，女，73 岁。1987 年 9 月 22 日诊。自述 6 月 6 日夜半时身发寒热，左小腿外侧痛如火燎，外踝上约 16cm 处红赤成片，次日晨即往某医院，诊断为"丹毒"，治疗二十余日无效。外踝上缘起疱，溃破，渐烂渐深，疼痛日增，15 日后即溃烂 10cm 宽、16cm 长一片，深见骨骼，患处内外干黑焦痛。医院复诊诊断为"骨坏死"，欲速截去下肢，患者不允。回家已近 2 个月，疼痛难忍，夜不得眠，食不知味，心情烦躁。细视患肢，膝上至足背漫肿紫暗，手近患肢，便觉烘热。脉沉数，舌质暗红，苔燥乏津，两颧暗红。内踝尖处复生一小疱，其色紫红，大如小樱桃，周围微肿，疼痛着骨。

此乃续生丹毒，性毒如疔疮，若内外踝俱烂，后果不难想象。此乃丹毒起始未能控制其毒势，致使其肤色赤灼热，起疱溃烂，肉尽见骨，患处内外干黑，热毒之势迅疾发展，以致恶食废寝，日夜呼痛。其痛苦之状，令人心颤！此即《灵枢·痈疽》"寒气化为热，热胜则腐肉，肉腐则为脓，脓不泻则烂筋，筋烂则伤骨"之描述。此系阴虚内热、毒入血营之证，急应内外兼治。先自采蒲公英、紫花地丁、凤仙花全草、马齿苋、野菊花全草、千里光全株，不拘多少，去净杂质，洗净切段，急火煎取浓汁，放冷透兑生麻油，和匀外涂，干则随涂，不可间断；另用牛黄 3g，麝香 3g，冰片 6g，生大黄 30g，净乳香、净没药各 9g，各研极细粉，混合再研，用冷开水调稀糊，用新毛笔温开水洗净，以笔蘸药糊，涂敷患处，另用上药油时时涂之，勿使干燥，药粉 1 日敷 2 次，夜敷 1 次，以清热解毒，消肿止痛，润其死肌，使其毒化；内服滋阴清热、和营化毒之剂，以解其热毒，和其营血。方用解毒和营汤为主，内服加外涂，日夜不间断治疗。

上法调治 7 日后，踝内新起大如小樱桃之疱已完全消散，踝外干黑溃烂处始见浸润，四围微软，患者亦觉疼痛稍减，知思饮食，睡眠稍安。改用外敷去腐生肌玉红膏，内服养营托毒之剂，仍用上方出入，又治疗半个月，疮内干黑腐肉渐与好肉脱离，用手轻轻揭去腐坏之肉，随见白色骨骼，四围新肌嫩红。上法内服方减去清热解毒、活血散瘀之味，如大青叶、紫花地丁、天花粉、牡丹皮、赤芍、红花、穿山甲，生黄芪量加至24g，另加人参9g，白术12g，茯苓15g，当归尾易以全当归，量加至15g，酒炒生地黄易以熟地黄，续治 1 个月，腐尽新生，肌肉长满，唯见新肌皮不老化，触之易破流血。复用老皮法（方见余姓"脱骨疽"案），外敷十余日，其患临床痊愈。

随访 3 年，生活基本自理。后因脑出血，抢救无果病逝。

按语：此例丹毒初期，因未能控制毒势深入，以致热毒炽盛，伤及营血，而见"热胜则腐肉，肉腐则为脓，脓不泻则烂筋，筋烂则伤骨"。"脓不泻"，为初起未能化其热毒，以致"热胜则腐肉"，肉腐筋烂而伤骨，热势进而深入，故见肌死骨黑，干烂焦痛，渐烂渐深，肉腐骨黑，阳气亢盛，岂不焦烂乎？故患者肉腐骨黑，灼热干燥，痛如火燎，日夜不宁，痛不堪言。医院欲截其肢，患者不允。后致气阴两燔，骨黑似炭，灼热烤手，正虚病进。当此之际，若非大剂益气养阴之味内服，解毒滋润之药外涂，恐难以 7 日见效，内踝新起之毒消退，危及生命之患由逆转顺。在 2 个月内，临床治愈。此亦步步把握病机，时时对证施治，因而有此效果。所列病名不多，而其变化无穷。稍有不慎，反助邪毒，正气复伤，岂不危乎！正所谓"药不对证，枉死者多"。

以上四证，各举治验 3 例，以别此类证候治法之异同。此乃本人治疗肌死干烂、骨痹骨坏的经验梳理。在按证治疗过程中，亦常有兼夹病症出现，但能把握病机，及时变更方药，施治无误，皆能及时消除兼夹之患，以治愈本病。例如余姓欲截趾一案，当腐尽新生、肌肉长满之际，身体正气恢复之时，突见频繁梦遗失精，骤然新肌化尽，骨骼复露，反复数次，影响大矣。当此之时，若仍用温补气血之法，以生新肌，岂不更助其阳？相火愈发妄动，而梦遗失精无疑愈频，所生新肉，岂能保住？若用知母、黄柏之属，岂不又碍温养？在方中加入莲须、桑螵蛸、芡实、龙骨等涩精止遗之味续服，加以利害之言疏导，消除梦遗，不及 10 日，其患痊愈。

又李姓小腿下端干黑外露、肌死焦枯一案，按其久溃久烂，数月寝食俱废，精神颓败，无疑为阴阳衰败、气血亏乏，断为气血虚寒证，应不为错，但骤用温热补益，岂不滞邪、助热？倘若内热复起，岂不更加溃烂？焦枯岂不愈甚？故暂用养阴和营之法内服，外以清热润肤、解毒化腐之方，以消除阴血亏乏、津液不足之阴虚干烂。待其津回血和、坏死化尽之时，复用温阳和阴、益气养血之法，继续治之，不足 2 个月痊愈，保住下肢。

认定病患性质，制定基本治法，医者必须胸有成竹，临证不乱。观其兼夹何症，及时加减药味，不可随意变更大法。"有方有守"，随症加减，不可自乱阵脚。反之，将兼症误当主证，忽略本患属性，随意更换主方，必会本末倒置，病情瞬间反复，甚至无法掌控，因而出现危象。所谓"庙算"愈多，则胜算则愈大，绝不能见症治症，心中无主。经验之谈，谨慎而已。

或有人问："先生为何忌讳寒凉？每用及苦寒药时，必慎之又慎。而用大补热补之时，亦倍加小心？"曰：不仅肌死骨坏一类症候慎用苦寒、大热，即是内、外、妇、儿诸疾，亦不可轻易使用。因为确需苦寒泻火或大热助阳之患，较少单独出现，如若病现"关格"，假象在外，而轻用纯寒纯热，岂不立刻亡阳竭阴！若非极虚羸候或邪火盛实者，轻用苦寒泻火，或热补助阳，险象立见，命必垂危。所以余常言非常之药，缘于此也。非常之证，必用非常之药，此其常也，舍此不可轻用。邪热盛实、正气不衰之证，苦寒攻法，用之当早；气血虚寒，正气羸弱，大补热补，方能挽回阴阳将绝之际。故用药总以对证为要，用猛用缓，用寒用热，用补用泻，必以对证方效。而王道和平之法，适证最广。"药不对证，枉死者多。"治病效果优劣，全在医者智慧。能够临证不乱，把握始终，由逆转顺，无论大病小疾，治病一生无明显失误，则堪称胆大心细、智圆行方之上医。治法与方药对证，其效如汤泼雪；反之，则非但效果不佳，且多病情加重，甚至立见危象。若此，非智者也。琐碎数语，仅为自律。

三、肌死骨坏备用方

1. **阳和汤**（《外科症治全生集》） 温经散寒，化痰补虚。原方主治骨槽风、流注、阴疽、脱骨疽、鹤膝风、乳癌、结核、石疽、贴骨疽，以及漫肿无头，平塌白陷，一切阴寒证。麻黄得熟地黄不发表，熟地黄得麻黄不凝滞，神用在此。熟地黄 30g，麻黄 2g，鹿角胶 9g，白芥子（炒研）6g，肉桂、生甘草各 3g，炮姜炭 2g。水煎温服。

2. 内服黄芪汤（《验方新编》）　益气和营，托毒消肿。主治搭手、发背、大痛，以及一切无名肿毒，未成者散，已成者溃，已溃者易收口，大有奇功。生黄芪、当归身、甘草、白芍、炙穿山甲各 15g。用淡陈酒一茶碗，水一碗，煎至一碗，热服。避风寒，盖被暖睡，汗出即验。未出汗时，忌一切冷热汤水，汗出后不忌。

3. 千金内托散（《验方新编》）　平补托毒。台党参 12g，生黄芪 12g，防风 3g，厚朴 4.5g，川芎 4.5g，白芷 6g，桔梗 6g，当归 6g，肉桂 3g，生甘草 3g。水煎兑热陈酒服。酒助药势，扶正托毒。一切半阴半阳证疮疡溃后，脓稀腐烂，新肉难生者，此方加减服之。

4. 仙方活命饮（《医宗金鉴》，又名真人活命饮）　消肿解毒，散结止痛。主治疮疡初起，红肿热痛，患处赤热，或身热微感恶寒，属于阳证痈疖及无名肿毒者。炙穿山甲 3～9g，天花粉 9～12g，甘草节 3～9g，制乳香、制没药各 6～12g，白芷、赤芍、贝母、防风各 9～12g，炒皂角刺 3～6g，当归尾 9～12g，陈皮 6～9g，金银花 9～15g。以上为临证常用量，仅作参考。水煎服，或清黄酒、长流水各半煎，温服。

5. 加减活血润燥生津散（自拟方）　养阴生津，活血润燥。治血虚内燥，津液枯少，亦可用于阴虚内热，津液不足，烦渴便秘，以及失血盗汗，一切津液亏乏之证。为治久溃不敛、阴血津液不足权宜之用。当归 9～12g，酒炒生地黄、白芍、熟地黄、天冬、麦冬、沙参、天花粉各 9～15g，郁李仁、酒制大黄、桃仁、红花、甘草各 3～9g。临证常用量，仅作参考。水煎温服。

6. 清热燥湿解毒方（自拟方）　清热燥湿，活血解毒。主治湿毒奇痒，愈而复发，或破或不破，或四肢，或局部，或全身各处，初起小疱，小如粟米，大若豌豆，甚大者如小樱桃，初起或红或白，或赤紫而硬，破流淡血水，或流黄稠脓，浸淫扩展，奇痒难忍，日久不愈。若湿疹破而复生，重叠成片，肤色深红或暗紫，皮硬干燥，表层起白屑者，即成银屑病，亦称牛皮癣，治之更难。以及脓疱疮，掌侧脓疱疮，手足水疱奇痒等症，均可用此方为主，对证加减。黄柏、苍术、苦参各 9g，荆芥、防风、僵蚕、蝉蜕、生地黄、当归、红花各 12g，乌梢蛇 6g，金银花 15g，甘草 3g。前三煎内服。四煎需多加水，煎开后加入陈醋 3 两，趁热先熏患处或全身，待温，自上而下洗患处或全身。熏洗时谨避风寒。苍、柏、苦参清热燥湿；荆、防、蝉蜕疏风败毒；归、地、红花凉血活血；乌梢蛇搜风止痒；金银花清热解毒；甘草和药解诸毒。诸味相合，以成清热燥湿、凉血活血、搜风止痒之功。加减随症。

7. **当归方（《验方新编》）** 润肤生皮，和营收敛。当归3g，香油50g。放勺内将当归慢火熬枯，去油（油亦可润肤生肌），当归研细末，用真生香油调匀，敷入疮口，即可渐长渐愈，而且镇痛，甚效。此方余用多年，效果稳妥。

如用当归9g，紫草3g，同熬至药枯，去净渣，将油熬至滴水不散，放地上一日夜，去尽火气。用时以油涂患处，上盖净纸，日涂二三次。其润肤和营、消肿止痛、生肌收敛之功更佳。药渣研极细如膏，和营生肌亦良。亦可用于冻疮溃破或手足皮肤皲裂。

8. **紫草膏方（自拟验方）** 和营润肤。主治皮肤肌肉溃烂，或干燥灼热，或浸淫血水，或久溃不敛等症。紫草30g，当归60g，芝麻油150g，虫白蜡15g。先将紫草、当归浸泡于麻油内3日，文火煎熬至药枯，滤净药渣，油入锅内加热，将白蜡放入融化均匀，离火待温，装入净玻璃瓶，盖紧密封，放水中一日夜拔去火毒。用时涂敷患处。

肌死骨坏、久溃不敛一类证候，所用主方均在四证下或在各验案中，故不多列成方。未经反复使用于此类病症之方，概未辑入，以缩短篇幅。另有《疮疡证治》一稿，为余治疗各种疮疡经验专辑，见于另卷。肌死骨坏论治经验，首次整理，仅作小结。谬误难免，诚望高明者正之。

四、肌死骨坏类案选辑

1. **臀部死肌** 高某，女童，3岁。1979年12月17日首诊。患儿臀部右侧外上软肉处肤色微红，面积如核桃大一块，有5cm长一切口，切口齐整，裂开，时出淡红血水。问其家长缘由，其父曰："8个月前，因肌注青霉素而肿胀不消，最大时如鸡卵，色深红，热敷不见消退，患儿哭闹不已。后在某医院切开引脓，切后并无脓，只出血水。起始至今已8个月有余，口不收敛，每日在卫生所换药无效。又往某医院求治，医生说'肌肉坏死'，须切除死肌。但因孩子小，未再手术。"此因气血凝滞而肿，已成痈象，但失于消散，复因过早切开，再伤良肉，旷日延久，气血愈凝，而致此状。此证初起，性属阳痈，本易治疗，延至今日，已属正虚毒凝，而成半阴半阳之候矣。法当温经活血、扶正托毒，用黄芪中和汤加减2剂，水煎，食前温服。

12月19日复诊。患处肿消，血水已无。原方再服1剂。

12月22日三诊。患处肿消，口收，肤色如常，其患痊愈矣。

按语：虽然本患为毒邪凝滞，但根浅而易愈，切不可过用寒凉，或早予刀割，以免本为阳顺易治之证，而致转逆难疗也。此例患者痛苦数月，治疗3日、共服药3剂收全功，亦温和气血、扶正托毒之法，用药对证，所以迅速得愈。

2. 下肢肌肉坏死溃烂 李某，男，64岁。2005年4月5日诊。自述左下肢肌死溃烂，起因是唐山地震时受伤，当时创伤严重，未及时处置感染，以后经住院治疗创伤愈合，但不久即见皮肤发黑，肌肉变硬。数十年来在多家医院治疗，未能治愈，肌肉紫黑而硬，左下肢沉重无力，近一年又加溃烂，疼痛麻木，行走艰难。此患未愈，右下肢又出现皮肤紫黑，隐隐木痛。诊见患者左腿膝下16cm至足踝前外侧肤色紫黑而硬，凹凸不平，中间两处溃烂，大者如鸡卵，小者如鹌鹑卵，溃破流淡稀脓血，夹酱油状污水，右侧基本与左侧对称处肤色紫黑，微硬不平，紫黑面积比左侧略小，无溃破流水。观其面色淡黑而暗，舌质淡紫，舌苔灰厚微腻，脉象细涩而迟。辨证：正虚邪恋，寒湿伤营。治法：温和气血，助阳排毒。用本方加牛膝12g以引药下行，7剂。另用生黄芪30g，生姜6g，水煎半小时，滤净渣，待微温洗净患处，1日3次，再以去腐生肌玉红膏填敷溃口，外以净纱布盖之，保持患处洁净。

4月13日二诊。患处肤色紫黑面积已见缩小，紫黑色变淡，以右侧为明显。溃疡脓血污水减少，周围皮肤微皱，木痛减轻。方药对症，续治7日。

4月21日三诊。患者右下肢肤色紫黑已基本消尽，左患肢肤色紫黑退去1/3，溃疡口小者已愈合3日，大如鸡卵者亦将愈合，其溃口直径尚约1cm，脓水已少，溃口亦近愈合，上法续治7日。若溃疡口敛，玉红膏停用。

4月29日四诊。右下肢肤色已正常，不适症状完全消除；左侧旧患溃口已收敛，死肌复活七成。患者说："受伤29年，首次效果满意。"旧患所剩三成死肌，有待续治。但患者已厌服汤药，无奈将原方再取7剂，共研细末，熟蜜为丸，每服9g，日服3次，温开水送服。嘱患者注意保暖，勿食海鲜、发物，勿过度劳累，谨防受伤。询访2年，所剩死肌逐渐复活，活动自如。

3. 下肢肌僵 杨某，男，57岁。2006年3月10日诊。自述右腿膝盖以下肿胀，肌肉鼓包，肤色紫暗，木痛乏力。起始勉强劳作，近数月患腿不能用力，负重站立不稳。在某大医院诊断为"脉管炎"，多次治疗，效果不佳。诊见患者精神、饮食无碍，脉舌亦无明显病象，视其右腿肚前后肌肉凹凸不平，肤色淡紫而暗，稍用力按之，肌肉深陷，久不能起。辨证：气阳不足，血脉失和。黄芪中和汤 3 剂，水煎，加红糖、黄酒温服，药渣加白酒、陈醋适量，布包热敷患处。

3 月 15 日二诊。自述肿已全消，木痛大减，欲出门打工。药已对证，病未痊愈。应当续治数日，再配制丸药坚持治疗。上方汤药续服 3 剂，另取 5 剂，研末制丸，每服 9g，日服 3 次，温黄酒或白开水送服。勿过度用力及冷浴，要劳逸适度，每晚用热水加陈醋半斤泡足，或用木瓜、生姜、红花煎水加陈醋泡足，以温经散寒、活血通络。询访 1 年余，腿未再肿，"鼓包"全消，肤色与健肢无异，劳作如常。

4. **损伤肌死**　陈某，男，33 岁。1999 年 9 月 5 日诊。自述因骑摩托车跌入深沟，上肢、面目创伤，右下肢踝骨上端，胫、腓骨完全折断，经医院处置，上钢板固定，螺丝裸露在外，半年肿不消退，以后肤色发紫，逐渐变黑。不足 8 个月取出钢板，螺丝孔不愈合，时流臭水，周围肌肉紫黑，足不能任地。时间又过半年，不见好转。诊见如患者所述，其患处周围肤色淡紫微肿，踝内外共有四孔，孔径约 5mm，孔内浸淫，流出淡血污水，气味腥臭。观其面色淡紫暗灰，舌质淡暗，舌苔微厚灰腻，脉来细涩无力。其病类似阴疽，气血虚寒，阳失温煦，以致伤处肌肉紫黑，创口不敛，时流污浊坏水。辨证：气阳不振，血脉失和。治法：益气和血，助阳托毒。黄芪和中汤 5 剂，内服外洗（每用少量煎液，温洗患孔及其周围），再用祛腐生肌玉红膏涂敷，以大块净纱布轻裹防尘。

9 月 12 日二诊。患处周围肤色紫暗退去过半，水肿全消，患孔缩小，浸淫欲干，舌质苔灰腻亦退，脉来缓弱。伤患明显好转，气阳得振，阴血随和。原方续服 7 剂，服用法同上。二诊药服至尽剂，死肌转活，暗紫全退，患孔污水尽而口自敛，可以行走，加以适度锻炼，不久完全康复。

5. **皮硬不仁**　李某，男，40 岁。1990 年 2 月 20 诊。自述先是上肢腕上肘下外侧，继见下肢髋下、腿肚等处，大片皮肤木硬强滞，犹如死肌，微高于健肤。在皮肤专科医院检查为"硬皮病"，反复治疗，效果不佳，且有明显发展趋势。诊查患者脉、色及舌质、舌苔均无明显病象。辨证：气阳不足，血失温养。治法：益气温煦，养血活肌。方药：黄芪中和汤 5 剂，内服，渣敷。

2 月 27 日二诊。自述经内服外敷 5 日，上下肢感觉轻便许多，硬皮亦变微软，面积缩小，效果明显。方药对证，续服 5 剂。

3 月 6 日三诊。硬皮明显变软，面积缩小过半，感觉接近健肤，续服 5 剂。

3 月 13 日四诊。自述皮肤硬木消除，唯有肤色粗糙，轻抚似比健肤略硬。

病愈大半，可用散剂缓服。原方取 7 剂，共研细末，每服 9g，日服 3 次，温开水送服。半年后顺访：硬皮病临床治愈，知觉正常。

按语：余首次接诊"硬皮病"，庆幸治愈。可见此方温经活血、治疗死肌之功，非寻常方能比。

6. 下肢肌死　叶某，男，39 岁。2004 年 3 月 3 日诊。自述 3 年前右小腿轻微创伤，经处置愈合。1 年后伤处蚊虫叮咬，抓破后肤色缓慢变暗紫，皮肤硬结，逐渐扩大，局部木痛，下肢酸软。在医院诊断为"阻塞性脉管炎"。就医多处，治疗几乎无效。诊查患者精神气色、脉象均与常人无异。观其右下肢前位正中处偏内侧肤色紫黑，凹凸不平，肌肉木硬，稍按呼痛。问其病程已有 3 年有余。其症类似"肌痹"，脾主四肢，又主肌肉，身半以下湿受之，故见患肢漫肿，肌肉木硬；湿滞则血凝，故又见肤色紫黑，触之呼痛。辨证：寒湿阻遏，血脉不通。治法：温经散寒，活血通络。方用黄芪和中汤加川牛膝 15g 以引药下行、活血通络；加苍术、红花、苏木各 12g 以燥湿消肿、活血化瘀。5 剂，前三煎加黄酒温服，药渣加陈醋、白酒少量，布包热敷患处不计时，注意保暖。

3 月 9 日二诊。患处肿消皮皱，肤色紫黑微退，方已对证，续服 7 剂，服用法同上。

3 月 18 日三诊。肤色紫黑明显消退，肿硬已不明显，自感腿痛亦轻。原方汤药续服 3 剂，另取 5 剂研末蜜丸，每服 9g，日服 3 次，温黄酒或白开水送服。防止外伤，注意保暖。询访 2 年，自服药后，肤色基本正常，木硬变软，知觉恢复，未见反复，不碍劳作。

7. 消渴病烂腿　刘某，男，75 岁。2009 年 11 月 1 日诊。余与弟子程辉同往。患者自诉："我有脑梗、冠心病、糖尿病、高血压、腰椎间盘突出等。右小腿、足掌溃破数处，多家医院都未能治愈，足不能任地，整天躺在床上，身体日见虚弱。"诊见患者右下肢前膝下约 20cm 处烂一坑，直径约 5cm×5cm，深烂见骨，足掌正中近次趾处亦有溃疡 2 个，口深约 1cm、阔约 3cm，触之呼痛。患者形体消瘦，面色憔悴，语出声颤，不能下床。舌质淡暗，苔白微腻，脉来细弦无力。辨证：气血虚寒，正气羸弱。治法：温补气血，和营托毒。方药：黄芪中和汤，先服 3 剂。11 月 5 日，因余抽不开身，程辉独往。后得知 3 剂尽，溃疡愈合过半，原方续服 3 剂，三处溃疡均愈合。屡验之方，效不虚也。

8. 烫伤溃烂露骨　李某，女，87 岁。2003 年 4 月 5 日诊。因余无暇往诊，弟子鲍飞代劳。患者因取暖烤火，不慎跌入火炉（山里人在屋内地下挖一大坑，用木柴燃烧取暖），当即烧着棉裤，左腿自膝至足踝以上皮肤烧焦，尤其膝盖及胫骨上段伤势最重。送医院治疗半月余，膝盖及胫骨上段仍然肉烂见骨，骨黑似炭，裸露于外，长约 8cm、宽约 5cm，肤色紫暗，疼痛不休。鲍飞嘱用黄芪煎水洗净患处，以去腐生肌玉红膏填塞患孔，内服黄芪中和汤。调治 2 个月，溃烂渐愈。因骨膜烧损，治疗 2 个月后，仍有直径约 1cm 大一块，愈合缓慢，但能生活自理，无明显疼痛。

9. 冻疮　赵某，男，11 岁。1971 年 1 月 28 日诊。患者双手背、足跟、足趾皆漫肿紫暗，尤以手背为甚，皮破浸水，小指近手背处溃烂较深。其母告知：每年冬天，遇寒即发，年甚一年，诸药疗效俱欠佳。此阴寒杀厉之气外伤，气血失于温和所致。先令患者用茄子秆连根、油桐树叶、尖椒秆各不拘多少，生姜25g，煎水先熏后洗，1 日 1 次；外用加味红灵酒涂搽，溃破处用去腐生肌玉红膏涂敷。用上法治疗 3 日，即见明显效果，肿消过半，肤色变浅，溃破处亦有收敛。上法续用十余日，冻疮痊愈。

若溃烂甚者，不可用加味红灵酒，因为用之更痛。可用去腐生肌玉红膏涂敷，无不痊愈。此法屡用皆验，且愈后少有再复发者。

按语：余用此法多年，并配加味红灵酒（方见止痛膏药方下，溃破者慎用）、去腐生肌玉红膏涂敷，每获良效。此患虽小，痛苦却大。每见人手足颜面冻伤，年甚一年，旧痕即使夏日依然紫暗，极不舒服。余所用药，价廉易寻，不难配制，其效不凡。若能每年秋末时，早用茄子秆、尖椒秆、油桐叶、生姜煎水，加陈醋少许，适温泡足，每晚泡 1 次，每次泡 20 分钟，加上防寒保暖，在中原地区，即可减少冻疮发生。

以上诸例，皆散在以往整理稿如《疮疡证治》《临证治验》《成方化裁治验》等书稿中（今已由编辑重新整理，分纳入《医门课徒录》系列图书），亦有新近整理者。此卷案例虽不能见其全貌，但亦将肌死骨坏、久溃不敛代表性案例收纳其中。本卷《肌死骨坏证治》一稿，为应中央电视台"健康之路"、央视网之邀，首次专题整理编纂，纯属个人经验。其内容真实，经过三代人积累，切实有效。因余 3 个儿女均不继承医业，又因余年已七旬，不可能再有长久旺盛精力，故将其整理成册，虽然微不足道，但亦为实际经验，毁之可惜，传之同仁，或留心此道之人，希望小有裨益。

卷四　疮疡证治

余自幼受先人教诲，酷爱疡科，临证几十载矣，历观古籍今著数十种，唯王洪绪氏剖析阴阳之理与证治详且备矣。其深得《内经》之义也无二，为千古疡科独树一帜。余先人行医五十余载，崇王氏论，师王氏法，用王氏方，凡治痈疽恶疮，无不痊愈，从无一人之误，更无一人以病试药者。余亦临证五十余载矣，敬王氏为疡科一大贤尔。治痈疽坏疮，谨遵王氏论，师王氏法，凡治必验，全生者多矣。故于是卷也，始终遵王氏分阴阳两治之义，选方裁定，条分缕析。能认证遣方，则治无不验也。

一、此卷谨遵王洪绪先贤分别阴阳两治之义，凡初起漫肿平塌，皮色不变者，为疽，以疽药疗之，方列子至卯门，视其初、溃用之可也。凡初起红肿，患顶光亮焮痛者，为痈，以痈药疗之，方列辰至未门，分别用之，庶无误也。又有半阴半阳一证，非痈非疽，界于阴阳两交。此类证候，前人虽有提及，惜无专论专方。此编有论有方，裨临证之用，免致偏颇也。方列申至亥门。

二、此卷专举阴证、阳证、半阴半阳证三证证治，临证一目了然。

三、此卷统为体外痈、疽、疔、疖、丹毒及无名肿毒而设。凡内痈、癌、咽喉、跌打金创、痔、虫蛇伤等，均未详纳。

四、此卷治法方药，证分三类：阳证肿溃内服、外用方：子、丑、寅、卯门；阴证肿溃内服、外用方：辰、巳、午、未门；半阴半阳证肿溃内服、外用方：申、酉、戌、亥门。计方百余首，精选于古今名著及祖传、自拟实效之剂。若能认证准确，分别运用，则患者必无失治误治之苦也。并以简表纳入二百余症，裨医者查阅便知其患生何处、何名、情状、病能、治则、方药等，捷便之法也。尚有医案，以作佐证。以论、方、案于一编之中，纯属个人经验之谈。

五、此卷三修其稿，仍为不全之书。仅供自用，不传于外。尚待晚年充实，以补不足。

一、疮疡简论

1. 痈疽总论（王洪绪） 痈疽二毒，由于心生。心主血而行气，气血凝滞而发毒。患盘逾径寸者，红肿称痈，痈发六腑。若其形止数分，乃言小疖。按之陷而不即高，顶虽温而不甚热者，脓尚未成；按之随指而起，顶已软而热甚者，脓已满足。无脓宜消散，有脓当攻托。醒消一品，立能消肿止疼，为疗痈之圣药。白陷谓疽，疽发五脏，故疽根深而痈毒浅。根红散漫者，气虚不能拘血紧附也。红活光润者，气血拘毒出外也。外红里黑者，毒滞于内也。紫暗不明者，气血不充，不能化毒成脓也。脓色浓厚者，气血旺也。脓色清淡者，气血衰也。未出脓前，痈有腠理火毒之滞，疽有腠理寒痰之凝。既出脓后，痈有热毒未尽宜托，疽有寒凝未解宜温。既患寒疽，酷暑仍宜温暖；如生热毒，严冬尤喜寒凉。然阴虚阳实之治迥别，古方未详，因立其旨备览焉。

诸疽白陷者，乃气血虚寒凝滞所致。其初起毒陷阴分，非阳和通腠，何能解其寒凝？已溃而阴血干枯，非滋阴温畅，何能厚其脓浆？盖气以成形，血以华色。故诸疽平塌，不能逐毒者，阳和一转，则阴分凝结之毒自能化解。血虚不能化毒者，尤宜温补排脓，故当溃脓。毒气未尽之时，通其腠理之药仍不可缓。一容一纵，毒即逗留；一解一逐，毒即消散。开腠理而不兼温补，气血虚寒，何以成脓？犹无米之炊也。滋补而不兼开腠，仅可补其虚弱，则寒凝之毒何能觅路行消？且毒盛者，则反受其助，犹车粟以助盗粮矣。滋补不兼温暖，则血凝气滞，孰作酿脓之具？犹之造酒不暖，何以成浆？造饭无火，何以得熟？世人但知一概清火而解毒，殊不知毒即是寒，解寒而毒自化，清火而毒愈凝。然毒之化必由脓，脓之来必由气血，气血之化必由温也，岂可凉乎？况清凉之剂，仅可施于红肿痈疖。若遇阴寒险穴之疽，温补尚虞不暇，安可妄行清解，反伤胃气！甚至阳和不振，难溃难消，毒攻内腑，可不畏欤！盖脾胃有关生死，故首贵止痛，次宜健脾。痛止则恶气自化，脾健则肌肉自生。阳和转盛，红润肌生，当投补养气血之剂。若犀角、羚羊、连翘等性寒之药，咸当禁服。

2. 部位论名（王洪绪） 毒生头顶有发疽之名，颈项有落头、对口、脑疽之号。鸭卵因毒夹于腋中，鱼肚缘患生于腿肚。失荣独在项间，夹疽双生喉侧。夹棍原因脚骨，溃有驴眼之称。牛程毒匿脚皮，正有涌泉为号。腹痈指腹，箭袋云偏。臭田螺，大拇指之烂名。扁担怪，肩穴中之疖毒。鬓前疽，耳后发。腿曰腿痛，下称跨马。白谓冬瓜。手发背，脚丫疽。偷粪老鼠，又号悬痈。漏称海底，指说蛇头，甲谓甲疽。膝盖肿云鹤膝；肾子疼云子痈。马刀痈生于脸上，骨槽风患于牙床。井泉疽患登心口，贴骨疽毒踞环跳。臀积毒则曰臀疽，臂上痈乃云臂毒。诸名由部位以推，治法凭白红而别。初起未溃，当视现在之形；已溃烂久，须问初起之色。初起色红，乃施痈药；初发色白，当用疽丹，奏效如响。凡大痈溃后，世人多投炙芪、炙草，或用半炙半生。殊不知托里散内用人参者，并非以参补虚，不过以参助芪，添其托毒之力，却无补毒之害。炙芪只补气，而不能托毒；炙草止补中，而不能解毒。倘毒气未尽，误投炙草、炙芪，或用保元、十全等汤，致毒反得补助。毒攻内腑，则如之何？凡遇初溃大痛，宜止其痛。痛息则毒散，其肿亦退，色转红活。体虚年老者，投参、芪、草皆炙也。如体旺、家贫者，无参亦易收功。

3. **阴疽论名**（王洪绪）　阴毒之证，皆皮色不异。然有肿与不肿者，有痛与不痛者，有坚硬难移，有柔软如绵者，不可不为之辨。肿而不坚，痛而难忍者，流注也。肿而坚硬，微痛者，贴骨、鹤膝、横痃、骨槽等类也。不肿而痛，骨骱麻木，手足不仁者，风湿也。坚硬如核，初起不痛者，乳岩、瘰疬也。不痛而坚，形大如拳，恶核、失荣、马刀也。不痛不坚，软而渐大者，瘿瘤也。不痛而坚，坚如金石，形大如升斗者，石疽也。此等症候，尽属阴虚。无论平塌大小，毒发五脏，皆曰阴疽。如其初起疼痛者易消，重按不痛而坚者，毒根深固，消之不易。治之之法，集有一定不易之方在焉。

4. **阴疽治法**　初起之形，阔大平塌，根盘散漫，不肿不痛，色不明亮，此为疽中最险之证。倘误服寒凉，其色变如隔宿猪肝，毒攻内腑，神昏则死。夫色之不明而散漫者，乃气血两虚也。患之不痛而平塌者，毒痰凝结也。治之之法，非麻黄不能开其腠理，非肉桂、炮姜不能解其凝结，此三味，酷暑不能缺一也。腠理一开，凝结一解，气血能行，行则凝结之毒随消矣。治疽之方，悉列于后，照方治，无不愈。如不别阴阳，如增减，定无功效。

以上诸论，乃治痈疽之正法，实疡科之独见，医林之楷模也。余先君行医历五十余年，每师王氏法治恶疮痈疽，百无一失。因受父传诲，及得王氏真本，临证亦五十余载矣，凡遵王氏法，虽不尽用其药，无论初起、溃、坏诸症，屡获全效。信矣！故此卷首尾论治、选方、裁定等，皆不违王氏分阴阳虚实之理，治法与世迥别。所编内外两用诸方，皆为实效。如临证犀黄、麝香、鹿角胶等珍稀之味一时难得者，可另选适证之药治之，勿固执难得之药，而延误病机也。思此亦不失王氏先哲之意也，不然，何以应变乎？

5. **痈毒论名** 痈者，壅滞不通也。有内痈、外痈之分。内痈论治，不作详述。外痈发于体外肌肉之间，发无定处，随处可生，且多易肿、易溃、易敛。治之得法，多不致伤筋损骨，或疮毒内陷。其患虽来速而肿大，而其毒浅也。

痈乃阳实火毒之患，故初起即焮痛赤热，红肿高大，疮顶光亮，根脚收束。症重毒深者，多兼寒热不适，或心烦口渴，或便秘溺赤等症。其患肿硬多在寸以上乃至数寸者。若其肿块不及一二寸者，则为热疖。热疖较痈毒又轻。痈毒发于六腑，故其证属阳属实，为火毒所壅滞。其患多为外感风火湿燥之邪壅遏肌腠而成；或因过食膏粱厚味，内生湿热火毒所致；或虫蛇跌创所伤，毒邪乘隙侵染而发。总为气血凝滞，壅遏结聚而生，毒借部位得名。故生于脑后者俗名"落头疮"；发于背部者名曰发背，生于腘中者名曰委中毒等。毒发于上部者多风温、风热；发于中部者，多气郁、火郁；发于下部者，多湿热、湿毒。

痈毒初起三四日，倘未成脓，宜以开腠通滞、清热解毒以消之；四五日不消，脓已成者，速当溃、托，促其毒出肿消痛减；溃后或久溃不敛者，以扶正托毒，毒尽则新肉自生，疮口自敛。若兼有他症者，视其所兼何症，解而逐之，旁而顾之，以意消息，勿遗其患，自可速愈。

6. **痈毒治法** 凡患处红肿高大，根脚收束，焮痛赤热，肿块根盘寸余以上者，即是痈。毒发三四日，倘未作脓，内以仙方活命饮为主方，水、酒各半煎，送醒消丸 9g 以消之；外以洞天嫩膏，掺阳毒内消散贴之，即可痛减、得眠，次日皮起皱，再服可全消。如过四五日，患将作脓，亦以上方与服，消其四周肿硬，痛息毒患可平也。若有脓之患顶，取咬头膏贴，加以代刀散贴之，数日可收功。若患盘大数寸者，或居背心、脑后、腰、腹、肚、脐、腋、阴囊等险要穴道，用五通丸、醒消丸，早、晚以败毒汤各轮送一次，则皮皱痛息，再服至愈。倘溃，即用托里解毒散、醒消丸，亦早晚轮服。如患盘不满 1 寸，亦红肿者为热疖。清热疏风散、普济消毒饮、解毒大青汤等方，选服可愈。蟾酥丸、梅花点舌丹内服外用尤妙。此治痈毒阳证之常法，凡痈、疔、疖、丹及一切无名肿毒等热证、实证者，均可参照辰至未门诸方治之，自无不愈也。

7. **半阴半阳论证** 痈疽二证论名治法毕矣，复又立题赘述者，何耶？曰：半阴半阳之患，既非痈毒、阴疽，大热大寒，亦非大虚大实，乃阴阳两交、虚实夹杂之证也。其症微寒微热，微赤微肿，痛而不甚，肿而不高，色不明亮，根红散漫；或外红里暗，阴阳不显见，虚实两皆有者是也。或本为红肿痈毒，失于消散，惟用寒凉，以致红肿之患色变惨淡，肿硬愈坚，不消不溃，疼痛益甚；或本为热证夹寒，实中有虚，医者惟知泻火解毒，岂不知寒凝太过，气血愈滞，腠理愈闭，以致毒不化解，患处变为死肝之形色，坚而紫暗；即使溃后，亦是多流臭水，疼痛不堪，甚者疮孔渐烂渐大，露骨见筋，肌死枯黑，患处周围漫肿色暗，或冷或热，或干烂，或脓水浸淫，时日缠绵，久不向愈。如此症候，若云阴疽，起始并非疽；云痈，则阴阳相交，虚实兼有。况其肌死血坏日久，已现寒凝之象，已非痈。若用痈药疗之，则其气血愈凝，死肌愈坚矣。用疽药疗之，则温热之味易耗伤阴血，倘内热一起，须防不测！当此之际也，既不能用纯阳之方，亦当禁苦寒之剂。必视其所主，辨以寒热虚实，或大虚小实，或热郁寒滞，以及体之强弱，胃气旺衰，患之久暂，尽意察之，切勿稍存懈怠也。因此等症候最易误认，非痛疽之寒热易辨，其在两相之交，虚实难别也。

每审今时之人，多贪煎炙厚味，且所食之物及呼吸之空气，远不如百年前纯净少害。因而今人致病多错杂，更兼体质薄弱。在医者，须深加剖析，慎勿照搬古方，执泥古法，必须结合今人实际，遵圣贤之理，用先哲之法，胆大心细，变通化裁，要在对证用药，才有应手之效。如此，方免差误。总之，错杂之症，两可之患，切勿照本宣科，而损古圣先贤尊誉，反怨古方不能治今病。

8. **半阴半阳治法** 凡疮疡初起，证似阳而不甚焮赤肿痛，色虽红而根脚散漫，患顶紫暗而不明亮；或证似阴而不甚木硬平塌，患处微热而不甚凉，肤色虽白而兼微热微红者，均属半阴半阳之证。治之要法，必使患处转红、转痛、转高肿而根脚收束，患色转明亮者，则为转阳、转顺之象。故善治者，不肿能使肿，不红能使红，不痛能使痛，滞暗能使红活，肿硬不消能使消，有脓不溃能使溃，溃久腐坏不脱能使脱，溃久深烂无脓能使腐新相离而腐化为脓，或溃后仅流坏水、淡血，能使变为稠脓，或肿或溃，患处疼痛不已能使痛减、痛止、肿消，腐去能使新肉生而红活者，皆上工也，仁而术精者也。嗟呼！每观今人治疮，一法（清热、消炎）而包罗万象，屡见阳证转阴，顺证转逆，直至肌死，缠绵时日，甚至累月经年者有之！随意动刀针者，司空见惯，易治小恙延迟至大患者，不乏其人！痛哉！

今立此以续论者，务使疑似之症，两可之患，更合乎今人之病情也。若能临证活法，精心一意于疡科者，必有裨益焉。今所编入诸方，俱为临证实用，即有是证亦有是方，有是方即有是药，但能治病即可，尽力不用稀有昂贵之品。其理其用，仿少阳证之小柴胡、表里之剂六和汤等之意，皆非臆造耳。

凡疮疡初起，其证介于阴阳之间、虚实两交者，无论何处所生，名曰何疮，皆以温和之剂以开其腠理，活血化滞之方以速消之，降痈活命饮、新拟黄芪中和汤，随证用之，其效稳而且速。溃后脓将尽之时，外以玉红膏敷贴，去腐生新，屡用屡验，诚为中和之法也。

凡患肿硬，脓已成而不溃者，用透脓散酒服即破。或已溃者，或因失治，阳证转为阴寒坏疮者，虽久溃不敛，恶腐不去，新肉不生，均以新拟黄芪中和汤，随症加减，以温煦气血，扶正托毒，外以酉、戌门诸方，对证施治，皆能由逆转顺，趋向好转，获得痊愈。诸方之制辑，悉有良效，因其从临证中反复治验而来也。

凡溃久腐坏渐脱尽，而新肉难生者，继服扶正之剂，外以生肌玉红膏填塞疮孔，无不腐去新生而收敛。若新肉已长满，不能生皮者，照不能生皮方（方列亥门下）治之，无不痊愈。所用诸方，列申至亥门。

9. **疮毒内陷攻心治法**　凡疮毒内陷，疔疮走黄，或受降药之害，以致神昏、呕吐者，即系毒气攻心也。急用护心散 1 料，生甘草 30g 浓煎汁调服。服至大半自然呕止神清，然后接服醒消丸、清营汤、托里养荣汤、安宫牛黄丸、紫雪丹等剂，以肃其余毒，方免后患。若见神昏谵语，烦渴引饮，便秘溺赤，脉实洪数，舌绛苔糙者，乃火毒内陷之实证，急用黄连内疏汤煎送紫雪丹或安宫牛黄丸，频频与服，至势缓乃止。继以午门方服之，以清其内陷之毒。若见寒热不退，形败神萎，纳减便溏，脉象虚细者，乃正虚毒陷之证，宜用神功内托散加肉桂、炮姜、砂仁、山药，浓煎频服，以回阳醒脾，助正托毒。若见干陷无脓，久烂肌死，患处周围漫肿色暗，疼痛不止者，乃气血大亏、阴阳两竭之险证也。急用滋阴助阳之剂，方以内补黄芪汤（方见寅门）对证加减与服，待正气恢复，毒邪自化而腐自脱矣。此为疮毒内陷治之大法。医者临证活用，或结合他法治之，方免后患。若能正复神安，气血活而拘毒外出者，即为转顺之象也。

10. **翻花起肛治法**　年久不敛之患，有翻花起肛坚硬之忧。治之以老蟾破腹连肠杂，将蟾身刺数孔，盖贴患口，以拔其毒。轻者日易一次，并同时服醒消丸，止其疼痛，3 日后毒尽，再服醒消丸，每服 9g，陈酒送服，消其翻花，软其硬肛，功效不凡也。如大患初溃者，亦如上法，毒从蟾孔而出。倘肛口硬，患孔深，取鲜牛蒡草连根或嫩紫花地丁草，捶烂涂入肛内，皆拔毒平肛。此王洪绪经验方也。

11. **患孔毒根治法**　患孔有恶肉凸起，名曰毒根。往往有用降药烂去者，此乃杀人欲速也。独不知体弱者，岂堪增痛！况烂去仍又生出，安可再烂耶？惟平安饼专贴毒根，外以阳和解凝膏（方列丑门）摊贴，一日一易，轻者二三日，重者六七日，不痛不痒，毒根自落。贴饼时日，视其体之强弱，患之阴阳，加服托毒之剂，候毒根落后，以四物保元汤调理收功。

12. **溃烂不敛治法** 如溃烂不堪之患，以洞天救苦丹三服，每服 9g，陈酒送服，醉后盖被取汗，隔 2 日又送一服，再隔 2 日再送一服。所空隔 2 日，以醒消丸每日一服。服后毒水流尽，7 日后再服醒消丸 2 次，接服大枣丸，每日早、晚各进 15g，最险者亦奏奇功。此亦王洪绪经验也。

若遇疮毒溃久不敛者，当内服托补之剂，外以生黄芪、生姜煎汤洗之，温化毒脓，再敷以生肌玉红膏，推陈致新。重者日 2 次，轻者 1 次，数日即可腐尽新生而愈。久溃在外，毒滞于内，故不可专司外治，必调理气血，扶助正气，毒尽乃愈。

13. **疮痒难忍治法** 疮内极痒者，有风、湿、热、虫及血虚之分。因于风者，遍身燥痒；因于湿者，浸淫淋沥，皮蚀多水；因于热者，灼热作痒；因于虫者，浸淫蔓延，其痒尤烈；因血虚者，皮肤干燥，脱屑作痒。上述诸因，或客于肌肤，或染于疮内，均可致痒。又或患处不洁，或药物刺激，亦能致痒。而疮毒渐化，气血渐充，生长新肉之时，患处亦痒也。

以上除腐尽新生疮痒外，余症均需治之，方列诸治法方门，如法治之，即可平也。

14. **疮内腐骨治法** 疮内腐骨，除骨槽风，上腭、牙根生疮，日久溃腐，骨失荣养而致坏蚀外，倘有多骨疽一症，发无定处，腐溃日久，气血不能滋养而致骨坏。若不除去坏骨，疮必难愈。且有此敛彼溃、疮毒流走续发之忧。先用生黄芪，少加生姜，煎水温洗患处，再用推车散掺疮内，外贴膏药，腐坏轻浅者，次日腐骨即可取出；若坏骨动而不出，可以手法取之。内服千金托里散，俟毒脓出尽，用生肌散或生肌玉红膏，以敛合收口。

15. **赶移疮毒法** 凡恶疮大毒生于险要穴道，或内为脏腑、骨骼，或咽喉、头面等处，俱应移出不险之位，以免毒陷于内，而致大患也。若患轻浅之症，倘不为虑；而大毒恶疮，须当慎之！用移山倒海法诸方敷之，可使其毒移走。方列亥门以下，诸治法方下。

16. **不能生皮治法** 诸疮溃后，腐尽新肉已长满，而不能生皮，口不敛者，疡科多有之。此因溃烂日久，身体虚羸，气血失于荣养所致。当内服补养气血之剂，外以月白珍珠散、当归油等方敷贴，自可皮生口敛也。若疮毒已尽，溃烂已敛，新肉已长平满，而新皮易破，或浸淫不干，可用生石灰水老皮法治之，自可老化痊愈。方在诸治法方门下。

二、疮疡三证主方及诸方

> 子方阴疽初起服，丑为阴疽肿疡敷。
>
> 寅方阴疽溃后托，卯门阴疽生肌主。
>
> 辰方痈毒内消散，已为外用消肿毒，
>
> 午方溃后托毒剂，未入生肌及祛腐。
>
> 半阴半阳初在申，酉主外用肿疡除，
>
> 戌方溃后和补托，亥方生新勿忽诸。

子、丑、寅、卯方主阴证；辰、巳、午、未方主阳证；申、酉、戌、亥方主半阴半阳证，共主三证十二类六十六方。

（一）疮疡证治主方

1. 子门　阴疽初起内服方

（1）阳和汤（《外科症治全生集》）：温经散寒，化痰补虚。熟地黄 30g，麻黄 1.5g，鹿角胶 9g，白芥子（炒研）6g，肉桂 3g，生甘草 3g，炮姜炭 1.5g。主治骨槽风、流注、阴疽、脱骨疽、鹤膝风、乳岩、结核、石疽、贴骨疽，以及漫肿无头，平塌白陷，一切阴寒证。麻黄得熟地黄不发表，熟地黄得麻黄不凝滞，神用在此。

（2）阳和丸（《外科症治全生集》）：温经散寒，助阳化结。肉桂 30g，麻黄、炮姜炭各 15g。共为细末，水丸，每服适量。主一切阴疽，皮色不变，平塌漫肿等症。功同阳和汤。

（3）西黄丸（《外科症治全生集》）：清热解毒，和营消肿止痛。制乳香末、制没药末各 30g，麝香 4.5g，雄精 15g，牛黄 0.9g。共研和，取黄米饭 50g，捣烂，入药末再捣为丸，如莱菔子大，晒干，忌烘。每服 9g，热陈酒送服。患生上部临卧服，下部空腹服。主治癌肿、阴疽、瘰疬、痰核、横痃、流注、肺痈、肠痈等。

（4）小金丹（《外科症治全生集》）：破瘀通络，化湿祛痰，消肿止痛。白胶香、草乌、五灵脂、地龙、木鳖子（均制末）各45g，没药、当归身、乳香（均净末）各22.5g，麝香9g，墨炭3.6g。各制研细末和匀，以糯米粉60g，为厚糊，和入诸药末，捣千捶，为丸如芡实大，此1料约为250丸，晒干忌烘，固藏。临用取1丸，布包，放石上敲细入杯内，取好酒浸药，用小杯合尽，约浸一二时，以银物加研，热陈酒送服，取汗。如流注初起，以及一应痰核、瘰疬、乳岩、横痃，初起乃消。如流注等症，成功将溃，溃久者当以10丸分作5日早、晚服。服则以杜流走，患不增出。服此药忌与人参药同服。上墨锭宜陈久者，烧存性研。此药如小儿不能服汤丸者，服之尤妙。孕妇忌服。

（5）小金散（《中医外科临床手册》）：功同上方。制马钱子216g，地龙224g，全蝎117g，制附子234g，姜半夏225g，五灵脂225g，制没药117g，制乳香126g。各研细末和匀，制片或丸，每服3g，温开水送下，小儿酌减，孕妇忌服。主治同小金丹。

（6）子龙丸（《三因极一病证方论》）：化痰散结，消肿通络。甘遂、大戟（必按法精制为粉）、白芥子（炒研）各等份，炼蜜为丸。日服3次，每服0.9g，淡姜汤送下。忌与甘草同服。主治瘰疬、痰核、瘿瘤等症，以及一切痰涎凝结之患。

（7）二陈汤加味（《外科症治全生集》）：同上方，湿痰之总剂也。橘红15g，半夏6g，茯苓3g，甘草1.5g，炒白芥子6g，汤丸俱可。主治同子龙丸而力缓。

（8）独活寄生汤（《千金要方》）：温经散寒，祛风化湿，益气养血。独活、桑寄生、秦艽、防风、细辛、当归（酒洗）、芍药（酒炒）、川芎（酒洗）、熟地黄、杜仲（姜汁炒断丝）、牛膝、人参、茯苓、甘草、桂心各等份，共末，每服12g。主治肝肾虚热，风湿内攻，腰膝作痛，冷痹无力，屈伸不便，鹤膝风、贴骨疽等症。

（9）回阳软坚汤（赵炳南方）：回阳软坚，温化痰湿。上肉桂3～9g，白芥子9～15g，炮姜6～12g，熟地黄15～30g，白僵蚕6～15g，三棱9～15g，麻黄3～6g，莪术9～15g，全丝瓜6～15g。主治胸前疽、腋疽及一切皮色不变肿硬凝结属于阴证者。

2. 丑门　阴疽初起外用方

（1）阳和解凝膏（《外科症治全生集》）：温经和阳，化痰通络。鲜牛蒡根、叶、梗1500g，鲜白凤仙花梗120g，川芎120g，川附子、桂枝、大黄、当归、肉桂、草乌、地龙、僵蚕、赤芍、白芷、白蔹、白及、乳香、没药各 60g，续断、防风、荆芥、五灵脂、木香、香橼、陈皮各 30g，苏合油 120g，麝香 30g，菜籽油 10 斤。先将白凤仙花梗熬枯去渣，次日除乳没、麝香、苏合油外，余药俱入锅煎枯，去渣滤净，秤准斤两，每油 1 斤加黄丹（烘透）7 两，熬至滴水成珠，不黏指为度，撤下锅来，将乳、没、麝、苏合香油入膏搅匀，半个月后可用于摊贴患处（熬煎须将药漫油内 5～7 日）。主治一切阴疽初起、溃后及冻疮等症。疟疾贴背心。

（2）阴毒内消散（《药奁启秘》）：温经散寒，消坚化痰。麝香 3g，轻粉 9g，丁香 6g，猪牙皂 6g，樟冰 12g，腰黄 9g，高良姜 6g，肉桂 3g，川乌 9g，山甲珠 9g，胡椒 3g，制乳没各 6g，阿魏（瓦上炒去油）9g。共研细末，掺膏药内贴之。主治一切阴证肿疡。

（3）抑阴散（《药奁启秘》）：回阳抑阴，温化寒湿。草乌、南星、狼毒、白芷、独活各 500g。共为细末，用葱白水或蜂蜜调敷患处，治阴疽、流注及一切寒凝大毒。

3. 寅门　阴疽溃后内服方

（1）四物保元汤（《外科症治全生集》）：益气养营，和血托毒。人参 9～18g，黄芪 30～60g，甘草 6～9g，当归 15～24g，川芎 9～15g，熟地黄 15～30g，白芍 9～15g，肉桂、炮姜各 3～5g。水煎服。主治阴疽大毒溃后，正气虚寒，毒陷不起，脓水清稀者，以此方温补托毒，使毒脓外达。

（2）人参养荣汤（《验方新编》）：健脾益胃，养血安神。人参、白术各 15g，白芍 12g，黄芪 30g，当归、茯苓、熟地黄各 15g，甘草、陈皮各 6g，桂心 3g，远志 9g，五味子 3g，加姜、枣煎服。主治痈疽大毒溃后，脾虚纳少，倦怠肌瘦，肺虚色枯气短，毛发脱落，小便涩少，营血不足，惊悸健忘，虚热盗汗，以及一切虚证气血不足者，以此方出入调理之。

（3）内补黄芪汤（《医宗金鉴》）：益气养血，和营托毒。黄芪 30～60g，人参、茯苓、当归、川芎、白芍、熟地黄各 9～18g，甘草、肉桂、远志、麦冬各 6～9g，加姜、枣煎服。主治痈疽溃后，气血虚寒，毒难外出及疮毒不发等症，并宜此方调理，以养正托毒外达。

4. 卯门　阴疽溃后外用方

回阳生肌散（赵炳南方）：回阳生肌，止痛收敛。人参、鹿茸各 15g，雄黄 1.5g，乳香 30g，琥珀 7.5g，京红粉 3g。共为细粉，薄撒于疮面上，或掺膏药内贴。主治瘰疬、恶核、溃疡及一切阴疮久不收口者。

生肌玉红膏用之更良。方见末门。

5. 辰门 痈毒阳证肿疡内服方

（1）仙方活命饮（《医宗金鉴》）：清热解毒，活血消肿止痛。山甲珠4.5g，皂角刺1.5g，当归尾4.5g，甘草节3g，金银花6g，赤芍1.5g，乳香、没药各1.5g，天花粉3g，防风2.1g，贝母3g，白芷3g，陈皮4.5g。好酒煎服，恣饮尽醉。治一切痈毒热疖、无名肿毒等症。未成即消，已成即溃，化脓托毒，散瘀消肿，乃痈毒圣药，诚外科良方，故名曰仙方活命饮。病在上部，先饮酒一杯，后服药；病在下部，先服药，后饮酒一杯，以行药力。治痈毒发背，疔疮对口，一切丹毒热证。服之宣散风热，行瘀活血，消肿解毒，疏通脏腑，功效甚速。

（2）消痈汤（赵炳南方）：清热解毒，散瘀消肿，活血镇痛。金银花15～30g，连翘9～15g，蒲公英15～30g，赤芍9～15g，天花粉9～15g，白芷6～9g，川贝母9～15g，陈皮9～15g，蚤休9～15g，龙葵9～15g，鲜生地15～30g。水煎服。主治发背大痈，一切阳证热毒肿疡，服此促消、促溃也。

（3）内疏黄连汤（《医宗金鉴》）：清热泻火，攻里解毒。栀子3g，连翘3g，薄荷3g，甘草1.5g，黄芩3g，黄连3g，桔梗3g，大黄6g，当归3g，炒白芍3g，木香3g，槟榔3g。水二盅，煎八分，食前服，加蜜二匙亦可。治大痈阳毒在里，火热发狂，发热，二便秘涩，烦躁呕哕，舌干口渴饮冷等症，六脉沉数有力者，急服之以除里热。

（4）普济消毒饮（李东垣方）：散风热，清三焦，解时疫热毒。黄芩（酒炒）、黄连（酒炒）各15g，橘红、生甘草、玄参、柴胡、桔梗各6g，连翘、板蓝根、马勃（布包煎）、牛蒡子、薄荷各3g，僵蚕、升麻各2.1g。为末，酒调，时时服之。或蜜拌为丸，噙化。便秘加酒大黄9g。治疫行大头瘟、发颐、抱头火丹等时行热毒瘟症。

（5）五味消毒饮（《医宗金鉴》）：清热解毒，散瘀消肿。金银花30g，野菊花15g，紫花地丁24g，天葵子9g，蒲公英18g。水煎服。治疗疮初起，壮热憎寒，肿硬疼痛者。或加酒服。

（6）化疗内消散（《医宗金鉴》）：清热解毒，散瘀化疗。知母、贝母各12g，山甲珠3g，蚤休、白及、乳香、天花粉各9g，皂角刺6g，金银花24g，当归、赤芍各15g，甘草6g。酒、水各一盅，煎半盅，量病上下服。治疗疮肿痛，疗硬不溃，赤肿而热者，疔毒轻者，宜此方。

（7）解毒大青汤（《医宗金鉴》）：清营解毒，泻火散郁。大青叶 15g，木通 12g，麦冬 15g，人中黄 6g，栀子、桔梗、玄参、知母、升麻、淡竹叶各 9g，石膏 18g，灯心草 15g 为引。水煎服。便秘加大黄，闷乱加服牛黄清心丸、醒消丸、护心丸任选一种。治疗疮热毒，误受火炙，毒气内攻者，以此清之解之。

（8）地丁饮（《验方新编》）：清热解毒，泻火化瘀。紫花地丁 30g，白矾、甘草各 9g，金银花 90g。水煎服。治一切疔毒神效。或加蒲公英 30g，白果 12 个（碎），桔梗、知母各 9g；锐毒、背痛等症加连翘、黄芩各 9g，忍冬藤 30～60g。凡颜面、四肢及暗疔俱可用此方治之，皆效。

（9）萆薢五神汤（《验方新编》）：清热利湿，解毒散瘀。萆薢 15g，薏苡仁 30g，黄柏 9g，赤茯苓、牡丹皮、泽泻、滑石各 15g，通草 9g，茯苓 15g，金银花 18g，牛膝、车前子、紫花地丁各 15g。水煎服。治下部丹毒及委中毒、湿脚气、湿毒溃烂等症。

（10）败毒汤（《外科症治全生集》）：清热解毒，活血化瘀。连翘、赤芍、金银花、当归尾、黄芩、天花粉各 6g，甘草节 3g。煎汤送醒消丸。唯疔毒忌酒，此外药内不可缺，酒、水各二碗，煎取一碗服。治一切痈毒疔疮、无名肿毒、丹毒等，服此皆效。

（11）三黄丸（《外科症治全生集》）：清热泻火，解毒消肿。熟大黄 90g，净没药、净乳香末各 30g，雄精 15g，麝香 3g，西牛黄 0.9g。以熟大黄浸透，入碗隔汤蒸软，捣烂，后以余药和入，同捣千捶，为丸如梧桐子大。每服 15g。此丸专治悬痈，红肿热毒，疼痛大痈及一切恶疮结毒、火毒等症。连服 10 次，甚险全愈。

（12）醒消丸（《外科症治全生集》）：和营通络，消肿止痛。净乳香、净没药末各 30g，麝香 4.5g，雄精 15g。除麝香外，共研极细末，再合麝香共研，煮烂黄米粥 50g，入药末捣如丸，如莱菔子大，晒干，忌烘。每服 3～6g，热陈酒送下，儿童酌减。此方大能消痈毒肿痛，为一切热证实证始终之圣药。

（13）夺命汤（《外科症治全生集》）：活血解毒，清热化瘀。金银花、蚤休、赤芍、细辛、蝉蜕、黄连、僵蚕、防风、泽兰、羌活、独活、青皮、甘草等份为末，每服 9g。主治一切热毒疔疮，无名肿毒。服此活血化毒，疏风清热，尤以红丝疔服之更效。

（14）洞天救苦丹（《外科症治全生集》）：托毒护膜。露天有子蜂窠、两头尖、青皮、冬楝子（瓦上焙存性为末）等份，配准研和，每取 9g，陈酒送服，隔 2 日再服。主治痈疽大毒，深烂见膜，服此托毒护膜。

（15）蟾酥丸（《外科症治全生集》）：驱毒发汗，化腐消坚。蟾酥（酒化）6g，轻粉 1.5g，麝香、枯矾、煅寒水石、制乳香、制没药、铜绿、胆矾各 3g，雄黄 6g，蜗牛 21 条，朱砂 9g。上药各为末，先将蜗牛研烂，加蟾酥，后入他药末捣匀，丸如绿豆大。亦可做饼、锭、条阴干备用。每服 3 丸，用葱嚼烂，包药在内，取热陈酒一杯送下，盖被取汗为效。重症可再进一服。孕妇禁服。外用作条插入，或酒、醋化敷患处留头，有消肿化疔、祛腐镇痛之功。治一切阳证，大痈疔毒，热疖及无名肿毒，内服外敷俱可。

（16）梅花点舌丹（中成药）：清热化瘀，解毒消肿。没药、硼砂、藤黄、熊胆、乳香、血竭、葶苈、大冰片、沉香各 3g，蟾酥、麝香各 6g，破大珍珠 9g，牛黄、朱砂各 6g。各制为末，蟾酥以人乳化开，入上药末和捶为 500 丸，如绿豆大，金箔为衣。凡红肿痈疖初起，取 1 丸入葱白内打碎，酒送，盖被取汗，即消。

（17）代刀散（《外科症治全生集》）：活血益气，托毒溃脓。皂角刺、黄芪各 30g，炒甘草、生甘草、乳香各末 15g，和匀。每服 9g，热陈酒送服，立溃。治诸疮欲溃而皮不破，畏用刀针者，以此方服之即破。

（18）内固清心散（《医宗金鉴》）：清心固正，防毒内攻。绿豆粉 60g，人参 6g，冰片 3g，雄黄 6g，朱砂、白豆蔻、玄明粉、云茯苓、生甘草、乳香各 6g。为细末，蜜调下，不拘时服。治痈疽发背，对口疔疮，热甚焮痛，烦躁饮冷。其人内弱服之，预防毒气攻于心。

6. 巳门 痈毒阳证肿疡外用方

（1）洞天鲜草膏（《外科症治全生集》）：清热拔毒，活血散瘀。先用壮年头发 1 斤，菜籽油 3 斤，入锅内熬至发枯浮起，滤去发渣，听用；以活大力草、生菊花连根、苍耳草连根、忍冬藤、马鞭草、生仙人对坐草（如鲜草难觅，少一二味亦可）各 1 斤，入菜油 1 斤，熬至草枯，滤去渣；再用白芷、甘草、五灵脂、当归各半斤，入锅内熬至药枯，出渣，俟油冷，将前熬头发油并入，共称准斤两，每油 1 斤用当日炒透黄丹 7 两，入油内搅匀，再熬至滴水成珠，以不黏手为度。离火收起，拔去火气，半个月后可用。用时摊纸上贴患处。治一切红肿热毒，痈疖疔毒，皆可贴之。如作嫩膏，则清热消肿、散风活瘀之功尤胜。嫩膏为每油 1 斤入黄丹 4 两即得。

（2）麝苏膏（《外科症治全生集》）：活血化瘀，消肿镇痛。麝香、五灵脂、没药、雄黄、乳香各 30g，蟾酥 15g，苏合油 60g，洞天嫩膏 8 两。共搅匀，入瓷瓶密贮。遇大痛，空出患顶，以此膏深围，如干，新鸡毛蘸酒拂润之，神效。内服醒消丸，立消。此方主治一切热毒大痛疔疮等症。

（3）咬头膏（《外科症治全生集》）：腐蚀破头，引脓外达。铜青、松香、乳香、没药、杏仁、生马钱子仁、蓖麻仁等份，巴豆不去油，加倍。共捶成膏，每两膏内加入白信粉 0.3g，再捶匀，备用。临用取绿豆大一粒，放患顶，以膏药掩之，即溃。溃后患孔向下，令脓流尽，洗净，再换膏药，掺以拔毒散贴之。

（4）万应膏（《医宗金鉴》）：活血化瘀，拔毒消肿。川乌、草乌、生地黄、白蔹、白及、象皮、官桂、白芷、当归、赤芍、羌活、苦参、土木鳖、穿山甲、乌药、甘草、独活、玄参、定粉、大黄各 15g。上药除定粉外，用净香油 5 斤，将药浸入油内，春 5 日，夏 3 日，秋 7 日，冬 10 日，候日数已足，入洗净大锅内，慢火熬至药枯，浮起为度。住火片时，用布袋滤去渣，将油称准，每油 1 斤兑定粉半斤，用桃、柳枝不时搅之，以黑如漆、亮如镜为度，滴入水内成珠，薄纸摊贴。此膏治一切痈疽发背、对口诸疮、痰核流注等，贴之甚效。

（5）二青散（《医宗金鉴》）：清热解毒，消肿化瘀。青黛、黄柏、白蔹、白薇各 30g，青露（即芙蓉叶）90g，白及、白芷、水龙骨（即多年舱船旧油灰）、白鲜皮各 30g，天花粉 90g，大黄 120g，朴硝 30g。上药味为末，用醋、蜜调敷。已成者留顶，未成者遍敷。主治一切热证、湿热证，如痈疖、湿毒等症。

（6）新增太乙一笔钩方（《验方新编》）：清热消肿，拔毒止痛。生大黄 90g，藤黄 30g，蟾酥 15g，白矾 15g，麝香 6g，乳香、没药各 6g。各研细粉，以人乳化蟾酥，同和捣融，加蜗牛数条，捣烂成锭，晒干。用时以醋磨涂，或以新毛笔蘸药汁，自外而内圈疮，即消。治痈毒发背，疔疮，无名肿毒，肿胀焮痛，已溃未溃，皆可用之，神效。

（7）新增八宝黑虎丹（《医宗金鉴》）：拔毒祛腐，消肿止痛。冰片 0.3g，水银 3g，宫粉 3g，明雄 1.5g，麝香 0.3g，铅 3g，轻粉 1.8g，百草霜（净末，烧杂草者）3g。先将水银、铅放铜勺内，火炼成细灰，色浅灰为度，合诸药同研极细粉，密贮。用时掺膏药内，贴患处。统治一切痈毒疔疮、无名大毒，其效甚佳。

（8）柏叶散（《医宗金鉴》）：清热解毒，活血散瘀，止痛止痒。侧柏叶（炒黄为末）、蚯蚓粪（韭菜地内者佳）、黄柏、大黄各 15g，雄黄、赤小豆、轻粉各 9g。上为细末，新汲水调搽，香油调搽更效。治缠腰火丹，成块成片，或如粟米，红赤痛痒者。

7. 午门　痈毒阳证溃后内服方

（1）托里消毒散（《医宗金鉴》）：益气托毒。皂角刺1.5g，金银花3g，甘草1.5g，桔梗1.5g，白芷1.5g，川芎3g，生黄芪3g，当归3g，白芍3g，白术3g，人参3g，茯苓3g。水二盅，煎八分，食远服。此方治痈毒已成，因气血不足，不能助其腐化，宜服此方托之，令其速溃，则腐肉易脱，而新肉自生矣。此为气血不足、体气较弱者设也。体实者用下方。

（2）托里消毒饮（《简明医彀》）：活血化瘀，托毒外达。金银花9g，黄芪、天花粉各6g，防风、当归、川芎、皂角刺、穿山甲（炒、研）、厚朴（姜炒）、桔梗、白芷各3g，陈皮9g。水、酒各半煎服。或加连翘9g亦可。治一切痈毒，六七日服此，未成即消，已成即溃。能活气血，消肿痛（痛甚加乳、没各6g），使毒不内攻，脓易出，肌易生。此方体气实者用之，故无参、术也。

8. 未门　痈毒阳证溃后外用方

（1）亚圣膏（《医宗金鉴》）：化腐祛瘀，拔毒定痛，生肌。象皮30g，驴甲（即悬蹄）1块，鸡子清3个，木鳖子7个，蛇蜕6g，血余炭9g，穿山甲18g，槐枝、榆枝、艾枝、柳枝、桑枝各21寸，麻油3斤。上药浸7日，煎如常法，滤去渣。每净油1斤入黄丹7两，煎成膏，入黄蜡15g熔化搅匀；再加血竭末15g，儿茶9g，乳香9g，没药9g，煅牡蛎15g，五灵脂15g，上5味研极细末，入膏内成膏，出火摊贴。治一切破烂诸疮，并杨梅结毒，贴之甚效。

（2）轻乳生肌散（《医宗金鉴》）：定痛生肌。煅石膏30g，血竭15g，乳香15g，轻粉15g，冰片3g。为末撒之。有水加龙骨、白芷各3g，不收口加炙鸡内金3g。用于溃烂红热、肿痛腐脱者，以此定痛生肌。

（3）生肌定痛散（《医宗金鉴》）：化腐定痛生肌。生石膏（为末，甘草水飞五七次）30g，朱砂9g，冰片0.6g，硼砂15g。4味为末，撒患处。此散治溃烂红热，肿痛有腐者。

（4）生肌玉红膏（《验方新编》）：养血祛腐，解毒生肌，润肤收口。当归60g，白芷15g，白蜡60g，轻粉12g，甘草36g，紫草6g，血竭12g，麻油1斤。先将当归、白芷、紫草、甘草4味入油内浸3日，大勺内慢火熬微枯，细绢滤去渣，复入勺内煎滚，入血竭化尽，次入白蜡，微火化开，待微冷，再将轻粉研极细粉，投入油内搅令极匀。放冷水中拔去火毒，半个月后可用。治一切疮疡溃烂腐不脱，痛不止，肉难生者，用之甚佳。有活血祛腐、解毒生肌之功，乃生肌而不碍邪妙方也。

（5）生肌白玉膏（《中医外科临床手册》）：润肤生肌收敛。尿浸石膏（须浸半年，然后以清水漂净，或用熟石膏亦可）500g，制炉甘石30g。共研极细粉，和匀，以熟麻油调膏，复加黄凡士林十分之七，调匀即可。用药膏少许涂纱布上，贴患处，内掺生肌药粉，生肌收口之效更速。此膏主治诸疮脓毒已尽、疮口不收敛者。倘脓腐未尽，忌用。又尿浸石膏浸半年后，放凉水中漂2个月，使净，煅熟为粉，方可入用。

（6）五宝散（《医宗金鉴》）：清凉解毒，生肌收口。钟乳石12g（如乳头下垂，敲之易碎，似蜻蜓翅者方真），朱砂3g，珍珠6g（豆腐内煮半炷香时取出），冰片3g，琥珀6g。各研细末（极细方佳），和匀，用药6g，另加飞罗面24g，再研和匀，瓷罐密收。主治杨梅、疳疮、结毒，婴儿湿疹，痈疽溃烂浸淫，湿痒或痛。用此俱可清凉解毒，消肿退热生新。用时每次以土茯苓500g，水八碗，煎至五碗，滤去渣，分作10次，每次加五宝散0.3g和匀，日用10次，儿童减半，婴儿服1/10。如鼻子腐烂，每日于土茯苓内加辛夷9g煎服，以引药上行。溃烂患处，用土茯苓水洗之，外以药粉撒烂处，日易一二次，亦甚效。同时忌海腥、牛羊肉、鹅肉、酒、煎炒、房事等，防毒复发。

9. 申门　半阴半阳证肿疡内服方

痈疽两证方已列前矣，复又立半阴半阳一证者，乃为寒热疑似、虚实两兼之证而设也。故方多中和，以平为要，使无偏颇也。能认证用方，必获奇效。纵已肉腐骨露，欲截其肢者，用方得当，亦尽收全功。余用黄芪中和汤一方，治愈多人欲截肢趾者，尽获保全之功，且愈后全无遗患，乃王道之方也。

（1）黄芪中和汤（自拟方）：此方由阳和汤、降痈活命饮、千金内托散、仙方活命饮4方加减而成。协和阴阳，调理气血，消肿散瘀，祛腐生新。生黄芪15～120g，全当归9～30g，金银花15～30g，熟地黄9～30g，白芥子（微炒，研）3～9g，麻黄1.5～4.5g，上党参9～30g，生甘草3～9g，肉桂0.9～4.5g，炮姜0.9～3g，鹿角胶6～15g，炙穿山甲1.5～9g，制乳没各3～9g，大枣3～5枚。水、酒各半煎，食远服。上部（颈项以上）加升麻、胸腹加桔梗、背部加羌活、腰部加杜仲、下肢加牛膝各3～9g。有脓加白芷、皂角刺；骨折难愈合加醋制自然铜、续断，余随症。治疮疡初起未成，红肿疼痛不甚，根脚散浸不收，虚实不显，寒热兼有之证。此方适证出入，用之每获奇功。余用之近50年，可谓百无一失。为阴阳疑似证，疡科始终之良方。实证、热证，此方慎用！

（2）神效瓜蒌散（《医宗金鉴》）：活血散瘀，消肿化结。大瓜蒌1个焙末，当归、甘草各15g，乳香、没药各6g。共为粗末，每服15g，醇酒三盅，慢火熬至一盅，去渣，食后服之。加川芎、橘叶，其效尤佳。治乳中结核，渐渐增大，坚硬疼痛，根形散漫，串延胸肋腋下，胀痛不已者。此方服之，消其毒结。

（3）乳香黄芪散（《医宗金鉴》）：助正化毒，消肿定痛。当归3g，炒白芍3g，人参3g，生黄芪3g，川芎3g，熟地黄3g，乳香、没药各1.5g，陈皮3g，罂粟壳（炙）3g，甘草节3g。水二盅，煎八分，量病上、下，食前、后服之。治痈疽、发背诸毒，疔疮疼痛不可忍者，乃气虚不胜毒之故也。服之未成即消，已成即溃，不用刀砭，恶肉自脱。并治跌打损伤，筋骨疼痛。

（4）降痈活命饮（《验方新编》）：活血散瘀，消肿解毒。大当归24g，生黄芪、金银花各15g，甘草9g。酒煎浓汁服。服后盖被取汗即消。毒在上加川芎6g；在中加桔梗3g；在下加牛膝6g。泄泻加苍、白术各6g；呕吐恶心加陈皮、半夏各3g；不思饮食加陈皮3g，白术9g；气虚倍芪，加党参15g；阴疽色白肉淡，无论冬夏加陈皮、麻黄各1.8g，肉桂、炮姜各4.5g。断不可妄行加减。排脓加白芷9g，欲破加皂角刺4.5g。此方药简，其功无穷也，珍之。治一切无名肿毒，无论阴证、阳证，初起能益气活血、解毒消散，已成能使溃破，破后能排脓托毒、祛腐、生肌长肉。为疮科始终之圣药，功在仙方活命饮等方之上。产后生痈毒者，服之更效。

10. 酉门　半阴半阳证肿疡外用方

（1）真君妙贴散（《外科症治全生集》）：围毒软坚。荞麦面5斤，明净硫黄（为末）10斤，白面5斤。3味共一处，清水微拌，干湿得宜，擀成薄片微晒，单纸包裹，风中阴干，收用。临用研细末，新汲水调敷。如皮破血流湿烂者，用麻油调敷。天疱、火丹、酒刺者，用靛汁调搽并效。治痈疽诸毒，顽硬恶疮，散漫不作脓者，用此敷之，不痛者即痛，痛者即止。

（2）围毒散（《简明医彀》）：燥湿解毒，消肿止痛，化瘀散结。川乌、草乌、苍术、细辛、白芷、薄荷、防风、甘草各等份为末，鸡子清调敷留毒顶。治同"妙贴散"。

（3）二白散（自拟方）：消肿散瘀，解毒化结止痛。炒白芥子30g，白芷30g，蒲公英根60g。共为细末，热酒调敷患处。治气血凝滞，痰结肿硬，皮里硬核，以及疮疡、外伤愈后肌肉失软等症。

11. 戌门 半阴半阳证溃后内服方

（1）托里散（《外科真诠》）：扶正托毒。生黄芪30～60g，当归9～18g，白芍、续断、云茯苓、香附、枸杞子各9～15g，山甲珠3～9g，金银花15～30g，甘草6～9g，龙眼肉9～18g，水煎服。治疮疡已成或溃后，凡气血虚者，均可以此出入用之，以扶正托毒。此亦补而兼托之剂也。

（2）黄芪汤（《验方新编》）：扶正托毒，活血祛瘀。生黄芪、当归身、甘草、白芍、穿山甲各15g。上部加川芎15g，中部加杜仲15g，下部加牛膝15g。上药用淡陈酒一碗，水一碗，煎至一碗，热服避风，盖被暖睡出汗。未出汗时忌一切冷热汤水，汗出一时后不忌。此方治搭手、发背、对口、痈疽及一切大小无名肿毒。未成者散，已成者溃，已溃者易收口。轻者一服，重者二服即愈。此方大有奇功。小儿酌减，孕妇忌服。

（3）千金内托散（《千金要方》）：平补托毒。台党参12g，生黄芪12g，防风3g，厚朴4.5g，川芎4.5g，白芷6g，桔梗6g，当归6g，肉桂3g，生甘草3g。水煎兑热陈酒服。酒助药势，扶正托毒。一切半阴半阳证疮疡溃后，脓稀腐烂，新肉难生者，此方加减服之。

12. 亥门 半阴半阳证溃后外用方

生肌玉红膏（方见未门），用之其效甚佳，当为首选。

（1）夹纸膏（《医宗金鉴》）：祛腐止痛。黄丹、轻粉、儿茶、没药、雄黄、血竭、五倍子、银珠、枯矾各等份，共为细末。治臁疮、湿毒溃腐不脱，脓水臭秽者，以及脚湿气破流臭水等，俱可用之。用时量疮大小，剪油纸二张，将药夹入，纸周围用面糊粘住，纸上用针刺孔，贴于疮上。或患处以药水洗净后，干粉撒于疮上。

（2）紫色疽疮膏（赵炳南方）：化腐生肌，煨脓长肉。轻粉、红粉、琥珀粉、乳香粉、血竭各9g，冰片0.9g，蜂蜡30g，香油4两，煅珍珠粉0.9g。锅内盛油火煎数滚，离火，将前5味药粉入油内溶匀再入蜂蜡令溶尽，将冷，兑入冰片、珍珠，搅匀成膏。用时敷贴患处。治瘰疬、臁疮及一切恶顽疮毒溃后，腐坏不脱，新肉难生者。若新长红嫩肉芽勿用。

（3）山莲散（《外科症治全生集》）：护膜祛腐生肌。大活鲫鱼1条，破腹去肠杂，以山羊粪塞满鱼腹，放净瓦上，慢火焙焦存性，研极细粉，筛去渣，加麝香3g，再研极细如香灰，收贮备用。用时洗净疮面，以此药撒于患孔。治痈毒恶疮溃烂不堪，于内腑上隔一膜者，撒上此药，立见功效。此王洪绪经验方也。

（4）象皮散（《外科症治全生集》）：祛腐生肌，止血愈创。猪前蹄扇骨（煅存性，研粉）300g，象皮（炙存性）30g。共研极细粉。凡遇烂孔非常大者，以此药撒上，至患孔小后，再用六和散敷。此方并治刀伤、跌仆出血。

以上二方皆治恶疮大毒，患孔深烂致大者。

（5）六和散（《外科症治全生集》）：祛腐生肌定痛。海螵蛸、龙齿（研、水飞）、象皮（炙存性）、血竭、乳香、轻粉各等份。研细末，和匀，加研极细粉。患孔湿则干撒；无脓水而不生肌者，蒸鸡子油调敷。主治溃疡脓毒已尽，用之生肌收口。

（6）八宝丹《疡医大全》：生肌收口。珍珠3g，牛黄1.5g，象皮、琥珀、龙骨、轻粉各4.5g，冰片0.9g，炒甘石9g，各制研细末，和匀备用。治痈毒恶疮溃后脓水将尽，阴证，阳证，半阴半阳证，均可通用。掺于患处即可。

以上三证十二类，共六十六方。

（二）疮疡诸治法方与时方验方

痈疽三证主方已见上，下复列诸治法方及时方验方，以应临证杂治之用。倘能活用、旁参，则可无误也。

（1）护心散（《医宗金鉴》）：和营托毒，护心宁神。绿豆粉（生）、制乳香末各9g，朱砂3g，甘草3g。4味研细末，每服6g，白汤调服。此方治疮毒内攻，口干烦躁，恶心呕吐者，服之护心解毒。

（2）琥珀蜡矾丸《医宗金鉴》）：解毒护膜，防毒内攻。白矾36g，雄黄3.6g，琥珀（另研极细）3g，朱砂（研细）3g，白蜜6g，黄蜡30g。上4味先研末，另将蜡、蜜入铜勺内溶化，离火片时，候蜡四边稍凝，方将药味入内，搅匀共成一块，将药火上微热，急做小丸，如绿豆大，朱砂为衣。每服二三十丸，食后白汤下。毒甚者，早晚服，其功甚捷。此方治痈疽发背，疮形已成，而脓未成之际，其人即不虚弱，恐毒气不能外出，内攻于里。预服此丸，护膜，护心，且活血解毒。

（3）清营汤（《温病条辨》）：清营解毒，泻热养血。犀角（水牛角片替代，15～30g）、生地黄、玄参各15～30g，竹叶卷心9～15g，金银花15～30g，连翘、黄连各9～12g，丹参18～30g，麦冬15～30g，水煎温服。治痈疽、发颐、丹毒等症，有毒邪内陷之象者。热毒实证者可服，虚人、阴疽患者忌用。

（4）托里养荣汤（《简明医毂》）：扶正托毒，护心达邪。人参、黄芪、生地黄（酒蒸）、当归、川芎、芍药、白术各 3g，五味子、麦冬、甘草各 1.5g，生姜 3 片，水煎服。治瘰疬流注及一切不足之症，不作脓或不溃，或溃后发热恶寒，肌肉削瘦，饮食少思，卧不宁，盗汗不止等，虚弱之体，毒邪难以外达者。

（5）安宫牛黄丸（《温病条辨》）：宁心安神，开窍化浊。牛黄、郁金、犀角、黄芩、黄连、栀子、雄黄、朱砂各 30g，冰片、麝香各 7.5g，珍珠粉 15g。研细、蜜丸，每丸 3g，金箔为衣，以蜡护之。每服 1 丸，虚者人参汤送下，实者银花薄荷汤送下，病重体实者一日三服。治疗疮走黄及疮疡神昏谵语、狂躁惊厥由于热盛者。

（6）紫雪丹（《太平惠民和剂局方》）：清热镇惊，化痰解毒。黄金、寒水石、石膏、滑石、磁石、升麻、玄参、甘草、犀角、羚羊角、沉香、丁香、朴硝、硝石、朱砂、木香、麝香（有成药）。治内外烦热不解，发斑发黄，瘴毒、疫毒，小儿惊痫，疮毒内陷，疔疮走黄，神识昏迷等症。大能清热开窍、解毒化瘀，一切温热内郁、诸毒深陷者，俱宜服之缓急也。虚寒证忌服。

（7）神功内托散（《医宗金鉴》）：温补托毒。人参 4.5g，制附子 3g，川芎 3g，当归身 6g，黄芪 3g，焦白术 4.5g，炒白芍 3g，木香 1.5g，炒穿山甲 2.4g，炙甘草 1.5g，陈皮 3g，白茯苓 3g，煨姜 3 片，大枣 2 枚。水二盅，煎八分，食远服。治痈疽、脑顶、诸发等疮，日久不肿不高，不能腐溃，脉细身凉。宜服此温补托里之剂，以助气血。

（8）黄连内疏汤：见辰门。

（9）内补黄芪汤：见寅门。

（10）患孔毒根方：可与未、亥二门方参用。

（11）平安饼（《外科症治全生集》）：软坚化腐。乌梅肉 3g，轻粉（研和，以不见星亮为度）1.5g。如硬，用津少许（切勿用水），研至成膏，照患口大小，做薄饼几个，以贴毒根。外用膏掩，日易一次，俟毒根不痛落下方止。此方用之，不痛不痒，毒根患坚亦可落。

（12）四物保元汤：方见寅门。活血养营，益气托毒。

（13）溃烂不敛方：可与寅、卯、午、未、戌、亥门互参。

（14）大枣丸（《外科症治全生集》）：和营生肌。山羊粪（晒干，入锅炒炭存性，闷熄，磨粉，收贮）。每遇大疮溃烂不堪，日久不愈，内见脏腑只隔一膜者，以大枣煮去皮、核。先捣如泥，然后入药粉，捣融为丸。每服 12g，黑枣汤送服，肉可生。此为王洪绪经验方。治疮日久溃烂，不能愈者。

（15）神仙枣（《外科症治全生集》）：益气和营，生肌定痛。大枣 1000g，金银花、当归身各 30g，甘草 9g，白僵蚕、白芷、乳香末、五倍子、黄芪各 15g。水六碗，煎取三碗。以药汤煮大枣至烂，挤去皮、核，备服。治体虚患疮，日久不愈，或愈而复发，溃烂疼痛，脓水不干，新肉难生者。5 日服完 1 料，亦可外敷。至重亦愈。

（16）白花膏（《外科症治全生集》）：祛风止痒，润肤和营。麻油 1 斤，青槐枝 100 寸，陆续入油熬至焦枯，去渣净，加黄蜡 45g，铅粉 45g，离火微温再下制乳、没、白花蛇（乌梢蛇亦可）、净儿茶各 9g，潮脑 30g，真香油 3g，共研极细末，加入同搅成膏，浸水中 3 日，拔去火毒听用。专治恶疮痒极，甚至溃烂见骨，痒不可忍者。先洗净患处，用此膏敷之，日 1～3 次，甚效。

（17）又方（《外科症治全生集》）：硫黄 30g，入铜器内，在灯火上溶化（勿放灶及炉火上溶），加顶上银珠 15g，搅匀，离火倒油纸上候冷，研细如香灰。用时好醋调敷，其痒立止。如溃烂孔内极痒者，用白蜜调敷亦妙。

（18）金素丹（《验方新编》）：祛腐止痒，拔毒。生白矾 18g，枯白矾 9g，明雄黄 3g。共研极细粉，过细筛，再研千余下，愈研其色愈美，收贮备用。治一切痈疽大毒，发背，对口，腰疽，臂痛，腐肉暗黑，死肌坚硬，臭秽难闻，患处奇痒等症。用时掺于患处，膏药盖之，其死肌坏腐自脱，余患自除，甚效。

（19）二味拔毒散（《验方新编》）：燥湿止痒，拔毒定痛。明雄黄、枯白矾等份，为细粉，茶清调，轻敷患处，痒痛即止，红肿湿烂自消。

（20）推车散（《外科症治全生集》）：推除腐骨。推车虫（蜣螂，俗称屎壳郎。用大者）1 个（炙），干姜 1.5g，各研极细末，和匀。干撒患孔内，或吹入疮孔内，或掺膏药内贴疮上。治骨槽风已损骨者，以及一切恶疮深腐至骨，坏腐之骨不出，疮患难愈者。用之即可推出，或腐骨浮动，手法取之。

（21）千金内托散：见戌门。生肌玉红膏：见未门。

（22）不能生皮方：与卯、未、亥门方参用。

（23）月白珍珠散（《医宗金鉴》）：生皮祛腐。青缸花 1.5g，轻粉 3g，珍珠 3g。各为细末，和匀再研。用时撒于患孔。治诸疮新肉已满，不能生皮，以及烫火伤痛，并下疳腐痛等症。

（24）白膏药（《验方新编》）：润肤生皮，化毒生肌。炉甘石（以能浮水者佳），炭火内烧令极透，研末摊地上一日夜，冷透去火气，去净杂渣，再研极细粉，和猪板油捣极融成膏，摊纸上贴患处。治一切无名肿毒，小儿胎毒，黄水湿疮，肉红皮烂，虽日久不愈，用此神效。此化毒生肌之功也。

（25）金花散（《验方新编》）：祛腐生肌，燥湿敛皮。熟石膏（研极细粉）500g，飞净黄丹 30g，和匀再筛再研，研至极细粉。用真香油调搽，上盖油纸，一日一换。不可用茶水洗。如有脓水流开，随用药敷所流之处，以免烂开。

（26）石灰水（《验方新编》）：燥湿敛皮。整块石灰 500g，放盆内，以清水 8 斤烧滚倾入，待石灰化开，用柳、槐枝搅匀，俟水澄清，轻轻将水上漂浮之物去净，缓缓倒入另外净器，去灰不用。用时以细软布量疮大小剪块，浸湿贴患处，一日换十数次，数日收功。灰水务须细布多层滤清净，装入玻璃净器，方可使用。治诸疮日久湿烂不敛，尤以新肉已满，而皮不老敛者，为神效。下肢用更效。

（27）当归方（《验方新编》）：润肤生皮，和营收敛。当归 3g，香油 1 两。放勺内将当归慢火熬枯，去油（油亦可润肤生肌），当归研细末，用真生香油调匀，敷入疮口，即可渐长渐愈，而且镇痛，神效。

此方余用多年，加紫草 3g 同熬至药枯，去净渣，将油熬至滴水不散，放地上一口夜，去尽火气。用时，以油涂患处，上盖净纸，日涂二三次。其润肤和营、消肿止痛、生肌收敛之功甚佳。药渣研细如膏，敷疮亦良。

（28）珠香散（赵炳南方）：养血润肤，生肌固皮。煅研珍珠粉 4.5g，麝香 1.5g，琥珀粉 15g，净乳香 30g。共和匀，研极细粉，密贮。用时干撒患处。用于一切清洗疮面，烧烫伤，上皮生长迟缓者。此药撒布疮面后，结痂甚速，切勿抓除痂皮，以防影响上皮生长。

以上诸方，俱为生肌长皮、收口结痂之药，效能各有所长，或生皮结痂迅速，或兼祛腐拔毒、消肿生肌，或生肌润肤活血等功能，临证视其病情，对证用之方效。

（29）移山过海散（《验方新编》）：赶移疮毒。雄黄、小麦面、新鲜蚯蚓粪等份，共为细末，用好醋调匀，渐渐敷于致命处（即所有险处），半边自能移过不致命处。治疮毒生致命处，用此移至无害部位。

（30）移毒散（《验方新编》）：移毒护骱。白及 48g，紫花地丁 24g，乌鸡骨（煅）、朱砂、雄黄、轻粉各 3g，五倍子（焙黄）6g，大黄 6g，猪牙皂 2.4g。共为细末。用好醋调敷毒之上截，即移至下截。同时宜辨寒热虚实，内以药饵调治，方免无患。此方治毒发于骨节间，用此药移之，或上或下，使无残疾之患。屡试屡验也。

（31）清暑汤（《外科症治全生集》）：清暑利湿，解毒散瘀。连翘、天花粉、赤芍各9～15g，甘草6～9g，滑石9～15g，车前、金银花15～30g，泽泻、淡竹叶各9～15g。治酷暑时节，患痈、疔、天疱、痱子毒等症，均宜服之。

（32）解毒清热汤（赵炳南方）：清热解毒，活血化瘀。蒲公英30g，野菊花、大青叶各30g，紫花地丁15g，蚤休、天花粉各15g，赤芍9g。水煎服。治痈、疔、疖、丹毒等症初起，以清热解毒、散瘀清肿。

（33）解毒清营汤（赵炳南方）：解毒清营，凉血护心。金银花15～30g，连翘、蒲公英、干生地、白茅根、绿豆衣各15～30g，生玳瑁9～15g，牡丹皮、赤芍各9～15g，川黄连3～9g，茜草根9～15g，生栀子6～12g。水煎服。治痈疔疖毒壅盛，气营两燔，以及溃后毒热深重者。

（34）护膜散（《医宗金鉴》）：解毒护膜生肌。白蜡、白及各等份，为细末。每服3～9g，黄酒、米饮下。治痈疽大毒生于胁肋腰腹空软之处，服此防毒内攻。

（35）银花酒（《简明医彀》）：清热解毒消肿。金银花（鲜者，连藤叶，干者亦可）石臼内捣烂，入无灰酒和，绞汁饮，渣敷患处（干者煎，捣取150g，甘草节30g，酒煎，日夜饮，初起服，大小便通即愈）。治痈毒发背，乳痈疔疮，一切肿毒。

（36）槐花酒（《简明医彀》）：功用主治同金银花酒。槐花（拣净）120g，微炒，趁热入酒二碗，煎十数沸，去渣服。凡痈毒，先饮此酒，或上方，外用灸法。次以金银花、黄芪、甘草节煎服，效非他药可比也。

（37）英苍散（《简明医彀》）：散风活血，清热解毒。主治同上。蒲公英（解诸毒）、苍耳草（散风活血）共末，酒服。更以米醋浓煎，浸涂患处亦效。或蒲公英同忍冬藤煎，酒服，甚效。

（38）菊花饮（《验方新编》）：清热解毒，泻火消肿。野菊花全草连根，捶取自然汁一茶盅，滚酒兑服。毒重者宜多服。渣敷患处留头。取汗，其毒自散。无论毒生何处，大有起死回生之功。诸般疔疮内服方，皆不及此方。若无鲜菊花，则干菊花120g，甘草12g，酒煮温服亦可。

（39）脱囊方（《外科症治全生集》）：清热利湿。黄柏4.5g，泽泻6g，木通9g，龙胆草6g，生甘草3g。水煎服。外用：紫苏叶、雄黄、明矾，不拘多少，煎水洗患处；再将紫苏叶为细末，洗毕随掺患处，日二三次。治脱囊，虽肾子露出，溃烂痛痒难忍，用上方即可痊愈（先父已加减）。

（40）又方（《外科症治全生集》）：蝉蜕煎汤洗患处，并以鲜紫苏叶捣如泥外敷患处。无鲜紫苏叶则用干紫苏叶为粉撒患处，患处干烂则用麻油调紫苏叶末敷之。其效甚佳。主治如上方。

（41）夏枯草膏（《丸散膏丹集成》）：养血化痰，软坚消瘰。夏枯草 740g，当归、白芍（酒炒）、玄参、乌药、象贝（去心）、炒僵蚕各 15g，昆布、桔梗、陈皮、川芎、甘草各 9g，香附（酒炒）30g，红花 6g。共入砂锅内，水煎浓汁，滤净渣；汁复入锅内，文火熬浓，加白蜜 8 两，再熬成膏备用。每服一二匙，开水冲后温服。治瘰疬无论已溃未溃。

（42）芙蓉散（《验方新编》）：清热解毒消肿。治一切痈疔。芙蓉叶（秋叶佳）为末，蜜、醋调敷患处周围，留头，干则随换。如取秋叶绞汁和酒服，其效更佳。凡一切红肿痈疔、疔疮丹毒，无论根皮、叶，用之俱奇效。若加赤小豆末用之，其效更速。加蜜免干则拘紧疼痛，且润肤易取。白疽忌用！

（43）水仙膏（《验方新编》）：清热消肿，止痛生肌。水仙花兜用黄糖（或红砂糖）和捣如泥敷之。此物鲜者不易得，干者力缓，须存阴湿砂水中养之，以备急用。治对口、发背、乳痈、鱼口、便毒及一切恶疮，无论已破未破，用之俱效。凡诸疮久不收口者，立能止痛生肌，神效。阴疽忌用。

（44）凤仙膏（《验方新编》）：主治同上方，瘰疬初起尤妙。白凤仙花，连根洗净风干，捶取自然汁，入铜锅内（忌铁器），勿加水，熬稠，敷患处。一日一换。诸毒初起虽肿大如碗，二三次即消。破皮者勿用。

（45）羊蹄根散（《医宗金鉴》）：杀虫收涩，止痒消肿。羊蹄根（即土大黄）24g，枯矾 6g，研末和匀，醋调敷患处。治牛皮癣、热疖、肤癣湿痒等症。

（46）肥皂膏（《验方新编》）：治一切无名恶毒。生肥皂（去子弦与筋），捣烂，好醋和敷，立愈。不愈再敷，奇验无比。

（47）芙蓉膏（赵炳南方）：清热解毒，活血消肿。黄柏、黄芩、黄连、芙蓉叶、泽兰叶、大黄各 250g，加赤小豆、赤芍各 250g，蒲公英 500g 尤妙。共研细末，过重箩，酒、醋、蜜调敷俱可。治丹毒、发背、乳痈等一切热毒实证。

（48）疔疮奇效方（民间验方）：治疗疮初起奇效。百草霜 4.5g，耳屎 0.9g，土鳖虫 3 个，人乳适量。共捣如泥，敷患处，即可消散。

（49）苍耳虫方（民间常用方）：消肿定痛，解毒化疔。生香油一二两，白露节前后捉苍耳虫（虫在秆中，形如小蚕），浸油内，约 7 日后即可用之。用时以虫放疔头上，外以嫩膏贴之，其肿即消，痛即止。无论初起溃后用之俱效。若于油内少加冰片、麝香、朱砂，加兑蓖麻油适量，其效更速，屡用屡验。

（50）蚤休方（民间常用方）：清热解毒，活血化瘀，消肿镇痛。蚤休，醋磨汁（或为细末，醋调糊）涂患处留头。治一切红肿诸毒初起及蛇虫咬伤，俱效。

（51）一串珠方（屡验方）：功用同蚤休方。金果榄一味，酒或醋磨汁涂患处，或为粉，醋调敷。喉痛咽肿，肺胃实火者，用水磨浓汁先含后咽，甚效。

（52）紫草茸油（赵炳南方）：活血，散瘀，软坚。紫草茸500g，芝麻油5斤，用铜锅油浸2日，文火熬至焦枯，离火滤净渣，取油瓷器内贮。涂敷患处。治红斑等皮肤溃烂，干燥，以及烫伤。

（53）水火烫伤方（经验方）：清热散瘀，消肿镇痛。生地榆粉60g，冰片0.9g，火伤加大黄粉9g，麻油或菜籽油浸泡，调匀涂敷患处，甚效。治烫火伤。

又方（经验方）：烫火初伤时，速用上好白酒冲浸，即时肿消痛去，红紫消退，真妙法也。切勿用冷水浇洗。

又方（经验方）：虫虫眼草（麦地里常有，亦可食用）不拘多少，以口嚼融，涂敷患处，甚效，愈后且无瘢痕。

（54）天疱疮方（经验方）：清热消肿，解毒镇痛，止痒。雄黄9g，冰片0.9g，硼砂9g。共研细粉，好白酒调敷患处。治通身各处猝起小疱，初如粟米，渐大如掌，成块成片，迅疾发展，痛痒交作者，此方甚效。

（55）黄水疮方（《验方新编》）：治黄水疮，溃烂流水痛痒。蚕豆壳（瓦上焙枯研末），加广丹少许，真麻油调敷，干则再敷，3日即可痊愈。屡用俱效。

（56）桃花散（《医宗金鉴》）：止血，止痒。白石灰300g，川大黄片45g，石灰用水泼成末，与大黄同炒，以灰变红色为度，去大黄，灰筛细备用。干掺患处，或凉水调敷均可。治疮口出血，金创出血用之亦可。

（57）万应紫金膏（《验方新编》）：活血散瘀，消肿止痛。赤芍、当归、红花、黄芩、防风、荆芥、连翘、黄柏、僵蚕、蝉蜕、白芷、甘草、胎发、大黄、金银花、蜈蚣、川乌、草乌、羌活、苍术、细辛、川椒、秦艽、乳香、没药、骨碎补、何首乌、蛇床子、木鳖子、大枫子、生南星、生半夏各15g，猪油、麻油、桐油各半斤。将三油倾入锅内，纳药浸泡，春夏3日，秋冬7日，须用铜锅文火煎至药色焦枯，离火滤净渣，再熬，加黄丹300g，用槐枝不住手搅匀，续熬至滴水成珠，再加白蜡15g，随即取起，用槐枝搅匀（搅至冷凝住手），收入瓷器，浸入水中拔去火毒，十余日后可用。用时以布或绵纸摊贴。此膏主治瘰疬痰核、对口、发背、乳痈、鱼口、便毒、臁疮、热疖、疔疮、无名肿毒、手足腰背疼痛、闪挫伤损及哮吼喘咳、泄泻痢疾，其功无穷。

（58）冲和汤（《外科准绳》）：活血散瘀，扶正托毒。甘草节 6 ～ 9g，乳香、没药、白芷各 9 ～ 12g，皂角刺 3 ～ 6g，当归 9 ～ 18g，陈皮 9 ～ 12g，金银花 15 ～ 24g，人参 9 ～ 15g，黄芪 30 ～ 60g，云茯苓、川芎、白术各 9 ～ 15g。水煎，兑黄酒热服。治痈疽大毒，气血不足，难以起发，不易溃破者。

（59）国老膏（《简明医彀》）：益气托毒，消肿化结。大甘草（捶碎）240g，河水四碗，浸二宿，令浆汁出，浓煎去渣。再以慢火砂锅熬成膏。黄酒或白酒调服。治一切痈疽肿毒、悬痈、附骨疽，初觉即服。

（60）代参膏（《验方新编》）：大补气血，代参托毒。嫩黄芪（粗壮而实者，锉片）、白归身（去头尾，酒洗净泥）各 150g，肥玉竹 300g，化橘红 90g。入锅内用天泉水熬成膏，每早滚水调服。治一切气血不足之症。凡患痈疽大毒溃后，气血虚而久难敛合者，均宜服之。

（61）冻疮酒剂（经验方）：活血消肿镇痛。生当归 60g，红花、花椒各 30g，肉桂（薄片）60g，樟脑 15g，细辛（研细末）15g，干姜（切碎片）30g，红尖椒 9g。用高度白酒 2 斤，浸泡 1 个月备用。每日用棉花蘸酒在患处（溃后在患处上部）揉擦 2 次（每次擦药约 10 分钟）。治冻疮无论新久及脱疽，其效甚良。纵是屡年冻伤，红肿溃烂，用之亦验，且治愈多不复发，乃良方也。

（62）冻疮洗方（经验方）：白茄秆（无则紫茄秆亦可，连根，去净泥土）、油桐树叶（秋叶佳）、尖椒秆（以上三物，新鲜而干燥者良。干而淋雨后无用），不拘多少，生姜一块（约 15g），拍碎。熬水趁热先熏后洗，甚效。此方洗一次即显效，五七次可愈。

（63）神应养真丹（《医宗金鉴》）：滋肾息风。羌活、木瓜、天麻、当归、菟丝子、熟地黄（酒蒸捣膏）、川芎等份为末，入地黄膏，加蜜为丸，梧桐子大。每服百丸，温酒或白汤下。此方治本，滋肾养血，息风止痒。治头油风脱发（俗云鬼剃头）。

（64）海艾汤（《医宗金鉴》）：祛风生发。海艾、菊花、藁本、蔓荆子、防风、薄荷、荆芥穗、藿香、甘松各 6g。水五六碗，煎药数滚，盛盆先熏后洗，日二三次。避风寒，忌鱼腥。治头油风，与上方同时用之。

（65）祛风换肌丸（《医宗金鉴》）：养血润燥。大胡麻、炒苍术、牛膝（酒洗）、石菖蒲、苦参、生何首乌、天花粉、威灵仙各 60g，当归、川芎、生甘草各 30g。共为细末，陈酒煮为丸，绿豆大。每服 6g，白滚汤送下。忌鱼腥、发物、火酒。治头面白屑风等症。

（66）润肌膏（《医宗金鉴》）：润肤治裂。香油4两，奶酥油2两，当归15g，紫草3g。将归、草入油内，浸3日，文火炸至药焦，去渣，加黄蜡15g溶尽，滤碗内，用柳枝搅令成膏。每用少许擦患处，日2次。治白屑风等症。

（67）香贝养容汤（《医宗金鉴》）：益气养营。白术（土炒）6g，人参、茯苓、陈皮、熟地黄、川芎、当归、贝母（去心）、香附（酒炒）各3g，桔梗、甘草各1.5g，姜3片，枣2枚。水二盅，煎八分，食远服。胸膈痞闷加枳壳、木香。饮食不甘加厚朴、苍术。寒热往来加柴胡、地骨皮。脓溃作渴，倍人参、当归、白术，加黄芪。脓多或清，倍当归、川芎（应少加肉桂、炮姜）。胁下痛或痞加青皮、木香。肌肉生迟加白蔹、肉桂。痰多加半夏、橘红。口干加麦冬、五味子。发热加柴胡、黄芩。渴不止加知母、赤小豆。溃后反痛加熟附子、沉香。脓不止倍人参、当归，加生黄芪。虚烦不眠倍人参、熟地黄，加远志、酸枣仁。治上石疽、乳疽等一切虚证。

（68）荆防败毒散（《医宗金鉴》）：解表达里，祛邪。荆芥、防风、羌活、独活、前胡、柴胡、桔梗、川芎、炒枳壳、茯苓各3g，人参、甘草各1.5g，薄荷、葱白为引，或加生姜煎服。治风血相搏，邪气在表，而生疮疡，头痛无汗，恶寒发热，丹毒，眼毒，无名肿毒等症。

（69）疏风清肝汤（《医宗金鉴》）：疏风清肝，活血散瘀。当归尾、赤芍、荆芥穗、防风、川芎、菊花、生地黄、薄荷各3g，柴胡、连翘壳各4.5g，金银花6g，生甘草1.5g，灯心草为引，水煎服。治头面风热、眼丹、漏睛疮等症。

（70）决明散（《医宗金鉴》）：泻火清热。玉竹、黄连、枳壳、川芎、生甘草、羚羊角（镑）各30g，车前子、青葙子、草决明各15g。共研末，每服9g，食后服，卧时再1服。忌鱼腥、辛热、发物及荤腻食物。治目中瘀肉、色赤疼痛等症。

（71）辛夷清肺饮（《医宗金鉴》）：辛凉清肺通窍。治鼻渊眉棱骨及头脑胀痛。辛夷9～15g，生甘草6～9g，石膏30～60g，知母、栀子、黄芩、炙枇杷叶、升麻、百合、麦冬各9～12g（或加羌活、防风、连翘、薄荷、桔梗、白芷6～9g，细辛3～5g）。水煎，食远服。

（72）硇砂散（《医宗金鉴》）：消坚化腐。硇砂3g，轻粉、雄黄各0.9g，冰片0.15g。共研细粉，水调浓，用新小楷毛笔尖，蘸药点痔及恶死硬肌上。只可外用，严禁入口！治鼻痔、鼻中瘀肉、耳痔、耳挺等顽恶死肌、坚硬胀痛、久不消散等症。

（73）祛风地黄丸（《医宗金鉴》）：滋肾祛风。生、熟地黄各 120g，白蒺藜、川牛膝（酒洗）各 90g，知母、黄柏、枸杞子各 60g，菟丝子（酒制）、独活各 30g，加土茯苓、白鲜皮、当归各 30g。共为细末，炼蜜和丸，梧桐子大。每服 9g，黄酒送下。治鹅掌风等血燥恶癣。此方并治诸癣湿痒。

（74）二矾散（《医宗金鉴》）：祛湿杀虫止痒。白矾、皂矾各 12g，儿茶 15g，侧柏叶 240g。水十碗，煎数滚听用。先将桐油擦患处，再用纸捻蘸桐油，火燃向患处熏片时，次用煎汤，趁热贮净木桶内，手架桶上，以布将手连桶口盖严，汤气熏手勿令泄气，待微热将汤倾入盆内，蘸洗良久，一次即愈。7 日不可沾水。治鹅掌风及诸癣湿痒。

（75）三油膏（《医宗金鉴》）：润肤止痒，杀虫治癣。牛油、柏油、香油、银珠各 30g，官粉、麝香（研）各 6g。将三油共令火化，入黄蜡 1 两，溶化尽离火，待将冷，再入珠、麝、官粉等末，搅匀成膏。擦患处，火烘之，以油微干为度。主治鹅掌风等癣症。

（76）溻痒膏（《医宗金鉴》）：祛湿杀虫。苦参、狼毒、蛇床子、当归尾、威灵仙各 15g，鹤虱草 30g。用河水十碗，煎数滚，滤去渣，贮盆内，趁热先熏，待温投二三枚公猪胆汁，和匀洗之甚效。治妇人阴疮阴蚀等症。

（77）通气散坚丸（《医宗金鉴》）：化痰软坚，通气消瘿。人参、桔梗、川芎、当归、天花粉、黄芩（酒炒）、枳实（麸炒）、陈皮、半夏、茯苓、胆南星、贝母、海藻、香附、石菖蒲、生甘草各 30g。为末，荷叶煎汤为丸，如豌豆大。每服 3g，食远，灯心草、生姜汤送下。主治气瘿。

（78）海藻玉壶汤（《医宗金鉴》）：清热化痰软坚。生海藻、陈皮、贝母、连翘、昆布、半夏、青皮、独活、川芎、当归、生甘草各 3g。水二盅，煎八分，量病轻重，食前、后服之。主治石瘿。

（79）换肌散（《医宗金鉴》）：活血润肤。乌梢蛇、白花蛇、地龙各 30g，细辛、木鳖子、白芷、天麻（连茎者）、赤芍、蔓荆子、当归、威灵仙、荆芥穗、甘菊、不灰木、紫参、苦参、沙参、何首乌、石菖蒲、木贼、天冬、川芎、蒺藜、炙甘草、胡麻仁、苍术（米泔水浸，炒）、草乌（汤泡去皮）各 10.5g。共研细末，每服 15g，温酒调下，酒多更妙。紫参、不灰木若无亦可。主治大麻风症。

以上诸方出处多以所引书籍为据，未加详考原创何人及首见何书。凡方后有

"自拟""经验方"字样，皆余家传、自制，偶有引用。"民间常用方"，亦余搜集、运用多年实效方。

三、疮疡证治简表

疮疡名称治法简表（续表同此）

部位	患处	疮名	症状	病因病机	治法	方药
头	顶中百会穴	百会疽	初如粟米，渐肿如钱，尖高焮痛	膏粱厚味，火毒凝结	清热泻火，解毒散结	辰至未门。阴疽子至丑门
	百会穴前额门处	透脑疽	初如粟米，渐如鸡子，硬痛、塌陷	气血凝结，虚实兼有	和营散结	申至亥门，当分阴阳虚实而治
	透脑疽侧下	侵脑疽	红肿焮痛者属阳为实根脚散大者属阴为虚	湿热火毒凝滞	同上	阴：子至卯门阳：辰至未门
	额门前上星穴处	佛顶疽	色紫，坚硬肿痛，脉实为实；脉虚属虚	阴阳不调，热毒上壅	清热泻火，解毒散结	同上
	额门中左右	额疽	初起顶陷，色紫为逆；红肿根束为顺	风火湿毒，气血凝结	阴阳分治	同上
	眼角后五分	勇疽	初如粟米，渐肿疼痛，形如伏鼠	胆火郁怒，气血结聚	活瘀解毒	同上
	鬓角	鬓疽	小而渐大，坚硬难溃，溃后脓多难敛	内伤七情，外感风热	疏风活营	同上
	耳后高骨处	天疽锐毒	初如粟米，渐肿如瓜，坚硬平塌，色暗痛甚	谋虑不决，郁火凝结	同上	同上
	耳上稍后角孙穴	耳后疽	初如粟米，渐增肿痛，小如杏，大如桃	三焦风毒，胆火上炙	同上	辰至未门。勿执一法，辨证为要
	耳后折间	耳后发	初如椒粒，渐肿连耳，溃后多孔，焮痛	三焦风热相搏而成	散风清热化瘀	辰至未门方参治
	耳垂后偏上缝中	耳根毒	初如痰核，渐肿如鼠，焮赤疼痛	三焦、胆火上冲，气血凝结	同上	同耳后发。溃后夹虚，申至亥门方参用
	脑后枕骨处	玉枕疽	初如粟，麻痒，寒热，渐硬如茄，焮赤而肿	督脉积热，风邪凝结	解表攻里，散瘀	辰至未门及诸治法方
	玉枕骨下	脑后发	初如粟米，焮赤作痛，渐大如碗，痛连头项	内热外寒，凝结而成	同上	同上

部位	患处	疮名	症状	病因病机	治法	方药
头	脑后入发际 1 寸	脑烁	初如椒粒，坚硬紫暗，渐肿如横木	阴精枯涸，毒邪凝结	和营散瘀	申门一方；外用酉、戌门。证偏阴，勿过寒
	头发内	油风（鬼剃头）	毛发脱落，皮红光亮，痒如虫引	风邪乘袭，毛发失养	疏风养血	诸治法方
	发内，面目，耳项	白屑风	初生发内，延及面目，耳项燥痒，久飞白屑	肌肉当风，血燥失养	祛风润燥	同上
	头皮，发内	秃疮	头生白痂，小如豆，大如钱，瘙痒难忍	胃热生风	祛风杀虫	辰门方，诸治法方亦可
	多生小儿头上	蝼蛄疖	未破如蟮拱头，形似蝼蛄串穴	胎毒、暑热为患	清热解毒	诸治法方；外用已、未门方
	项后发际内	发际疮	形如黍豆，顶白肉赤，坚硬刺痛，极痒	内为湿热，外兼风邪	疏风祛湿散肿	辰三、四方；兼虚寒者申门
面	颧骨尖处	颧痈颧疽	初小似粟，渐大如榴，红赤或紫暗	痈为风热，疽则毒凝	区别阴阳而治	阴：子至卯门。阳：辰至未门
	颧骨之间	颧疔	初如粟米，色黄；继如赤豆，顶凹坚硬	膏粱厚味，酒毒胃火	清热解毒	辰至未门
	面上颊车骨间	面发毒	初生一个，渐发数枚，形如赤豆，焮痛似疔	风热上攻，阳明结毒	同上	同上
	面上	面游风	初发面目浮肿，痒若虫行，肤燥起白屑	风燥血热	清热养血	诸治法方
	两腮不着骨处	痄腮	初起焮痛，寒热往来，红肿或淡平	胃经湿热	解毒散瘀	辰门四方，外治已、未门
	耳下颊车骨间	颊疡	始发如粟，色红，渐大如榴	阳明积热	和营散结	初起同上，参申、戌门。外用酉、亥门
	腮颊内	骨槽风	起于耳前，连及腮颊，筋骨隐痛，日久骨腐	风寒深袭，内至筋骨	同上	申、戌门。外用推车散及未门生肌方
	颐颔之间	发颐	初发寒热，肿如结核，渐大而痛	伤寒时毒	清热解毒散瘀	辰门四方。外用酉、亥门
	项颔之间	时毒	初类伤寒，肢体酸痛，作肿无头	感受四时不正之气	同上	同上
	眉棱骨处	凤眉疽	形长如瓜，坚硬色赤，按之有根，痛引脑	肝胆积热	同上	辰门一方，外用已、未门

部位	患处	疮名	症状	病因病机	治法	方药
面	眉心印堂	眉心疽	初起色暗根平，肿硬疼痛	湿热凝结	活营散结	申门四方，外用酉、亥门。疔照疔门方治
	水沟人中	龙泉疽	形如赤豆，势小根深，坚硬木痛	上焦风热结毒	清热解毒	辰至未门方。阴疽用子至丑门方
	颏处承浆穴	虎髭毒	一名承浆疽，坚硬肿痛，形似小豆	厚味酒毒上攻	同上	同上
	下颏处	燕窝疮	俗名羊胡子疮。小如粟，大如豆，破流黄水	脾胃湿热	清热祛湿	诸治法方
项	脑正后入发际	脑疽，偏脑疽	初如粟米，渐大而痛，或红或淡	湿热凝结，寒热错杂	阳证清解阴证温通	阳：辰至未门阴：子至卯门
	项中大椎穴	天柱疽	初如卧蚕，极痒入骨，逆则黑陷	气血凝结	温散化结	申门一方，外用酉、亥门。余随症
	项后发际两旁	鱼尾毒	此属偏脑疽之小症也	同上	活血散结	同上。或照辰至未门
	绕项之间	百脉疽	初起漫肿，大小数块，环绕颈项	毒滞血脉	同上	同上。当别阴阳
	颈项结喉间	结喉痈	毒势猛烈，肿甚则堵塞咽喉	肝肺积热上攻	清热泻火	辰至未门
	结喉两旁	夹喉痈	状如上症	同上	同上	同上
	颈项周围	瘰疬	小如豆，大如核，多寡不一，坚硬能移	气郁痰结	化痰散结	子门四至七方，外用丑、卯门。或另参他方
	耳前后及肩项	失荣	初如痰核，推之不移，坚硬如石，色白渐大	同上	同上	同上
	颈下天突穴间	纽扣风	始如粟米，瘙痒无度，抓破浸水，勿水洗	汗出当风，袭于皮里	祛风治痒	选用诸治法方，外用随意
背	背部上下	上中下发背	上发对肺，中发对心，下发对肾，初如粟米，痛痒，溃后如蜂窝状	火毒所伤，气血凝滞	开通腠理活血化毒	辰门一方，外用巳、未门方
	两肩骨动处	上搭手	多初如粟米，渐肿木痛，紫暗硬结	气郁痰结	活血散结	申门一方，外用同上
	脊骨四节旁开3寸	中搭手	同上	郁火凝结	散郁化结	内外治同上

部位	患处	疮名	症状	病因病机	治法	方药
背	脊骨十四节旁开 3 寸	下搭手	初起红活焮肿，寒热往来，亦有紫陷者	肾水枯竭，荣卫不和	阳证：清热散结。阴证：温经托毒	阳：辰至未门阴：子至卯门
	脊及两胁	莲子发	形斜平塌，头侵督脉，尾站肋骨者毒重；形长高肿，偏于半背者毒轻	胆与膀胱火毒凝结	活血散瘀	辰至未门方。阴证照子至卯门
	肩后两旁	蜂窝发	初起高肿如龟形，仅半背者轻；疮势横斜漫大者重，颇似蜂房	脾经积热，心火凝结	清热散毒	同上
	脊背之旁	阴阳二气疽	生于脊背或两旁，乍肿乍消，时软时硬	七情内乖，营卫不和	活营化毒	申至亥门。外用巳、未门
	背胁之间	串疽	初发一处，继发二三处，漫肿无头，皮色如常，渐肿透红，痛引旁处	郁火积愤，气血凝结	同上	辰至未门，或香贝养荣汤。外用同上
	脊背	酒毒发	皮色不变，累累如弹如拳，坚硬如石，麻木痛彻	厚味酒毒	泻火解毒和营	同上。阴证按疽门方
	脊背	连珠发	不论左右，连肿三五块，形若贯珠，淡红，微痛	酒色伤肾，荣血凝结	养荣托毒	寅门人参养荣汤，外用酌选
	背部	丹毒发	形如烫火伤，细粒无数，赤晕延开	风火湿毒	清热解毒	辰至未门
	背部	禽疽	始如疹，色紫红，形如拳打，麻木拘急	时气风热	解表通里，散瘀	同上。阴证子至卯门
	背部	痰注发	长如布袋，短如冬瓜，木硬微痛，皮色不变	痰湿郁滞，积深凝结	活营托散	子至卯门
	背旁	黄瓜痈	皮肉色红，状若黄瓜，肿高寸余，长可尺许	脾经积毒	清热消肿，温经托毒	阳：辰至未门阴：子至卯门
腰	腰肾俞穴处	肾俞发	或单或双，或红肿，或紫陷，干枯坚硬	酒毒湿热，房劳精枯	同上	同上
	腰胯间	中石疽	时觉麻木，坚硬如石，难消难溃，皮色如常	寒气凝结	温经散结	子至卯门
	腰胯间	缠腰火丹	或干或湿，有红有黄，如珠成片，痛痒灼热	心火肝风搏结	疏风除湿，清热解毒	辰至未门。选用诸治法方

部位	患处	疮名	症状	病因病机	治法	方药
眼	上下眼胞睫边	眼胞菌毒	初如菌形，头大蒂小，黄亮水疱，或头小蒂大	脾经湿热，气结	疏风清热	疏风清肝汤、决明散。重则辰至未门方
	眼胞	眼丹	红肿疼痛，肿软风盛，红紫热盛	脾经湿热，复感风邪	同上	同上
	眼皮睫毛间	针眼	形如豆粒有尖，脓熟挑之，脓出即消	脾经风热	同上	同上
	上下眼胞	眼胞痰核	生于皮里肉外，形如枣核，能移，不痛	湿痰气郁	祛痰散结	同上
	上下眼皮里	椒疮粟疮	椒疮形如椒粒色赤，粟疮形如黄米	脾胃血热	清热凉血	同上
	上下眼皮里	皮翻症	眼皮外翻，如舌舐唇状	血壅气滞	清热散瘀	辰门三方，外用巳、未门
	内眦	漏睛疮	初起如豆，红肿疼痛，疮小根深	肝热风湿	清热疏风	疏风清肝汤加减
	目两眦	目中胬肉	胬肉胬出，时觉疼痛	心火上攻	清热凉肝	内服同上，硇砂散须慎用
鼻	鼻柱	鼻疽	坚硬色紫，时觉木痛	气郁血凝	和营散结	申、亥门方
	鼻孔内	鼻疔	生于鼻内，鼻窍肿塞，胀痛引脑门	肺火毒凝	解毒化瘀	辰门，外用方在巳门
	鼻脑	鼻渊	鼻窍中时流黄浊涕，脑痛鼻燥	胆热移脑，风寒郁滞	辛散清脑	辛夷清肺饮加减
	鼻孔内	鼻痔鼻疮	形如石榴子，渐大下垂，碍人气息	肺经风湿热郁	清热化结	同上。外用硇砂散点胬肉
耳	耳窍暗处	黑疔	形似椒目，痛如锥刺，痛引腮脑	肾经火毒	清热解毒	辰至未门
	耳窍内	耳痔，耳蕈，耳挺	耳痔形如樱桃；耳蕈初类蘑菇；耳挺形若枣核，闷痛微肿，色红皮破	肝肾郁火凝结	清热泻火	阴：子至卯门阳：辰至未门
唇	唇棱偏里	反唇疔，锁口疔	二症初如粟米，色紫坚硬，麻痒木痛	热毒上攻	同上	辰至未门
	唇部	唇疽	色紫有头，大如李，小如枣核，肿硬木痛	脾胃气郁血凝	解郁散结	子至丑门、申至亥门
	唇部	茧唇	初如豆粒，渐长如蚕茧，坚硬疼痛，碍食	同上	同上	分别阴阳两治

部位	患处	疮名	症状	病因病机	治法	方药
牙	两旁牙缝	牙疔	肿起一粒如粟，痛连腮项	胃经火毒	清热解毒	黄连内疏汤合五味消毒饮
	牙床	牙痈	坚肿疼痛，身发寒热，腮颊浮肿	阳明热毒	同上	同上
	牙根处	走马牙疳	牙根作烂，随变黑腐，臭秽难闻	痘疹余毒上攻	同上	险证！须分阴阳速治
口	上腭	上腭痈	色紫如葡萄，舌难伸缩，时流红涕，身发寒热	肾与三焦积热	同上	选用辰至未门方
胸乳	胸膛两旁	甘疽	初如谷粒，色青，渐枯萎，色紫硬痛	忧思气结	解郁散结	子至丑门
	膻中穴处	膻中疽	初如粟，色紫坚硬，渐肿而痛，憎寒壮热	七情郁结，毒瘀血凝	同上	同上
	心窝下两旁	脾发疽	初如粟粒，寒热往来，渐增肿痛	酒毒积火	解毒泻火	辰至未门或诸治方
	心窝，中庭穴处	井疽	初如豆粒，肿痛渐增，心躁如焚，肌热如火，自汗唇焦，大渴饮冷	心经火毒	解毒化瘀	内疏黄连合大青汤加减，外用巳、未门方
	胸侧乳上	蜂窝疽	色紫漫肿疼痛，渐大孔多，形似蜂房	火毒血凝	同上	申门诸方
	锁子骨内陷处	蠹疽	初发如豆，渐大如李，色紫坚痛，身发寒热	胆胃积热	清热散结	同上
	乳旁	疬疽	初肿坚硬，形类结核，渐增焮痛	气郁痰结	温经散结	同上
乳	乳房	内外吹乳	乳房结肿胀痛，寒热往来，乳路不通	气逆血滞	疏肝理气	神效瓜蒌散或仙方活命饮加减
		乳痈乳疽	红肿焮痛为痈，坚硬木痛不红为疽	气血壅滞，痰凝	痈：活血通经。疽：温经化结	痈：同上。疽：子至卯门
		乳发乳漏	焮赤肿痛，其势更大如痈，皮肉尽腐	胃火湿热相凝	照乳痈治法	神效瓜蒌散或仙方活命饮加减，外用酉、亥门
		乳中结核	起症缓慢，小如梅，大如桃，坚硬隐痛	肝脾气郁，痰血凝结	疏肝解郁	加减逍遥散、犀黄丸、小金丸内服

部位	患处	疮名	症状	病因病机	治法	方药
乳	乳房	乳劳	由乳中结核失治延时，渐大，斑烂散漫	阴虚血枯，毒势深结	扶正托毒	阳和汤。外用玉红膏
		乳岩	先乳中结核，坚硬如棋子，肤色不变，隐痛	肝脾两伤，气郁痰凝	温经散结	子至卯门
腹	脐上7寸	幽痈	初如粟，渐增漫肿而痛，形如鹅卵，坚痛	厚味湿火，忧思气结	活血散瘀	辰至未门
	脐上4寸	中脘疽	隐痛日久，坚硬漫肿，不红不热	同上	同上	子至卯门
	脐上3寸	吓痈	初如粟米，痒痛相兼，其肿迅速，寒热呕吐	同上	同上	申至亥门
	脐上2寸	冲疽	又名中发疽、壅肾疮，色赤高肿者顺	心火入肾，气血凝结	同上	阴：子至卯门 阳：辰至未门
	脐中	脐痈	肿大如瓜，高突如铃，无红无热	心火流入大肠所致	同上	辨证施治，须分阴阳
	脐下气海、关元、丹田三穴	少腹疽	高肿红活，痛引背，易溃脓稠易治，坚腐难愈	气血凝滞	同上	阳：辰至未门 阴：子至卯门 辨证施治
	脐下腹部	腹皮痈	皮里膜外，无论左右，隐痛日久，肿发皮外	膏粱厚味，湿热为患	和营散结，通里解毒	辰至未门
	少腹旁	缓疽	坚硬如石，不红不热，痛引腰腿难溃	气滞寒积	湿经散寒	子至卯门
腋	腋窝处	腋痈	初起暴肿焮痛，色赤而硬，身发寒热	肝脾血热	清热解毒	辰至未门
	腋窝正中	腋疽	初起如核，漫肿坚硬，皮色如常	忧思恚怒，气滞血结	温经散结	子至卯门
	腋下	暗疔	硬如钉头，痒而且痛，寒热拘急	肝脾火毒	清热解毒	辰至未门
肋	肋条骨间	肋疽	初如梅李，渐大如碗，色紫焮痛，左右牵痛	肝火郁结凝聚	表里两解，化毒	同上。辨证施治
	肋下	渊疽	初起坚硬，久而不溃，溃后须防伤内膜	恚怒太过，伤于肝胆	托毒护膜	申门、诸治法方
	肋骨及腰胯	内发丹毒	色赤如霞，游走如云，痛如火烤，赤肿	肝脾热极生风	凉血解毒	大青汤、地丁饮，辰门内护心方
	软肋季肋	肋痈	初如梅李，渐长如碗盆，色红焮痛	肝胆怒火凝结	清热散瘀	辰至未门。诸治法方

部位	患处	疮名	症状	病因病机	治法	方药
肩	肩中及肩前后	肩中疽 干疽 过肩疽	三疽，或肿高，或木硬，或大小，后为过肩疽，中为肩中疽，前为干疽	气郁血滞毒结	解毒散结	阳：辰至未门 阴：子至卯门
	肩后下处	髎疽 肩风毒	初如粟，坚硬肿痛，肩臑拘急，不能举扬	风火凝结	疏风败毒	荆防败毒散加减，外用酉、亥门方
	肩前腋上处	乐疽	初如椒子，渐肿坚硬，按之痛入骨	血热气郁	化瘀解毒	申门诸方，外用丑、卯门方
臑	肩下肘上	臑痈	初如粟米一攒，或一粒硬块，渐红肿痛	风温火毒凝结	疏风化瘀清热	普济消毒饮加减；外用辰、未门方
	臑后垂肉处	鱼肚发	暴肿色赤，焮热疼痛，形如鱼肚	同上	同上	同上
	肘尖上寸余处	石榴疽	初如黄粟小疱，根脚开大，破翻如榴	相火与外湿相搏	同上	辨证施治
	肘之围绕	肘痈	暴发高肿，焮热色红疼痛	风火热毒凝滞	同上	辰至未门
臂	臂外侧	臂痈 臂疽	高肿红活焮痛溃速为痈，平塌木硬为疽	荣卫不和，复感外邪	同上	疽：子至卯门 痈：辰至未门
	手腕背面	腕痈	高肿红活，14 日溃破脓出为顺	同上	同上	辰至未门
	手腕里面	兑疽	坚硬漫肿，疼痛彻骨，手膊不能转	忧思气滞毒凝	活营散结	申至未门
	掌后横纹上 3 寸	穿骨疽	初如粟米，渐增坚硬，漫肿微红，疼痛	气血凝结	同上	同上
	臂外侧前廉	骨蝼疽	初如粟豆，旬日大如桃李，肿痛根束	忧郁暴怒，气血凝结	同上	同上
	臂内中廉	蝼蛄串	初如骨筋掣痛，渐痛渐肿，溃后孔流白浆	忧思气滞浊结	同上	同上
手	手背	手发背	初如芒刺，高肿焮痛，速溃为痈，不红平塌为疽	湿滞血凝	同上	痈：辰至未门 疽：子至卯门
	手掌心	掌心毒	赤肿疼痛，偏于掌边，名穿掌毒	同上	同上	辰至未门

部位	患处	疮名	症状	病因病机	治法	方药
手	手大指次指间	虎口疽合谷疗	初如豆，渐大色青木痛坚硬为疽；初起黄疱如粟，痒痛，现红线为疗	气郁血滞毒凝	同上	疽：子至卯门疗：辰至未门
	手背处	病虾	形势如虾，高埂赤肿疼痛	积热毒盛	清热解毒	辰至未门
	手丫歧骨缝间	手丫发	除合谷外，余丫即是，初如粟，色红，渐大热痛	湿热火毒凝结	同上	同上
	手大指	调疽	初如粟豆，渐肿如李，青紫麻木，痒痛彻心。出稠脓鲜血者吉，稀脓黑血者凶	肺经积热	同上	疽：子至卯门痛：辰至未门
	手指顶尖	蛇头疗天蛇毒	蛇头疗自筋骨发出，初起小疱，色紫疼痛根深；天蛇毒自肌肉发出，初起闷肿无头，色红稍轻	脾经火毒	同上	辰至未门。诸治法方
	手指各处	蛇眼疗蛇背疗蛀节疗蛇腹疗泥鳅疽	蛇眼疗如蛇眼生指甲两旁，形如豆粒色紫，硬似铁钉，半含半露；蛇背疗生甲后，形如半枣，色赤胖肿；蛀节疗生中节，绕指俱肿，色黄或紫；蛇腹疗又名鱼肚疗，生指中节前，色赤疼痛；泥鳅疽一指通肿，色紫痛甚	火毒凝结，发于手指指甲各处为患	清热解毒活血散瘀	同上。溃后正虚难敛者，酌用午、未门方
	手指甲身内	代指	初起先肿灼热，疼痛应心	血热瘀结	同上	同上。勿过用凉药
	体虚人手指骨节	蜣螂蛀	初起不红不痛不热，渐肿如蝉肚，木痛	湿痰寒气凝滞	温散补益	子至卯门，申至亥门
	指掌之中	风燥疮	形如茱萸，两手对生，痛痒无时，时愈时发	风湿相侵	燥湿润肤	诸治法方
	两手及手臂等	狐尿刺	初起红紫斑点，肌肤干燥，闷肿疼痛	虫毒感触	清热解毒	同上。外用鲜蒲公英汁涂

部位	患处	疮名	症状	病因病机	治法	方药
手	手掌心	鹅掌风	初起紫白斑点，叠起白皮，坚厚燥裂漫延	血燥风毒相凝	祛风养血杀虫	诸治法方
下阴	会阴穴处	悬痈	初如莲子，微痒多痛，日久焮肿，形如桃李	阴亏气结，湿热壅滞	祛风养阴解毒	同上。或用辰至未门
	会阴前、肾囊后	穿裆发	初如粟，渐红亮而焮痛，速溃毒成，久硬根深	忧思劳伤，湿郁	和营散结	辰至未门。须防腹伤漏溺
	大腿根里侧	跨马痈	初如豆粒，渐肿如鹅卵，暴肿而痛，色红	肝肾湿毒结滞	活血散瘀	辰至未门。或诸治法方
	腿根上折缝中	便毒	初如杏核，渐如鹅卵，坚硬木痛，微热不红	败精气滞血凝	散瘀化结	阴：子至卯门 阳：辰至未门
	生于前阴	疳疮	或痒或痛，皮肿红亮，甚如水晶，尿涩腐浸	同上	通利散结	诸治法方。疳名虽多，治法略同
	生于肾囊	肾囊痈	红肿焮痛，身发寒热，口干饮冷	肝肾湿热下注	同上	同上
	生于阴器	妇人阴疮	或肿或烂，痛痒难忍，甚则内外溃流臭水	同上	利湿杀虫	同上。外用溻痒汤或银杏散
臀	鸠尾骨尖处	鹳口疽	初肿如鱼肫，色赤坚痛，溃破口若鹳嘴	湿痰流结	温散化结	申至亥门。除湿温肾养正为主
	鸠尾骨略上	坐马痈	高肿溃速脓稠者顺；漫肿溃迟出紫水者险	同上	同上	阴：子至卯门 阳：辰至未门
	臀肉厚处	臀痈	此患肿、溃、敛俱迟，须用蒜灸之	湿热凝结	通利湿热，散瘀	辰门一方。外用巳、未门
	臀肉下折缝中	上马痈 下马痈	初起如粟，渐生疼痛，身发寒热，高肿红亮者轻，平塌者重	气郁湿滞	温散解毒	辰至未门 辨证施治
	尻骨前长强穴	涌泉疽	初肿坚硬疼痛，状若伏鼠，溃流白脓吉，流青脓险	湿热凝结	同鹳口疽	阴：子至卯门 阳：辰至未门
	肛门两旁	脏毒	两旁肿突，形如桃李，便秘溺赤，刺痛	醇酒厚味阴虚湿热	清热滋阴化毒	辰至未门
	肛门内外	痔疮	有内有外，初起成瘰，不破者为痔，易治；溃出脓血淋沥为漏，难治	风湿燥热蕴毒所结	随症制宜	随症制宜

部位	患处	疮名	症状	病因病机	治法	方药
臀	臀腿之间	坐板疮	形如黍豆，色红作痒，甚者痛如火燎	暑湿热毒凝滞肌肉	清热利湿	诸治法方，外用巳、未门方
股	附骨疽生大腿；外咬骨疽生大腿里	附骨疽咬骨疽	初觉寒热往来，继感筋骨疼痛，不红不热，久则始热，刺痛，漫肿处透红一点，为脓已成	体虚露卧，寒邪内侵	温散托毒	申门一方，外用丑、卯、酉、亥方对证治之
	股内合缝近阴侧	股阴疽	坚硬漫肿木痛，起发溃脓俱迟，甚难治	忧思愤郁，气血凝结	温经散结	子至卯门
	股内合缝折纹间左为横痃，右为阴疽	横痃阴疽	漫肿坚硬时疼痛，甚则痛牵睾丸，上及少腹，形长如蛤蟆	七情郁滞凝结	同上	同上
	膝盖上6寸正中	伏兔疽	始发寒热交作，疼痛彻心	胃火毒滞	活血散结	申至亥门。分阴虚阳实而治
	股阳疽生股外侧；环跳疽生环跳穴	股阳疽环跳疽	漫肿皮色不变，腰难屈伸，脓深隐痛	风寒湿凝结	温经散结	子至卯、申至亥门方，辨证施治
	肚门痈生大腿肚；箕门痈生股内近膝	肚门痈箕门痈	初起红肿焮痛，或夹便秘、寒热	湿热凝结	活瘀解毒	辰至未门（当分阴阳两治）
	两腿里外	腿游风	忽生赤肿，形如堆云，焮热疼痛	荣卫湿热相搏	砭刺出血，活营解毒，散风	辰至未门
	上发牙疳下为青腿	牙疳青腿	上为牙龈腐烂，下则腿黑而青是也	胃中湿热，下寒闭郁	清解通络	辨证施治，外治砭出恶血，涂巳、未门方
膝	生于膝盖处	膝痈疵疽	色红焮痛而肿为膝痈；漫肿色不变为疵疽	痈为热实，疽为血虚	对证施治	辨证施治
	膝盖下左右陷中	膝眼风	先从膝眼隐隐作痛，湿胜则肿，风胜则游走不定	下焦素虚，风邪乘袭	温经散寒	子至卯门
	膝部	鹤膝风	单生者轻，双生者重，初肿如绵，皮色不变，隐痛	三阴俱虚，风寒湿三邪乘袭	温经散寒化结	同上。辨别虚实而治

部位	患处	疮名	症状	病因病机	治法	方药
膝	膝间	下石疽	坚硬如石，牵筋疼痛，肿如鸡卵，皮色不变，难溃难敛	寒邪深袭，血瘀凝结	温化寒湿	同上
	两膝上或两旁	缓疽	肿硬如馒，木痛日增，色紫暗，难溃	外寒深袭，血瘀凝滞	温经散寒	同上
	膝后中央	委中毒	木硬肿痛微红，屈伸艰难	湿热壅结	活血散瘀	辰至未门。轻砭出血
	委中折纹两梢	上水鱼	肿如高埂，长若鱼形，色紫作痛	外寒血热凝结	同上	辰至未门
胫	膝下3寸三里穴处	三里发	初肿如牛眼，拘急冷痛，色青黑，溃紫血	劳力伤筋，胃热凝结	同上	同上
	腿肚正中	腓发	色赤高肿疼痛，溃出浓脓兼血者吉；漫肿平塌，紫暗者凶	肾亏水枯，积热凝结	同上	阴：子至卯门 阳：辰至未门
	小腿肚里侧	黄鳅痈	疼痛硬肿，长数寸，形如泥鳅，微红	肝脾湿热	祛湿化滞	辰至未门
	小腿之下	青蛇毒	形长二三寸，结肿紫块，僵硬，寒热大痛	肾虚，湿热下注	同上	辰至未门。疮头刺出恶血
	小腿下后跟上	接骨发	初如核桃，其硬如钉，急胀微痛，漫肿色红	膀胱湿热凝结	同上	辰至未门。辨别阴阳施治
	内踝骨上3寸	附阴疽	初如红粟，疼痛日增，坚硬赤肿，渐如鸡卵	同上	同上	申至亥门
	两足踝处	内踝疽外踝疽	坚硬漫肿，皮色不变，时隐痛，难行立	湿寒下注，血涩气阻	滋阴温阳	子至卯门，对证施治
	内外踝间	穿踝疽	先内踝骨发起，串及外踝，里外通肿，夹寒热	寒湿下注，血涩气阻	同上	同上
	腿胫上下	湿毒流注	流行不定，或发一二处，疮顶似牛眼，漫肿色暗，难愈	暴发风寒暑湿火邪侵伤肌肉	祛湿散瘀通络	辰至亥门。内服酌加苍术、木瓜、独活
	腿胫内上下	臁疮	初痒后痛，红肿成片，破浸紫水，皮薄难愈	湿热结聚	祛湿解毒	同上，或选用诸治法方
	生于腿肚	鳝漏	初类湿疮，痒痛相间，破流黄水，孔深，缠绵难愈	湿热侵袭，风寒凝结	温散寒湿	同上。另用艾叶、老葱熏洗

部位	患处	疮名	症状	病因病机	治法	方药
胫	两腿脚弯处	四弯风	其痒无度，每月一发，形如风癣，抓破浸水	风湿凝结	燥湿杀虫	诸治法方
	两胫骨曲凹处	风疽	瘙痒皮损，浸出黄汁，极其黏浓，甚则肌肉透红，肿痛	风血相搏	疏风解毒	辰至未门，合诸治法方
足	足背	足背发	足背多筋多骨，肉少皮薄，生疮难愈	七情内郁，六淫外伤	活血散瘀	辰至未门
	足心涌泉穴处	涌泉疽	红肿为痈毒浅，漫肿不红为疽毒深	肾虚，湿热下注	同上	阴：子至卯门 阳：辰至未门
	足趾（手指亦生）	脱疽	初生如粟，黄疱一点，皮色紫暗，似熟大枣，黑气浸漫，腐烂延开，五趾（指）相传，疼痛上攻，气味臭烈	膏粱厚味，消烁阴液	清热滋阴，活血解毒	辰至未门及诸治法方治之。此症险恶，慎之！
	同上	敦疽	初起如粟，小疱极痛，红肿，溃后有脓，无败色者吉	同上	同上	同上
	甲根甲身	甲疽	因甲伤肉，甲旁紫肿破烂，浸出黄水，胬肉疼甚	甲损或甲长伤肉	清热解毒	辰至未门或诸治法方参治
	足跟	足跟疽	初起红肿紫痛，溃后脓水淋沥，状如兔咬	体内积热，汗出涉水伤筋	解毒和营	申至亥门。盐水洗亦良
	厉痈生足跗两旁，四淫生足跗前	厉痈四淫	四淫形大如痈，厉痈发足旁，形不大，俱宜急治之	三阴亏损，湿热下注	滋阴清热和营散结	申至亥门。此二症多逆，急治之
	脚丫	臭田螺	脚丫破烂，痒极浸臭水，经年不愈	湿热下注	清热利湿	诸治法门，外以鹅掌皮煅研，香油调擦
	足跟及足掌皮	牛程蹇	顽硬肿起，高埂色黄，疼痛不能履地	脚热着凉，寒袭血脉	活血散瘀	同上。溃后脓血尽，用生肌药外涂
	足跟旁	土栗	形如枣栗，亮而色黄，肿若琉璃	久行劳伤筋骨	同上	同上

部位	患处	疮名	症状	病因病机	治法	方药
足	足跟	冷疔	形如枣栗，起紫白疱，痛彻骨，生黑气烂孔深	寒湿凝结	温通祛湿	申至亥门
	足踝	脚气疮（难愈）	痒痛作肿，破浸黄水，形类黄水疮	湿热滞于肌腠	清热利湿	诸治法门对证治疗
	多生足掌	田螺泡	初如豆粒，又似脓疱，成片湿烂，甚则跗肿	湿热下注，外寒闭郁	同上	同上
发无定处	颜面口鼻等处	疔疮	初如粟米，痒麻木痛，渐红肿硬，顶突根深	火毒内生，破损邪侵	清热解毒对证速治，缓则生变	辰至未门，或诸治法门方
上	头面、颈项、手、臂等处	疫疔	初见红疹，次成水疱，肿热，三四日水疱即干，色暗肌死，多见绿疱	感受死畜疫毒而成	同上	同上。红丝疔可在疔头用针挑之，余疔慎动刀针
	手足	烂疔	先有皮肤损伤感染，创口暗红成片，状似丹毒，肿痛甚	破损染毒，湿热内生	清热凉血，利湿解毒	辰至未门及诸治法方
	全身各处	流注	初发漫肿无头，肤色不变，凝结日久，微热渐痛，透红一点，方是脓熟。难溃难敛	湿痰瘀毒，流注结聚	温经化结	子至卯门，或申至亥门
	肩项两颐及全身各处	瘰瘤	瘿形蒂细下垂，瘤则根大顶圆高努。因生处不同而异	湿痰瘀阻，气血凝结	疏肝散结	子至丑门及诸治法方
	腮、腭、牙、眼胞、颏下、手足等处	多骨疽	多因肾虚，生疮久溃不愈，复感他邪，毒脓凝结，腐坏骨质而致难敛	毒脓腐骨	温化散结托毒	子至卯门，外用推车散及玉红膏治之
	皮里膜外	结核	生皮里膜外，结如果核，坚而不痛，或夹表证	湿痰与气血凝结	舒络化痰	子至卯门
	手足掌心及腰腿臀伸缩处	痼发	症如痛风，漫肿无头，色淡红，憎寒发热，四肢沉重	感受疫疠之气而生	解毒通腠	普济消毒饮加减，或辰至未门方内治、外用
	随处可生	瘭疽	初起红点，次变黑色，小如粟豆，大如梅李，痛极应心	感受山岚瘴气	清热解毒	同上

部位	患处	疮名	症状	病因病机	治法	方药
上	遍身皮肤	乌白癜	乌者皮毛变黑；白者皮色变白斑，身热肢痛	恶风侵袭，火郁血耗	活血化瘀散风	同上，加活血散瘀解毒等
中	遍身皮肤	大麻风	遍身麻木，次起白屑红斑，继如癫癣等症，甚恶！	疠疬外染，气血内郁	活血化瘀散风	诸治法方
	全身二阴、眼、鼻、口唇、乳	杨梅疮	初如粟米疹块，焮肿而亮，溃后紫红，无肿坚凸，中间凹陷，破烂肉翻，色或黄或赤或红晕	胎中染毒及气、精传及	清血解毒	辰至未门及诸治法方
	全身各处	赤白游风	初如云片，浮肿焮热，痛痒相兼，中有粟粒	脾肺燥热，风邪袭搏	清热疏风	同上
		紫白癜风	紫白二种，多生面项，初无痛痒，斑点成片	风湿与气血凝结	祛风活血润燥	同上
		白驳风	自面及颈项肉色骤变白，似斑点，无痛痒	风邪搏于肌肤	同上	同上
		疬疡风	发于皮肤，多生颈项胸胁，色紫白，形圆，展延	风邪郁热皮肤	同上	同上
		丹毒	肉中忽赤色，大如掌，痒痛，或如细粒，或遍身起疱	血热毒滞，风湿搏结	清热疏风凉血	同上，重用凉血活血解毒药，忌口
		粟疮作痒	疮如粟粒，色红作痒，久难痊愈	风火相搏	同上	同上
	多生胸乳、手足处	枯筋箭	初如赤豆，枯则微槁，日久则破，钻出筋头	肝血失养，筋气外发	养血柔肝	诸门溃后方，须对证治疗
下	全身各处	疥疮	干疥则痒起白屑；湿疥形如痘，脓窠痒痛	风燥虫湿传染而得	疏风杀虫解毒	选用诸治法方
		癣	癣症甚多，有牛皮、干、湿、虫、风等名，多痒皮损	风湿燥火虫搏于肌肤	同上	同上
		黄水疮	初如粟米，痒痛相兼，破流黄水，浸淫成片	湿热与风邪相搏	疏风清热燥湿	同上
		暑疖	初发背心肌肤红晕，次生肿痛，发热，倦怠口干	暑湿、火毒搏结	清暑利湿解毒	同上

部位	患处	疮名	症状	病因病机	治法	方药
下	全身各处	瘴疽	山岚瘴毒所伤，伏藏筋骨间，久则始发黑色，顽痹如木石	瘴毒潜伤	清热解毒散瘀	同上
		产后痈疽	产后因血虚复感六淫及七情所伤而生痈疽	血虚气结	活血散结托毒	痈：辰至未门 疽：子至卯门
		血风疮	形如粟米，极痒无度，破津成片，日轻夜重	湿热风邪搏结	疏风清热解毒	诸治法方
		痞瘟	初起皮肤作痒，次发扁疙瘩，成片而痒	风邪闭郁	疏风燥湿止痒	同上
		浸淫疮	初起如疥，瘙痒无时，蔓延不止，破流黄水	湿热与风邪相搏	疏风清热	同上
		火赤疮	初起如芡实，色赤顶白，焮热疼痛，破出臭水	心火复感暑热	清热解毒	同上
	多生筋骨之间	鱼脊疮	初起白疱，渐长如鱼脊，破津黄水，难溃难敛	阳虚复感湿热	温散托毒	子至卯门
	遍身可生	血箭	一名肌衄，血从毛孔中射出如箭	心肺火盛，逼血外出	凉血清热	诸治法方
	遍身可生	血痣	初起如痣色浅，渐大如豆，破流鲜血	肝经火郁血热	同上	同上
	遍身可生	烫火伤	烫火所伤，轻则肤红焮痛，重则皮脱毒攻内腑	烫火外伤	凉血清热	同上
	四肢为多	冻疮	严寒外伤，血凝肌死僵硬紫暗，痛痒	寒气所伤	温经活血	同上
	四肢为多	天蛇疮	生于肌肤，似癞非癞，痒痛相兼	蜘蛛毒、草木毒所伤	疏风解毒	同上
婴幼	全身可生	赤游丹毒	身热啼叫，肤生红晕，渐大，色赤，游走	胎毒所发	清热解毒	同上
	多生头及胸部	胎瘤	初如李核，渐大如馒，色紫微硬，微痛	胎热血滞	同上	同上
	全身可生	红丝瘤	由小渐大，色红，中含血丝，或自破	同上	同上	同上

部位	患处	疮名	症状	病因病机	治法	方药
婴幼	全身可生	痘痈	小如李，大如桃，或单生，或多个，溃后难敛	大痘余毒	温补托毒	同上。另参儿科专述
	腿胫多生	葡萄疫	大小青紫斑点，似葡萄，甚则毒攻胃，龈烂出血	感受疫疠之气	清热解毒	同上
	脐部	脐疮	多由剪带过短、早落，染毒湿烂，甚则脐突	胎热、染毒	祛湿敛合	另参儿科专述
	脐部	脐突	儿脐突出，赤肿虚大	受母积热	清母子热	同上
	阴部	阴肿	阴肿光亮，或阴缩不见，腹痛，冷汗	坐湿地受寒所伤	清利湿浊	同上
	肛部	脱肛	大便用力，或啼哭时，直肠下垂外脱，手扶可上	气虚肛脱	补中益气	补中益气汤加减
	肛门周围	肛门作痒	肛门作痒，虫蚀也，唇内有小白疱	脾胃不足，肠内生虫	健脾驱虫	另参儿科虫积条
	全身各处	遗毒	凡胎儿生下，色赤皮暗，生疮遍体，即是胎毒	先天蕴毒	清热解毒	另参儿科专述
	全身各处	痘疔	痘生五六日，夹五七枚色紫暗硬如石	同上	同上	同上
	全身各处	痘风疮	先发细疮作痒，次延成片，脂水浸淫	痘后遇风	疏风利湿	同上
内痈	胸内肺部	肺痈	胸内隐隐作痛，振寒脉数，胸满咳血	肺热壅滞	清热利肺	辰午门或诸治法方
	脐下腹部	大小肠痈	初发热恶风，皮肤甲错，下右腹隐痛微肿，按之内痛，脉迟紧	湿热气滞凝结	清利湿热	同上及诸治法方，对证治疗
	脐上胃脘	胃痈	初起中脘隐痛微肿，身似疟，皮肤甲错，咯血	饮食毒，七情火	同上	同上
	左胁部	脾痈	始发章门穴，隐痛微肿，腹胀，咽干	湿热瘀血阻滞	清热利湿活血	同上
	右胁部	肝痈	始发期门穴，隐痛微肿，胁痛胀满	同上	同上	同上

部位	患处	疮名	症状	病因病机	治法	方药
内痈	剑突周围	心痈	心隐痛，寒热，身痛，头面色赤，口渴咽干	心火炽盛血滞	凉血化瘀	辰至未门
	肾部（腰）	肾痈	发于京门穴处，隐痛微肿，少腹肋下胀满	肾虚，寒客	温肾祛湿	申至亥门。诸治法方亦可酌用
	石门穴内	三焦痈	石门穴处隐痛微肿，寒热，二便涩	湿热，寒凝	清利湿热和营解毒	辰至未门。阴证子至卯门

四、疮疡治验举例

（一）阴证及半阴半阳证类验案

1. **乳癖**　曾某，女，25 岁，已婚。1974 年 11 月 2 日来诊。患者双乳上外侧皮内各有一硬核，大如蚕豆，推之能动，时有隐痛，皮色不变，已半年余。此乳癖也，证属阴寒，气血凝结所致。拟以温经散寒、活血化痰，用申门神效瓜蒌散，加白芥子（炒研）9g，青皮、陈皮各 9g，麻黄 3g，熟地黄 15g，连服 10 剂。

11 月 13 日二诊。乳内硬核变小转软，隐痛减半。上方续服 10 剂，续消其核。二诊药尚未尽剂，调动工作远离，后况不详。

2. **乳岩**　尹某，女，32 岁，已婚。1972 年 2 月 5 日诊。患者右乳房内下侧有硬核 3 个，大者如樱桃，小者如蚕豆，质硬而欠圆滑，推之虽动而难移，时隐痛，精神不振，食欲欠佳，多梦，脉沉涩，苔滑，面色失华。自述 1 年前已觉乳内硬核，并缓缓增大。已在三家医院诊治，曾穿刺化验确诊为"乳腺癌中期"。随拟温化寒凝法，用子门一方，令服 60 剂，并自制西黄丸 2 料间服。

4 月 16 日二诊。首诊汤、丸药已尽剂，大核已消去 2/3，小核全消。复令其再服子门一方 30 剂，配合小金丸 120g 间服，以促其消散。随访 3 年，其病痊愈，身体无恙。

按语：此例乳癌初起，余用王洪绪治法，调理 3 月余痊愈。后遇数人乳癌晚期，溃烂翻花，臭水浸淫，痛彻脑背者，续用上方治之，虽未能痊愈，但可减轻痛苦。由此可见，病须早治，其理明矣！

3. **乳痈失治**　详见卷三"正虚邪恋证"下余某案。此例患者左乳房坏死过半，肌肉如陈久猪肝，痛彻胸背，食减难眠，身体虚弱。为其诊治医者，仍不准另请他人，还放话道："我处治不愈，十堰无人能治！"病人日感痛苦，乳房从红到紫，从软到硬，从局部胀痛，到彻心锥痛，直至肌肉坏死，束手无策之时，方放人走，何其固执耶？我治此坏症，不动刀针，专用中药，半个月将死肌化尽，又半个月肌生口收，1个月痊愈，且与右乳无异，未遗任何后患。后复生子，无异病前。此分阴阳辨虚实治法之结果也。

4. **痄腮** 余次子岁半时（1974 年 8 月 5 日），发热 3 天，忽于右腮下肿如鸡卵大一硬块，皮色不变，叫哭不已。先父令急将肿疡移走至不险处！遂于近晚时用黑虎丹掺大膏药内贴患上，次日晨起，其患若失，复于耳门前、颧骨下复发一患，大小形状如前。先父曰："此处更险，移之不及矣！急用内服外敷药消之！"拟清热疏风、活血消肿法，方用清热疏风散加减内服，外以黑虎丹陈醋调敷，未及 3 日，头面俱肿，形如冬瓜，其势骇人！发热愈甚，叫哭更烈。细视患处，肿而发亮，按之应指，脓已成矣。以湿纸贴之，耳门稍前先干，乃用小刀轻刺，随出稠脓夹瘀血半小碗许，其面如冬瓜挖去一块，形更骇人！溃后每日用忍冬藤、生黄芪煎汤外洗 2 次，孔内填以玉红膏，内服托里消毒散加减，1 日 1 剂。另加青霉素肌内注射。如此调治 12 日，肿渐消尽，脓已全无，热退身安。去青霉素，仍用中药调养，外用如前，不过 3 日口收而愈。愈后疮痕长约 5cm，宽如韭叶，色现浅褐，余无异常。

按语：此例虽全力赴治，仍凶险迭出。不足 2 岁小儿，生此大患，可谓死里逃生矣。当时一老先生对余曰："面无善疮，此儿先患颈腮，后移耳门，可谓险之又险矣！况头肿如瓜，身发壮热，岂不危乎？"后每忆此案，便不寒而栗。

5. **足背发** 1985 年 7 月 16 日，路遇李某，男，36 岁，见其跛行而左足厚布包裹。问其何故？自述已 3 个月矣，因大粪刺激，左足趾丫及足背、小腿俱肿，木痒胀痛。自用桐油纸捻燃焠，痒虽缓而足背速起水疱，疱破即溃，时流臭水，色似屋漏。数处治疗无效，且用手术切开引脓 3 次，其口非但不敛，其溃愈甚，深见筋骨，现已月余。患腿比健腿日细，肌肉萎缩，足背木痛，患肢酸软。视其膝下至足背肤色灰暗、漫肿，患口大如桃，污水浸淫，筋骨半露。此阴寒凝滞、气血失和、毒邪不化之险症也。拟以温经散寒、活血托毒法，方用申门一方加减，3 剂肿消，肤色转红，已知痛痒。又服 5 剂，脓水尽而口收矣。随访多次，自疮愈后患肢功能约 2 个月恢复，与健肢无异。

按语：诸疮无论初起、溃后，若能分清阴阳虚实而治，绝无不愈之理。更不至于变为坏证，肢体残疾。常言道：药不对证，难收寸功。是言辨证之要也。

6. **凤眉疽** 详见卷三"毒滞营血证"下夏某案。

7. 贴骨疽　详见卷三"正虚邪恋证"下秦某案、余某案、黄某案，"气血虚寒证"下余某案。

8. 臀痛误治　详见卷三"肌死骨坏类案选辑"高某案。

9. 类鹤膝案　详见卷三"气血虚寒证"下徐某案。

同类患者，聊举数例，以证分阴阳两治之重要也，确信惟王氏洪绪一家！能在临证中审时度势，辨其阴中有阳，阳中有阴，虚中夹实，实中有虚，方可无误。凡有兼夹，即不为纯阴纯阳，真虚真实，辨其多少，而后药之，方无误耳。故分半阴半阳，义当明矣。以上诸例，皆非大实大虚、纯阴纯阳证，故以温煦润养之味，扶正祛邪，俱收全功，是又在医者临证活法，故谓："医者，意也。"若不审慎辨证，焉能如此！

（二）阳证及杂治类验案

1. 锐毒　高某，男，60 岁。1968 年 7 月 7 日诊。见其右耳后生一硬粒，大如樱桃，色紫，焮痛，已十余日不溃，头项俱痛。乃锐毒也。拟内服仙方活命饮加减，以清热解毒、活血散瘀；外用八宝黑虎丹掺嫩膏药内贴之，次日即溃，3 日脓尽，7 日口收而愈。

2. 乳痈　夏某，女，24 岁。1973 年 9 月 3 日诊。患者生头胎第 2 日晚，忽觉左乳房胀痛，渐现红肿高大，焮痛不已，在某医院治疗 5 日，其肿愈甚，患大如碗，红肿赤硬，疼痛难忍。9 日后邀余诊之，患者左乳肿硬，高大红赤，时感跳痛，中有一块微软。此乳痈脓已成矣。用透脓散加蒲公英、瓜蒌、白芷，水、酒各半浓煎热服，外以咬头膏贴疮头软处，不过 6 小时即溃，流出稠脓、坏血甚多，随觉胀痛大减。继以托里消毒散 2 剂，5 日脓尽自敛。愈后月余，遇天阴即觉患处紧痛、微硬，此因挤脓用力太过所致。用白芷、细辛、炒白芥子等份为末，白酒调敷患处，一日一换，3 日后遗患若失。

余妻，1975 年初冬，午饭后忽觉右乳房焮热胀痛，恶寒发热。因在哺乳期，恐为吹乳而致乳路阻塞，故拟活络通乳、散风消肿法，用神效瓜蒌散合仙方活命饮化裁，加王不留行、通草等味。2 剂服后，未见明显好转。后用一味鹿角微焙刮细末，每用 3g，热黄酒送服。一服显效，再服痊愈。

杨某，女，28 岁。1974 年 9 月初，产后午夜，忽觉左乳胀痛，渐红高肿。邀巫医连"收"5 日，未见肿消，反而日重。诊视其左乳全肿，色红赤，轻按呼痛，整乳赤硬，脓尚未成，急当消之。拟活血通络、消肿散结法，方用神效瓜蒌散加白芷、川芎、桃仁、红花、王不留行、穿山甲，水、酒各半浓煎热服，取汗，1剂肿消痛减，2剂消尽痊愈。

按语：乳痈一症，速发、易溃、易敛也。但若失治，多见累月缠绵，甚至肌死坚硬，痛彻心脑，非切除不能愈者时有之。若在初起，极易消散；即使有脓，亦易溃透，脓尽即愈。凡过用寒凉、早用刀针者，每多延误时日，增加痛苦，甚至久久不愈。为医者，若学未到家，术不精湛，再无恻隐之心，即古人所云："病非死于病，乃死于医也。"

3. **天疱** 王某，男，15岁。1973年8月7日，先父与诊。患者背部上外侧，有约巴掌大一块，红赤似云片，遍起小疱，大如雀卵，小如粟米，累累麻麻，痛痒相兼，疱破出黄水，痛苦难忍。余先父用冰片1.5g，硼砂、雄黄各6g，共为细粉，烧酒调稀糊，从疱外朝内敷，敷上痛更甚，半小时后痛痒即减，3日痊愈。

数日后王某妻，45岁，亦与上症同，但先发于两大腿外侧，用上方外敷，内服清热利湿解毒之剂，方用大青汤加减，5日亦愈。

4. **下肢丹毒恶溃** 详见卷三"毒滞营血证"李某案。

5. **缠腰丹毒续生发背** 曹某，男，26岁。1987年10月29日诊。见其左侧胁腹，前至脐处，后至腰及腰右侧，半围以外，上下15cm余，累累疱疹，大者如樱桃，小者如绿豆，成块成片，红赤紫暗，痛痒相兼，乃缠腰火丹也，已治疗二十余日无效。用雄黄、银珠、明矾、青黛各等份为细末，加冰片少许，白酒调成稀糊，外敷患处，日二三次，干则加敷，内服五味消毒饮加减。3日痛痒渐轻，疱疹渐消，10日渐愈。愈后又觉腰背闷痛，继见脊正中肿起微硬一块，大如桃，中有白疱一点，木痛腰强。此中发背也（蜂窝织炎）。缘其嗜酒过度，建筑辛劳，以致湿热之毒内结，营血耗伤，而成是症。用仙方活命饮加减内服，外以加减芙蓉膏围敷，7日全消而愈。并嘱其戒酒及海鲜、荤腥等发病之物，以免再生他患。随访2年，未患疮毒。

按语：丹毒、发背，皆属热毒为患，其毒来势速疾，发展迅猛。若不急速以清热解毒、凉血活血之味急速治之，亦多有深烂不愈者，此即"热胜肉腐"之义。此例患者内外一派湿热，故此愈彼发，毒势未尽，饮酒诱发。忌口慎养，十分重要。又热毒之患，切不可再用"温热"之法治之，以免火上加薪，而助毒势，譬如"电烤"、艾灸、火疗等。余经常接诊带状疱疹患者，由于治不得法，以致皮肤焦赤干烂，患处面积扩大，疼痛加剧，心烦不寐，饮食俱废。迅速改用清热解毒、凉血活血之法，内服外敷治之，皆得迅速好转，完全治愈。

加减芙蓉膏：黄柏、黄连、黄芩、芙蓉叶、大黄、赤小豆、赤芍、蒲公英、大青叶各 100g，共为极细末备用。用时以白酒、陈醋、蜂蜜或香油调糊，厚敷患处。若是痈毒大疮，中间勿敷，留头出毒。

五味消毒饮加减：野菊花 15g，金银花 30g，紫花地丁 30g，大青叶 18g，玄参 15g，牡丹皮 15g，赤芍 15g，红花 12g，甘草 6g。水煎温服。便秘加大黄；溺赤加木通；患生在上加升麻，在中加桔梗，在下加土牛膝。

6. 中搭手　杨某，男，55 岁。1978 年 3 月 4 日来诊。自述生中搭手疮已经四五日。余视其患，生于背中左侧，脊中旁开 4 寸许，肿起一块小碗口大，色深红，边缘清晰，中有黄白色小疱，大如高粱米，身发寒热，左半身强痛。此中搭手也，拟以清热解毒法，用仙方活命饮加减，3 剂痛大减，肿块渐消，又 3 剂肿硬消尽而向愈矣。

7. 中搭背　李某，男，39 岁。1978 年 9 月 3 日诊。自述生中搭背疮 2 个月余，多处治疗，不得痊愈。视其背中微偏右侧，生疮大如小碗口，中间烂似蜂巢，血脓浸淫，色现晦暗。此搭背失治所致也，证属气虚毒滞，用申门一方加减与服，外以生黄芪、金银花煎水洗之，敷以玉红膏，日换 2 次，嘱其忌食腥荤辛燥及一切发病之物，勿过度劳累及忧恐恚怒。患者如法调治 9 日，脓水渐尽，口敛疮愈。后访数载，未生他患。

按语：搭背一症（西医称"蜂窝织炎"），临证多见。其症不为小患，缘内系脏腑耳。若能早治，多可速愈。治不得法，缠绵时日。若内见脏腑，谨防不测！初起热则清之，瘀则散之；溃后尤当辨阴虚、阳实，或半阴半阳、虚实夹杂之证，最难辨别。故处处勿忘辨证之重要，稍有偏颇，必致误事！为医者切不可以一方一法而治始终，因世无包罗万象之方也。

8. 鱼尾毒　鲍某，男，28 岁。1973 年 2 月 5 日来诊。右侧耳上发际处初起黄疱，大如粟米，木痒闷痛，渐肿高突，大若核桃，颈项强硬，全身不适，患处红赤焮痛，已 3 日矣。观其疮形及生处，乃脑疽之小者，鱼尾毒也。此因湿热火毒凝结所致。治宜清热解毒、活血散结。用仙方活命饮加酒炒黄连 9g，水煎，兑黄酒少许为引，食后服；外以黑虎丹掺膏药内贴患上，中留小空，忌食辛辣、海腥、发物。服药 3 剂，肿硬显消，寒热不适感除，疼痛大减。原方轻剂又 2 剂，6 日痊愈。

9. 天蛇毒　马某祖母，九十余岁。1972 年夏末，左手拇指尖处木痛而胀，身发寒热。邀余往诊，观其状，左手拇指甲缝正中发出一疱，大如高粱米，根红赤，尖微白，手指发热。乃天蛇毒也，俗呼蛇头疮，亦疔疮耳。内服五味消毒饮加味，外以蟾酥锭醋磨浓汁涂患处。3 日后诸症渐减。10 日肿毒消尽而愈。

10. 趾疔　余某，男，30 岁。1974 年 7 月中旬，右足次趾中节上外侧起一小白疱，大如粟米，木痒胀痛，恶寒发热，乃疔疮也。治宜清热解毒，方用五味消毒饮加牛膝、连翘、柴、芩、归尾、赤芍、草河车与服；外以苍耳虫放小疱上，敷以拔毒膏，并嘱其忌烟酒及海腥发物，每天换药。3 日疔出如白米状，外以玉红膏敷盖，5 日疔根化尽，复以玉红膏外敷，以祛余腐，又 5 日口收而愈。

按语：疔疮名目繁多，但总属热毒为患。或膏粱厚味，六腑积热，或不慎外伤，染毒诱发，其毒发展迅疾，谨防疔毒入内，而成"走黄"。治之得法，7 日内便愈。毒若走黄，须防不测！治不得法，致残者时有之，故不可不慎也。

11. 牛程蹇　王某，男，6 岁。1974 年 6 月 12 日诊。患儿右足掌近后跟处生一紫疱，大如樱桃，皮厚隆起，叫痛不已，不能履地。此牛程蹇也，乃湿热之毒凝结所致耳。余用针挑破皮，轻赶瘀血令净，再以生南星、生半夏、生川乌尖、白蔹、青黛、明矾、硼砂、雄黄为细末，加冰片、蟾酥（酒化），醋调糊敷患处，即刻镇痛，可以行走矣。连敷 3 日，其患若失。

12. 冻疮　详见卷三"肌死骨坏类案选辑"赵某案。

13. 烫伤　1974 年初秋，余次子近两岁时，扳倒暖水瓶，满瓶开水泼在左上肢前侧，自肩至腕近一半面积烫伤，伤处红赤起疱，患儿叫哭不休。先父急令将烧酒泼洒于伤处，随洒红赤之色随退，痛亦随减，洒至肤色如常、患儿哭止时，再敷以玉红膏，单层消毒纱布（或净细软布）轻轻覆盖之，勿使摩擦。每日换药时亦用白酒轻洗。3 日即皮脱向愈，未见溃烂。

余用此法曾治多人烫火伤，皆验，且不留瘢痕。

14. 会阴部湿烂　1963 年秋，余 19 岁时，阴部自腹股内，外肾、睾丸皮肤红赤溃破，水湿浸淫，痛痒难忍。余先父令服"脱囊方"，外用紫苏叶、雄黄、明矾，不拘多少煎水，先熏后洗患处；另用紫苏叶晒干为末（或鲜叶捣如泥敷亦可），洗毕即撒于患处，日洗、撒一二次。经治 2 日，诸症悉减，5 日痊愈。

另有卷三"毒滞营血证"段某一案可参阅。

以上案例，多数为失治、误治，疮成坏证，方来求治。但凡来者，尽未失望，均已痊愈而归，无一人有后遗症。随访多年，劳作如常。此略举治验案例，以证五十余年临证经验也。

本卷所辑诸方，无论内服、外用，皆多常用之药，配制亦不复杂，省去诸多难寻、难配传统疮疡方药，如"升药""降药"及名贵难求之味。论其治疗效果之优劣，方药固然重要，但起决定作用的仍然是辨证。药不对证，再好的方亦难奏效；如若悖证，病必逆转，甚至损身！所举数十例验案，即见一斑。余不会写书，仅将家传经验、个人临证实践作一小结而已。以此证明余家遵循中医疡科"全生派"之临证效果，或许对业疡医者有小裨益耳。

《疮疡证治》三修其稿，已草成粗迹矣。为临证便用，故文简而义赅。若夫虚华、细腻之说，则力避之。非笼统也，乃欲突出其要耳。要者，痈疽之症虽多，"阴阳"二字而已矣。故为疡医者，若不知阴阳之要，即不知春秋之令也。春者，生发为阳；秋者，肃杀为阴。故毒发于阳者，属六腑，为表为火为实；发于阴者，属五脏，为里为郁为虚。其阳发则大而高起，皮薄色赤，根束光亮，焮痛而热，易消易溃亦易敛也，故势大毒浅而为痈。阴发则平塌内作，皮厚色淡，肿硬不起，状若顽肤，重按始觉隐痛，消、溃、敛俱难也，故形小根深而为疽。又有阳中之阴，似热非热，似寒非寒，虽肿而不高，色暗而夹虚者，是又不可不辨也。盖阳者，气也；阴者，血也。倘气滞血涩，荣卫不行，则邪毒搏结而成患矣。故治之要法，开腠消散为上，温和气血为贵。能使阳动阴随，气血运行，则毒凝散而患除矣。倘脓已成，速当溃托，正旺脓尽乃敛也。倘不别阴阳虚实，而专于清热解毒，则如秋令之肃杀也。寒甚则必气滞血凝而肌死，肌死则骨伤，骨伤则命不危乎？是阴阳之要也如是，临证不可不辨而治之。草草数语，再识于稿末。律己之言，未敢稍怠！见之者，请勿怪焉。

附：灸法

灸有温经散寒、和阳化滞、拔毒散结之功。初起肿疡未成脓者，灸之易消，有脓者易溃，已溃者化腐生新，易于收敛也。尤以阴疽寒凝，正虚难发，不能托毒外达者，或溃后脓水浸淫，死肌不化，新肉难生者，以及风寒湿痹等症，最为适宜。若实证阳证，则不宜灸之。恐以火济火，逼毒入里，而生不测也。头面及咽喉周围，咸当慎之！

1. **大蒜灸法**　大蒜（独头蒜佳），小疮切片，大疡捣如泥，厚涂疮头上，以艾壮灸之（艾壮大小以患毒大小而定），3壮后换蒜再灸。以痛灸至不痛，不痛灸至痛，平塌不肿灸至肿，无脓灸至有脓，腐硬灸至软活为度。轻症日1次，灸十数壮；重者日2次，灸数十壮。视病状而定可也。若漫肿无头者，以湿纸覆其上，视其先干处置蒜灸之。若两三处俱先干，则两三处齐灸之。白头一点，大如粟米，四围红肿如钱者，即于白点上灸之，以知痛甚为效。凡痛疽、流注、鹤膝等症，每日灸二三十壮。灸时宜先服护心散，以防毒气入内。

2. **隔蜡灸法**　一切痈疽发背、对口恶疮皆治。先看毒聚处，水调面作圈，视肿处大小围之，高寸余，贴肉务实，圈内铺蜡屑三四分厚，次以铜漏勺盛桑木炭火，悬蜡上烘之，令蜡化至滚，再添蜡屑。随化随添，以满为度。皮不痛者毒浅，灸至知痛为度。皮痛者毒深，灸至不痛为度。灸毕，去火勺，喷冷水少许于蜡上，候冷起蜡，蜡底之色青黑，此毒出之征也。余法同蒜灸。初起者一二次可消，已成者二三次即溃。溃后不敛，四围旋硬者，即于疮口上灸之，蜡从孔入，愈深愈妙，其顽腐瘀脓化尽，收敛甚速。

3. **附子饼灸法**　生川附子为末，黄酒和作饼，厚分许，按疮上，以艾壮灸之。每日数壮，但令微热，勿令疼痛。如饼干，再易饼灸之，务以疮口红活为度。主治溃疡气血俱虚，不能收敛；或风寒袭之，以致气血不能运行者，实有奇验。阳证火毒之患慎用！

4. **豆豉饼灸法**　凡痈疽发背，已溃未溃，可用淡豆豉为末，量疮大小，黄酒和作饼，厚约1cm，置患上灸之，饼干易之。如有疮孔，勿覆孔上，四布豉饼，列艾其上灸之，使微热，勿肉破。如热痛，急易之。日灸三度，令疮口出汗即瘥。

5. **蛴螬灸法**　患痔瘘恶疮，诸药不验者，取蛴螬，剪去两头，按疮口上，以艾灸之，7壮一易，不过7枚，无不效者。

凡患诸疮恶毒，用以上诸灸法时，倘见痰喘神昏、头项浮肿者，此火毒入里之候，以清心安胃方调之，护心散，或麦冬（去心）、粳米各半两，煎汤徐徐热服，或绿豆衣煎汤兑白砂糖温服，或饮菜籽油、麻油，俱可护心安胃解毒。

6. **桑木柴烘法**　祛风活血，温经散瘀。治一切痈疽恶毒、瘰疬顽疮。如用灸法不愈者，烘之甚效。干桑枝，或干桑木劈细，扎作小把，烧燃一头，吹熄明火，靠近患处熏之，每次烘三五分钟，日烘三五次，以瘀肉腐动为度。未溃烘之，解毒消散；已溃则助阳化结，祛腐生肌。半阴半阳证肿而木痛者，烘之甚妙。阴疽不发，烘之即起。简便灵效之法也。

7. **葱蜜膏热敷**　此法主治半阴半阳证及一切无名肿毒，初起肿痛尚未成脓者，极效。方用葱头、灰面、白蜜各等份，捣融烘热，敷于疮毒患头；或四围留头，冷则易之。

8. **神灯照法** 此法功同桑木柴烘法。治发背、对口、乳痈、乳岩、鱼口、便毒及一切疮毒，不论已成未成，已破未破，破者尤妙。明雄、血竭、朱砂、没药各 3g，麝香 0.6g，共捣细粉，用绵纸撒药，卷成条，长尺许，每条入药 0.9g。用时以麻油润透，火燃，离疮半寸许，自外而内，周围缓缓照之。疮毒随药照即散，可免内攻。初用 3 条，渐加至五七条。待疮势渐平，亦渐减条数。每日照 1 次。照后外贴膏药，内服托里之剂。凡阴疮不发，用此照之甚效。

9. **砭刺法** 此法适用于红丝疔走散，赤游丹毒，以及一切红肿热毒，时疫温毒，瘀血壅盛等症，均可刺之，以泻其毒。若疮毒脓已成，头软应指，而不破者，亦可用砭刺破头，流出毒脓，但刺砭勿深，恐伤好肉耳。法用细瓷片锋利者，用筷子 1 支，破其一头，深分许，将瓷片插入破缝，夹住缚紧，高度白酒浸泡片刻，手持轻刺患处，令毒血随刺而出。不消，复刺之。用三棱针刺，亦同此法。红丝疔走散（多从四肢向胸腹走），当头离寸许拦刺令出血，或寸寸挑断，随即消退。喉痛、乳蛾尤宜急用此法，以泻壅肿毒血。

10. **药筒拔法** 凡痈疽诸毒至半个月不发不起，肿硬痛甚，脓深不得出者，先以铍针品字样刺三孔，量疮深浅刺毕，竹筒水煮，速甩尽水，趁热合于疮孔上，拔出脓血。所出脓血，色红黄鲜明者易愈，色紫黑者毒重难治。

竹筒须预制，长短粗细必视疮之大小用之。用时先将竹筒同羌活、独活、紫苏、蕲艾、菖蒲、白芷、甘草各 15g，连须葱 100g，水数碗，熬滚后煮数十滚，量疮大小，用筒粗细，以镊子夹起筒，甩令水尽，速合疮口上，如拔火罐法。若脓未尽，次日续拔之。毒浅小疡勿拔，恐伤气血。

附：洗涤法

洗涤一法，乃外科之要法也。洗涤有活血消毒、祛腐定痛之功效。初起洗之有消肿散瘀、活血化结之力，已溃洗之祛腐护新，溃久洗之软坚回阳，使毒无壅滞、深烂，或外溢浸伤新肉也。此法之用，宜视患之阴阳虚实，毒之深浅久暂，适证用方，洗之方效。但只可洗疮，切戒全身沐浴，以防疮毒入内耳。

1. **葱归溻肿汤** 主治痈疽诸毒，初起将溃之时，洗之可使疮内热痒，有消肿、促溃、缓痛之功。白芷、独活各 9g，葱头 7 个，当归 9g，甘草 9g，水三大碗，煮至汤醇，滤去渣，以净纱布蘸药洗。不热则易之。

2. **艾绒敷法** 主治阴疮黑陷，不知疼痛。以此敷之，知痛则顺，不知痛或出紫黑血者逆。用此法同时，内以千金托里散服之，以托毒回阳。硫黄、雄黄各

15g，艾绒 500g。二黄为末，同艾入水煎半日，水将干，取艾出，捣烂，温敷患处。再煎再易，十余次为度。

3. **猪蹄汤洗法** 此方治痈疽诸毒，已溃流脓者。熬好洗之，以助肉气，消肿散风，脱腐止痛。有祛恶肉、活死肌、润疮口之功。如腐已尽者，勿用此法，当用米泔水熬洗之，令疮洁净。不可过洗，过洗则伤水，皮肤破烂，难生肌肉敛口矣。黄芩、甘草、当归、赤芍、白芷、蜂房、羌活各等份，共为粗末，视疮大小，定药多少。先将猪前蹄 1 只，用水六碗，煮蹄软为度，将汁滤清，吹去汁上油花，即用药末 30g 投入汁中，再用微火煎十数沸，滤去渣，候汤微温，倾入盆中，放疮下，用净纱布蘸水淋洗疮上，并入孔内轻手揉尽内脓，使败腐宿脓随汤而出，以净为度，再以纱布块数层，蘸净汤勿令太干，覆于疮上，双手轻按片时，布温再换，如此按四五次。可以流通血气，解毒止痛祛瘀也。洗讫，用纱布擦干，即随证以适用之药贴上。

4. **黄芪煎水洗法** 此法适用于痈疽溃烂日久，气血俱虚，时流坏水如酱油状，或流清淡血水，或流清淡脓水，用此洗之，以温和气血，涤出污秽，促进新肉生长。黄芪 60g，水三大碗，文火煎半小时，滤净渣，微温冲洗疮患，务使腐秽去净，再用生肌玉红膏厚敷溃面，外以净纱布盖之，1 日冲洗 2 次。内服黄芪中和汤，可获良效。虚寒者，可加生姜 9 ~ 15g 同煎，以增强温和之功。

5. **金银花水洗法** 此法多用于阳实热证。溃后洗之，以去坏腐。金银花 30 ~ 60g 煎水，滤净渣，微温冲洗之。内服托毒之方，以促毒腐早尽，新肉早生，溃口早敛。

附：痈疽疮疡十顺十逆十禁忌

痈疽疮疡十顺证

一、声清，神爽，纳香，脉和，二便如常，肤色红活，不兼他症者，顺。

二、无论痈疽，从小而大，速起速发，顶高明亮，根脚收束，知痛痒者，顺。

三、初起能消，脓成易溃，溃后脓稠、流畅，脓尽新生红润者，顺。

四、疮毒不流走，不起肛，不塌陷，不干黑，不流臭水者，顺。

五、患处周围肤色明亮，光泽红润，不浮肿，不紫暗，皮肤不破损、无异感者，顺。

六、痛而不木，痒而不麻，饮食如常，毒不散漫者，顺。

七、无论痈疽诸毒，治之即应，逐渐向愈而不反复者，顺。

八、毒发一处，疮不连生，无宿疾，无新患者，顺。

九、毒发皮里膜外，软肉之间，不深下，不生骨骺，不伤筋骨，不生险穴道，内无重要脏器，易于治愈者，顺。

十、病人知利害，遵医嘱，调理得当，配合治疗，不犯禁忌者，顺。

痈疽疮疡十逆证

一、身体浮肿，呕吐呃逆，肠鸣泄泻，口糜满布者，逆。

二、疮陷色暗，时流污水，汗出肢冷，嗜卧声微者，逆。

三、神识昏愦，心烦舌燥，疮色紫暗，语言不清者，逆。

四、身体强直，目难正视，疮流血水，惊悸时作者，逆。

五、形容憔悴，毒陷脓臭，不思饮食，纳药呕吐者，逆。

六、皮肤枯槁，痰多声喑，呼吸喘急，鼻翼煽动者，逆。

七、时渴引饮，面容惨黑，咽喉干燥，阴囊内缩者，逆。

八、原患未愈，新毒又起，正本不足，复感它邪者，逆。

九、百医无效，痛号不已，气血日败，毒邪不解者，逆。

十、不知禁忌，疮愈再发，反复无度，正虚毒胜者，逆。

痈疽疮疡十禁忌

一忌：房劳走泄，梦滑手淫。犯之毒陷，邪恋难愈。

二忌：忧思恚怒，饥饱失度。犯之毒滞，邪难畅出。

三忌：辛燥冷腻，发毒食品。犯之滞邪，患必反复。

四忌：阴阳不分，痈疽同治。犯之益疾，疮多转逆。

五忌：好奇试医，方药杂施。犯此侥幸，多致痼疾。

六忌：冷热沐浴，室内不洁。犯之毒陷，须防不测。

七忌：道听途说，不遵医嘱。屡犯禁忌，必招苦楚。

八忌：迷信巫咒，不予医治。犯此大忌，必误病机。

九忌：事不介意，无所谓也。小恙养大，谁之过欤？

十忌：自恃小技，以为世秘。欲包万象，自误自欺。

以上十忌，无论医者、患者，俱当慎之！若此则轻浅之疾不致拖沓、延误而难愈也。尤其险重之患，更须加倍谨慎！

凡患痈疽诸毒者，切宜慎风寒，谨口腹，适起居，清心宁神。药饵宜精洁，饮食应适时，切勿暴饮暴食。疮患初愈，尤当戒房事，适劳逸，犯之患口必难合。纵是新肉已满，亦必立腐！倘反复无度，不知避忌者，疮必累月经年，口不得收。且多有小便涩数、消渴、消中等症，甚则津液枯涸，肌肉瘦削而危，可不慎之再慎乎！故诸忌中走泄为第一忌也。又有大疽发背，溃烂腥秽尤甚，切忌蚊蝇毛虫及诸杂物灰尘潜入。倘入，必大痛烂甚，患苦增剧。血与气得香洁则行，受污秽则滞。且香则醒脾进食，洁则防毒侵染，皆利患愈也。故患痈疽大毒者，宜居清洁之室。

按语：我从 1965～1995 年，30 年中治疗无数例各种痈疽疮疡，包括险症、坏证。无论初起或延误时日，皆得一一治愈，其中不乏欲截肢指（趾）者。后 20 年痈疽疮疡极少见，无菌性骨坏死、带状疱疹误治引起溃烂、各种癌症逐渐增多，较之体外疮疡，治之难度大多矣！体外之患，治之较易。其中并无奥妙，只是辨别阴阳虚实，对证用药，内外兼治；叮嘱患者，忌口保养，配合治疗可矣。用方不在多，要在对证加减。然而体内之患不易早期发现，已经确诊，多数已晚。加之药效难以直达病所，轻则无效，重则伤正，因而治疗难度加大。医者父母心，疑难顽症增多，寻找实效方药，难得小憩！

《外科症治全生集》自序曰："药不对证，枉死者多。""如以阴虚阳实分别治之，痈疽断无死证矣。"余受王氏"断无死证"、力求"全生"之激励，在肌死骨坏、久溃不敛症候上，力求"五全"上上之策，认真领悟《内经》阴阳之理，仔细辨证，精心选方，亲手制药，经过五十余年临证，对"阴虚阳实分别治之"之说，十分信服。对治疗经验，认真记录，将心得小结为《疮疡证治》一卷，余甚珍之。此卷为余实践王氏《外科症治全生集》经验心得，数十年心血。今又将治疗肌死骨坏一证专题编辑，和余领会《内经》阳生阴杀之理，一并集于小册，以伸扬分阴阳两治之义。孙子曰："知己知彼，百战不殆。"譬如肌死骨坏，缘何久难治愈？阳气失于温煦也；缘何久溃不敛？阴血失于濡养也，此乃为"彼"。既知病因病机，若无适证之方，何以治之？此乃在"己"也。王氏《外科症治全生集》阳和汤、小金丸、西黄丸、醒消丸等方，即是精论之下配以确切实效之方，故称"百无一失"。其方虽然不能照搬，却有指导意义。结合今人之病，现有能得之药，切合病证之用，灵活变通，以验为准，仍能应手奏效。

虽然许多名贵药材难以寻到，如天然牛黄、天然麝香当门子等，但只要熟谙药性，仍可在古方方义之下，加减出切合今病之方。虽然有些药物难得，仍可不悖圣训，谨遵先贤，依然能收到满意效果。余治肌死骨坏、久溃不敛一类症候，极少使用昂贵之品，依然收到满意效果。若能得到真药、名药，治病把握当然更大，其中麝香、牛黄最为重要。无奈真品几乎绝迹，人工合成亦不易买到，而且价格很高、假货泛滥，无疑为中医治疗顽疾增加困难！但怀执着之心，竭力探索新方，疗效亦逐步提高。谨记先贤教诲，必得"天助神佑"，妙机独悟。五十余年临证体会，绝无半句虚说。天道酬勤，种瓜得瓜。一生平庸，即使活百岁，又何益焉？人过留名，雁过留声。给后代留个念想，则不愧到红尘一行。余治黄某欲截肢一案，曾被《十堰日报》于2011年4月3日登载，由此引起国内外相关机构和媒体关注，予发奖杯、授荣誉等，均被余婉拒，因为生来不爱张扬。余已年逾古稀，能安心给人治病，稍有闲暇，整理小结临证经验，是余晚年惟一重要使命。

数代经验，丢之可惜。暮年在尚有精力之时，每日除应诊外，将成熟治验反复筛选，整理成册。若能流传于世，对于留心此道者，或可有所裨益。抛砖引玉，诚望高人指点。

卷五　痧症证治

一、痧症外治法

（一）刮痧法

适应证：不明原因胸脘痞闷，无故心烦，脊强背痛，四肢强滞，甚或腹胀、腹痛、肠鸣，二便欲解而不畅，甚则烦躁不宁等症。

操作法：用无破损边缘圆滑铜钱，或光滑细瓷酒盅、小碗，以香油抹湿肘弯、腿弯（胳膊肘内弯处曲泽穴上下、腿后弯委中穴上下），用铜钱或酒盅蘸香油，先从肘弯、继而腿弯共四处，由上向下轻轻刮之。如是痧症，刮一二十下，必有黑紫色瘀血点出现，则是痧气已出。如病情仍不减轻，则是痧毒太深，可用消毒三棱针点刺瘀血点，放出黑血，其病必轻。

若是突发胸腹憋闷胀痛，下窍不通，病情重者，可用小细瓷碗蘸香油从颈后高骨处向下刮至尾骶，用力由轻渐重，继而再刮两腿弯处至足跟，如出现瘀血斑点，病情未见明显减轻时，可点刺瘀血斑点，放出瘀血，病情多能随之明显减轻，甚至不适症状随即消除。

（二）扯痧法（亦称拍痧）

适应证：同刮痧法。

操作法：夏秋季节，痧症多发，治之得法，其病多能速愈。其法用水拍湿喉结及两旁（大迎穴处）、两手臂弯（曲泽穴处）、两腿弯（委中穴处）皮肤，将食指、中指卷曲，夹捏以上等处皮肤，用力揪扯一二十下，即可发现痧气，皮肤露出紫黑颜色。若是毒重，则皮上必有紫黑点或一道紫黑色高起，须用消毒三棱针在紫黑处轻轻刺破浮皮，即流出黑血，不适症状随除。至于喉结及其两旁不可轻易刺之。以上皆为简便易行之法，若在野外及旅途之时，偶感痧气不适，一时找不到医药，自己换手扯痧，亦可立见效果，较之针灸、服药，见效更快。亲见民间广为使用，及时消除小灾小病，尤其是痧症猝起之患，多能手到病除。至少胸闷腹胀或者烦躁郁闷、肢体强滞等症，随之即可减轻。

民间亦有用手蘸凉水，拍打双上肢内侧，从肩内侧三角肌处至手腕、双下肢后侧腿弯至足跟等处，连续拍打数十下，见有瘀紫斑出现，其胸腹郁闷或胀痛等症随之减轻。如不适症状减轻不明显时，亦可用针点刺瘀斑，瘀血出而病情亦轻，甚至治愈平素无病、突发痧症的腹胀烦闷等症。

（三）焠痧法（俗称"烧灯火"）

适应证：麻疹或斑疹闭郁不出，毒滞营血，皮下隐隐斑点，肤色瘀暗，甚则高热神昏，或郁闷不语等症。

操作法：痧在肌表未发出者，用灯亮照之，隐隐皮间，且慢焠之，待其发出，状如蚊叮，粒如隐疹，疏则累累，密则成片，或发过一层复发两三层。看头额、胸前及两旁，或腹上与肩膊处，照定红点，用较粗灯芯蘸香油干湿得宜，点燃对准红点焠之，及时爆响。焠毕即觉胸腹宽松，痛亦随减。此法亦适宜于麻疹正出时闭郁，肤色瘀暗，高热神昏，喘促憋闷等症，可及时缓解症状，并帮助内服表散药，使麻疹复出。小儿高热惊风，出现牙关噤闭、四肢抽搐等症，亦常用此法焠之，以开闭醒神。

（四）刺痧法（古称"砭刺法"）

适应证：斑疹隐疹，麻疹闭郁，乳蛾，"肛风"，胸闷腹胀，高热神昏，烦躁谵语，甚则大便不通，腹胀如鼓，腹痛，情势危急之症。

【操作法】头顶百会穴、眉心迎堂穴、两太阳穴、人中穴、指趾头近甲处十宣穴、两臂弯、两腿弯等处，尤其是咽喉血疱、肛门血疱，堵塞上、下窍的，速以消毒三棱针轻轻刺破瘀血点或血疱，流出紫黑色血，以泻毒邪。此法亦适宜于乳蛾、急喉风、民间称为"肛风"、痧症毒滞营血等病症的应急处治，刺破斑疹瘀点及上、下窍血疱，速去瘀血毒滞，缓解危急，继而对证用药调治。年轻体健，偶患痧症的，大多点刺瘀点或刺破血疱，当即腹胀烦躁等症即除，不需服药即愈。但要饮食清淡数日，万万不可饮酒，暂勿食荤腥油腻及辛辣之物。

（五）诸法应用简述

痧筋现者，为毒入血分，宜刺之以泻毒滞；乍隐乍现者，毒入气分，待其痧筋现而刺之；微见者乃毒阻气分，治宜通其肠胃，痧筋自现。至于痧筋及瘀血斑点伏而不现者，必从脉证辨之，血瘀宜散，食积宜消，痰积则驱，结聚解而痧筋复现，然后可刺。痧筋或现一处，或现数处，必刺去恶血，令痧毒尽泻，病去身安则已，不适则对证调治，痧无不愈者。

倘若痧毒初尽，而误饮热汤温酒，或骤食荤腥油腻，或心情抑郁，或复感六淫不正之气等，痧筋反隐而不现，腹胀、腹痛、脊强等症复现者，刮法痧筋不出者，或散或消或驱，而后痧筋现而刺之。气滞血凝，瘀阻胸腹，憋闷刺痛，刮、放（放血）不尽者，当先内服活血散瘀药，若不适症状仍未尽除者，可再行刮、放。发痧若遇恼怒，伤肝作胀，刮、放难尽者，又当先服破气行瘀药，继而再刮、放。其余兼症，病情较重的，皆宜内外兼治，痧毒尽可渐消。

以上诸法，可单用一法，亦可诸法配合应用，必视病情轻重而定。其主要作用都是行气降逆、活血散瘀、泻热排毒。常用于郁怒气逆，血瘀毒滞，或感受四时不正之气，暑湿秽浊所侵，或饮食不洁，肠胃受伤等原因引起的胸腹胀闷，欲吐不出，欲泻不下，腹痛鼓胀，脊强肢困，甚至神情郁闷，逆乱烦躁等症，而平时并无宿疾，民间称为"翻病""发痧子"，应用以上诸法及时治之，快则数分钟即愈，慢则一二日病除。屡用皆验之法，且简便易行，不可忽之。

砭刺法民间还常用于所谓"肛风"，起病突然，多为心情郁闷，胸腹胀满，上为呕逆不出，下为二便不通，甚至体强胀痛，肠鸣腹胀如鼓等危急症候，且多在夜半或夏秋季节饮食不洁，或郁闷怄气暴怒之后，或接触污秽浊气，猝然出现以上等症，经过刮痧、扯痧后仍不起作用时，速观看咽喉、肛门二处，如有紫黑色血疱堵塞，速用消毒三棱针横刺（不可垂直刺入太深），以刺破血疱，流出紫黑色瘀血为度。瘀血出尽，用淡盐水洗净肛门及其周围。此法用于痧毒重者，毒滞随瘀血流出，腹胀郁闷等症即除，甚至数分钟其病若失，身体恢复正常。此法不仅民间广为使用，传统中医也都使用，本人曾用此法治过数百人，包括自己35岁时夏末一次晚饭后，不明原因胸脘郁闷，随之腹胀腹痛，脊背强痛，欲吐不出，欲泻不下，腹部迅速鼓胀，让家人看肛门，果有紫疱堵塞，用上法刺之，数分钟即安。

古书无明确记载，应属于砭刺放血疗法，毒随血出而解，热随血出而清，临证常获速效，亦未见有任何不良反应或遗患。有人猝患急乳蛾，呼吸憋闷，突发腹痛鼓胀，很快毙命，皆因忽略上、下二窍，未能及时放血通窍所致。作为医者，不可拘泥于"土法""洋法""正规""民间"，只要安全有效，不留后患，不忽略潜在疾患，不延误治疗时机，能及时挽救生命的，皆为善法。余不虑非议，只将能治病救人之法，一并梳理小结，让它在治病实践中予以验证。在此补录《验方新编》痧症简便疗法二则。

盐擦法 以食盐一握，揉擦两手腕、两胁、两足心、心窝、背心八处，擦出许多紫红点，渐觉松快而愈。一切痧胀及中暑、吐泻等症，虽垂死亦活，此第一简便良方也。

又方 生白矾为末，每服 3g，不拘男妇，用阴阳水调下。各项痧症及受暑昏晕不省人事者服之，立可回生。此物能升清降浊，故奏效如神。存心济人者，宜佩带身旁，或路道，或深夜，可当仙丹救人。此法民间亦广为使用，对于伤暑受热、误饮不洁之水等原因引起的突发脘腹胀闷疼痛，时欲呕吐后泄泻等急症，无阴阳水用凉开水调服 1～3g，确有止呕吐、腹痛作用。但要排除急腹症如急性阑尾炎、胃穿孔、肠梗阻，以及脑梗中风、心梗等急重症。

二、痧症用药大法

凡治痧症用药，若得其宜，未有不效者。痧之为病，乃感受四时不正之气，故当以驱邪为主，不可先用养正。宜疏散不可过于发汗，宜下降不可升提，宜凉解不宜辛热，宜清里不宜滞涩，宜消导不宜补益，宜开通不宜收敛，宜行气不宜补气，宜活血不宜补血，佐之以解毒，兼之以清火，化气以消其胀，行血以逐其邪，此痧症用药之大法。又须因病制宜，用荆芥、防风之类，从表而散之；用陈皮、青皮之类，从中而消之；用枳实、大黄之类，从大便而下之；用木通、泽泻之类，从小便而利之；山楂、莱菔子，所以治食积阻滞；槟榔、莪术，则驱其积滞；香附、砂仁，开其气闭；红花、金银花，活血解毒，此为因病用药之大法。

药忌 用药一差，凶险立见，先知其忌，则思过半矣。参、芪、白术、山药，恐补毒气，痧所大忌；熟地黄、白芍，补血敛血，痧所大忌，用之恐成痧块难治，一应甘甜之味俱不宜；茯苓、猪苓，恐其渗湿，转实痧气，俱在禁例；半夏、白芷、苍术，性燥忌用；升麻禁用，恐提痧气，上升难遏；麻黄发表太过禁用；附子、肉桂、吴茱萸禁用，恐助毒，立时有变；干姜能助热毒，当忌（过

饮冷水者宜少用，以其善散寒气）；五味子、木瓜酸敛忌用；竹沥性寒禁用，用
须姜汁，方走经络，不用为佳；杜仲、补骨脂、枸杞子，即使腰痛亦不可用；茯
神、柏子仁、酸枣仁，即使虚烦不眠，亦不可用；肉苁蓉、巴戟天，尤所大忌。
半夏、藿香止吐，独痧症作吐，半夏性燥，须防益助火邪，必不可用；藿香唯取
其正气以治秽触，倘肠胃有食积、血瘀，阻滞痧毒，骤用此以止吐，反有闭门捉
盗之忧。

痧为厉气，入气分则作肿作胀，入血分则为蓄为瘀，遇食积痰火则气阻血
滞，最忌热汤、热酒。不论犯者虚实，皆以有余治，绝无补法，用药克削，病自
当之，中病即已。

药宜　陈皮、青皮，陈行痧气，青伐肝气，痧气壅阻郁结不行者，非此不
利。枳壳、枳实，破痧气，驱毒气，除胀气，下食气，积滞壅塞者，非此不开，
枳壳性缓，枳实性速，各有所宜。荆芥、防风，透肌解表而散痧毒，痧筋隐隐不
发者，非此不现。柴胡和解表里，专治少阳胆经寒热往来。前胡消痰止嗽，表热
者宜用。葛根散阳明胃经之邪，兼能解渴。厚朴宽中止呕，消痰下气。薄荷辛凉
利窍，消肿解毒，消气清咽。紫苏疏风顺气，身热当用。独活发散湿热，其性至
颈而还，力不能过发，且可活血解痧毒，是最要之味。细辛通窍散痧，气实气滞
者，可谓散痧之妙药，但痧毒轻而体气不实者慎用，因其极散真气。桔梗入肺
经，其性上而复下，故能引枳壳破胸中至高之气。

香附行血中之气，恐其香燥，须用童便制，行血酒炒，敛血醋炒。延胡索活
血行气，理血气凝滞作痛。五灵脂善消宿血，血块凝滞不散，非此不破。郁金能
入心经散郁消痧，痧毒攻心者，非此不能奏功。木香行滞气，燥湿气，驱寒气，
开郁气，痧后腹痛不解，此为佳品。砂仁顺气开郁，散痧消食，始终可用。乌
药善行周身之气，凡痧所阻滞者，得此无处不到。秦艽活血祛风，消痧毒筋骨疼
痛，壮实不清者，非此不解。连翘消痧毒，解诸经火邪，清热而不滞，为治痧毒
要品。栀子凉心去火，发斑并痧根红者可用。贝母，川贝、浙贝专治痰热，土贝
兼破瘀血。白芥子，胁下之痰，非此不达。天冬、麦冬（去心），润肺消痰，一
治本，一治标。杏仁泻肺润肠胃，利气消痰涎。桑白皮、马兜铃，治嗽泻肺，肺
虚肺寒者慎用。赤芍活血，发斑者可用。陈香橼破气消食。丹参凉血活血。山
楂、莱菔子、麦芽、神曲，痧为食壅，善消而不暴。

红花、茜草、金银花，活血解痧毒。桃仁破瘀活血，痧为血阻，非此不流，
痧为血滞，非此不顺。苏木祛新旧瘀血，非此莫及。荆三棱、蓬莪术，食积腹

痛，痧毒阻滞痞闷者宜用。牛膝活血，引痧气下行。香薷通上彻下，利水气，为治伤暑要药。牛蒡子解痧毒清咽喉，治痧要药。刘寄奴散瘀血，解痧毒，下气消胀破血仙药，多服令人下痢。紫花地丁解毒化斑。泽兰叶解痧毒。益母草，经血瘀滞可调。地骨皮退热除蒸，止阴虚骨蒸劳热。菊花清肝解毒，叶亦可用。青黛治痧至妙之品。晚蚕沙解痧毒治热。穿山甲透痧消痰，破瘀托毒，善走经络之神品，经络诸药所不到者，非此不达。乳香、没药，消瘀血而不伤新血，痧症以治血结。阿魏破积聚，逐恶血，其功甚大。皂角刺透毒，能引诸药至于痧毒血瘀之所。胡麻仁润大肠，肠胃燥结者宜用。雄黄、牛黄、胆南星、天竺黄，消痰丸中宜用。麝香开窍，散痧之功甚大。明矾解痧毒，消痰定痛，用之探吐宿食亦妙。石膏用治暑痧最多，自汗大渴，用白虎汤即解。

龟甲破宿血，痧在胸用上截，在下用下截酥炙。僵蚕活血分之痰，佐穿山甲透经络以破瘀毒。童便解痧毒，消痰降火最速，定痛，治泻痢，痢下血水，诸药莫及。板蓝根，普济消毒饮中用之以解瘟毒。梅花得一元之气，治痧上品。天仙子即红蓼子，治痧块多用，亦去痞积。姜黄理血中之气，破血散瘀，性烈于郁金，血虚者勿用。槟榔破滞消食，气虚下陷者慎用。降香辟邪浊，治胸脘痞闷疼痛。白豆蔻利三焦，醒脾胃，散滞气，消酒积，火升作呕、因热腹痛、气虚诸症，皆当忌用。大腹皮下气行水，宽胀消肿，治痞胀，正气虚者忌用。威灵仙善走十二经络，治诸风痰积，浮肿闭结，然走真气耗血，用量须慎。诸药各有宜忌，要在诊病辨证无误，选方用药，正中肯綮，服之方效。

由上可见，结合上代和自己临证五十余年体会，痧症多属暴急之症，且实多虚少，实指外感时邪、内伤饮食或不洁；虚乃素体正气不足，复感时邪或饮食不洁，以致气机失和，升降逆乱，胸腹胀闷、肢体困倦或强痛等症，故有"痧无补法"之说，必先祛邪为要，而后对证调之。故痧症用药，首以祛邪为主，不可轻用补益、温燥、收敛及过于苦寒之味，总宜疏导为要。适宜药中，几乎都是疏表、通里、解毒、活血之类，加以刮、拍、点刺放血等方法，都是迅速排毒、理气活血、疏通内外之法。

宜忌相半　羌活，痧症忌发表太过，若疼痛或因寒起，更兼痧症，欲引太阳经药，可用少量。川芎，上行头目，头角骨（太阳穴处）痛者必需，下通血海，肝脏不荣者用少量，多则恐提痧气。藿香，痧症作吐，取其正气以治秽触，然必痧毒无阻，乃可俟冷饮之。沉香、檀香、丁香，痧始发忌用，若痧后心腹疼痛不休，胸胁胀闷，寒凝气滞，得此可舒，但用量不可过大。生地黄凉血，血热者可用，血瘀者非宜。当归，头、身、尾各有所宜，用须斟酌，当归尾无妨。黄连，心脉洪实者可用，能解热毒；黄芩，肌热不退者可用，上二味性寒凉凝滞，痧中忌用，用须酒炒。玄参，咽痛肿毒者可用，色黑性凉，紫血痧有瘀血者忌用，亦能清气消痰，滋阴润肺。天花粉，口干渴，连饮水不能止者可用，性沉寒，痧毒未清者慎用，恐凝滞痧气。木通、车前、泽泻，痧气郁阻，小便不利，在所当求；若郁热太重，不因小水者禁用。黑丑，通上彻下，痧毒胀满，必须用此，丸散中奏效，凡破气之味，俱莫能及，但耗散真气，恐人有宜有不宜，故方中不载。大黄，治食积阻遏痧毒，为丸以备急用，其功莫大，若痧胀之极，必须急服此以攻之，然虚实未辨，不可轻用、过用，苦寒之味，用需酒炒，以去积滞痧毒。

三、痧症饮食宜忌

痧气壅满胸膈，甚者数日不食，唯俟痧气尽，然后与之。痧气初退觉饿，如若突进饮食，病情即刻转重，必忍耐一二日，乃可完全。当中可用黄小米煮稀粥等，极其清淡、且容易消化食物少量食之。痧后多戒荤腥油腻之物数日，以防屡发之忧。病后亦有不喜食者，有食后疼痛复作者，又有惧伤寒或疼痛而饿坏者，其间饮食最要斟酌，宜、忌不可不审。调摄得宜，则病易愈而少有后患。反之，忽略医嘱，因馋犯禁，虽得一时满足，却使旧疾屡犯，故饮食宜忌，不可不慎。

食忌 生姜（因其温热，痧所大忌，勿作药引）、龙眼、大枣、辣酱、花椒、胡椒、烟、茶、酒（火酒、啤酒等一切酒）、醋、麦面及粉丝、面筋、糯米及团粽、所有荤腥（牛、羊、猪、狗、鸡、鸭、鱼、蟹等）、葱、蒜、韭、芫荽、香椿芽、芥菜、生冷瓜果（如桃、李、梅、杏）等。

发痧饮粥汤、热汤、热酒等，轻者必重，重者必危。吃米食诸物，恐结成痧块，日久变生他疾，难以治疗。并忌热汤、冷水洗澡，愈洗愈将毒气赶入腹内。

食宜 黑砂糖，活瘀血，解痧毒，凡瘀血作痛者，得此则安。食盐，解痧毒，定痛，用之吐去新食。芋艿（芋头），治痧热，解毒，有痧患者生食之甘美。灯心草汤，口渴者饮之，作药引可用。芦粟汤、山楂汤、莱菔子汤、芦柴根（芦根）汤、荸荠、百合、藕、西瓜，可适量食之。

待痛止后，知饥方可吃饭汤，清水煮黄小米、大米（勿用糯米）汤、米糊汤，虽宜但不可骤食过多，且不可热食，不然则复发痧气。陈大麦，但要洁净无霉变、无鼠虫污染的，用以煮粥食之佳。

四、痧症辨略

痧分经络　腰背颠顶，连及风府（风府穴，脑后发际上），胀痛难忍，足太阳膀胱经痧。两目赤肿，唇干鼻燥，腹中绞痛，足阳明胃经痧。胁肋胀痛，痛连两耳，足少阳胆经痧。腹胀板痛，不能屈伸，四肢无力，泄泻不已，足太阴脾经痧。心胸吊痛，身重难移，作肿作胀，足厥阴肝经痧。痛连腰肾（外肾睾丸），小腹胀硬，足少阴肾经痧。咳嗽声哑，气逆发呛，手太阴肺经痧。半身疼痛麻木，左足不能屈伸，手太阳小肠经痧。半身胀痛，不能俯仰，右足不能屈伸，手阳明大肠经痧。病重昏沉，或狂言不省人事，手少阴心经痧。或醒或寐，或独语一二句，手厥阴心包络经痧。胸腹热胀，揭去衣被，干燥无极，手少阳三焦经痧。明此以便加引药及针刺。引药：膀胱经藁本、黄柏。小肠经少用羌活。胃经葛根、石膏、厚朴。大肠经少用白芷。脾经酒炒白芍。肾经独活、盐、酒，去桂。胆经、肝经柴胡。三焦经青皮，川芎少用。心包络经牡丹皮。肺经葱白、桔梗。心经独活、细辛。

痧看凉热　痧犯太阳则头痛发热。痧犯少阳则耳旁肿胀，寒热往来。痧犯阳明则面目如火，但热不寒。痧犯太阴则腹痛。痧犯厥阴则小腹或胸胁痛。犯少阴则腰痛（此二经多身凉）。犯肺则咳嗽痰喘，微热，甚则鼻衄。犯心则心痛或心胀，头额冷汗如珠，身或热或凉。犯膀胱则溺血，甚则身热。犯大肠则痢下脓血，重则呕吐身热。犯肝则沉重不能转侧，晡热内热，甚则吐血。犯三焦则热毒内攻，上则口渴，下则秘结。

凡痧气壅阻发而为热，若误为外感传经热证而发汗温饮，虽慢痧迟缓，亦必变出头汗、发狂、谵语等种种重症。不知外感之脉浮数而紧，热证之脉洪数有力，痧症之脉终有不同，或有可疑，或脉与症悖，须看痧筋有无辨之。痧症身凉而内热者，宜攻其里，表实者宜透其肌。用药随时活变，在于随证活法。

痧分表里　痧感肌表，人不自知，则入半表半里，故胸中作闷，或作呕吐，或作腹痛。此可猝刮而愈，不愈用金四、金五方（见后）。痧毒入里，故欲吐不吐，欲泻不泻，冲心则心胸大痛，攻腹则盘肠吊痛，可放痧而愈，不愈，用丝三、石六方。痧毒中深，逆攻心膂，立时发晕，气血不流，放亦无紫血，即有亦不多，唯当审脉辨证，确系风寒暑湿，气血食积痰饮，审证求因，然后施治，令其苏醒，气血流动，方可扶起放痧。如不醒，择用丝五、匏一、土五方。如此重症，立时连进汤、丸，方能有救。

痧阻于气分宜刮；壅于血分宜放。痛而绞动者，阻于食积之气分；痛而不移者，壅于血分而有瘀。发于头面上部，为毒气上壅；缠于手足下部，为毒气下注。上吐下泻，为痧气冲激；烦闷气胀，为痧气壅塞。恶寒发热，为痧气遏于肌表；胸膈偏痛，为毒血滞于经络；为肿为胀，为食积血瘀结于肠胃；吐血便血，须防痧气泛溢而忧溃败；咳嗽喘急，痧壅气分而生痰逆；立时闷绝者，为血毒攻心；手足软而不能运动者，为毒血下注；腰胁俱痛，偏痛半身者，身重不能转侧者，皆为毒血壅瘀；变成肿毒溃烂者，为毒血凝滞，攻坏肌表。

痧症审脉　痧脉多微缓细涩，有时弦数，纵浮大亦虚而无力，疾徐不伦，时或六脉俱伏，伏亦无妨，痧退脉即渐还。如头痛壮热，脉应洪实而反微迟者，为痧。厥冷不语，脉应沉细而反滑数者，为痧。脉症不符，便舍症而从脉。诊痧尽此两言。伤寒、杂病，自有本脉，若一兼痧，其脉必变，病多暴急，常法乏效者，需按痧症治，病多立见转机。伤食痧脉多紧实，伤血痧脉多芤涩，伤暑痧脉多洪滑而疾数，伤风痧脉多沉微，秽浊痧脉多变异不常，伤气痧脉多沉伏或如雀啄，伤寒湿痧脉多沉细。或有痧脉似阴证者，尤不可不辨，如伤寒脉沉迟无力，是寒邪直中三阴，治用热药何疑？唯伤寒兼痧，脉似阴证，一服温补热药，痧毒变幻，甚至应对莫及。故于其外见症候稍有不合，便取痧筋验之，有则为痧，无则为阴，凉热异施，宜详审之。且放痧服药后，经络无阻，脉便不复沉伏，然后按脉辨证，治其伤寒本病，则无不验。至于杂症兼痧有沉伏之脉，亦准此法。

凡痧脉微细者生，实大急数者重，洪大无伦者凶。一部无脉者轻，一手无脉者重，两手无脉者危。六脉无根及诸怪脉现而放痧、服药不应者难治。

丹溪治杂症，以气、血、痰为先，痧症亦是如此。痧症有气塞者，为喘急，为胀满，为呕哕，为头眼胀，其痛紧，脉必洪数，属阳；有气闭者，为昏冒、口噤、目翻、肢冷，虽痛口不能言，脉必沉伏，属阴。痧有血热者，为烦躁，为紫斑，为头面赤，为衄，口出红沫，脉必实大属阳。有血阻者，腰痛、胁痛、攻心痛，手足青紫，脉必紧牢，乍大乍小，属阴。痧有痰塞者，喉中辘辘有声，咯吐不出，呕吐酸水清涎，脉必弦滑，属阳。有痰厥者，猝倒，手足厥冷，肌肤芒刺，遍身青筋，坐卧不能转侧，脉必细微，似有似无，属阴。亦不得谓阳痧则生，阴痧则死，痧有脉伏三日亦得救活者，在于辨证、治法得其窍而已。

论吐下　伤寒食未化，下之太早，反因寒邪入胃，变为热邪固结，所食乃成结胸。若痧症新食，以吐为先，至所食即久，骤然痧胀，虽食消未尽，下之无碍。尽因痧本火毒在肠胃，肠胃部分肌肉作肿作胀，盘肠绞痛，遍及脏腑。故外宜刮、放，以泻其毒于表；内可即下，以泻毒于里，则肿胀自当潜消，食积因之通利，可免寒邪入胃变成结胸之忧。但下之必先消散食积，又宜以渐而进，中病即止。恶心呕吐，上吐下泻，泻如水注，此感受暑火暴发，升降失常，清浊不分，所泻皆脏腑津液，急宜五苓散或胃苓汤与服，以分利阴阳，清暑火之气。有夹食积者，亦不可过下，须防津液暴涸，元气大伤。更有吐泻无物，亦有上下关闭，竟不吐泻者，古称"干霍乱"，皆为险症，包括以上吐泻，最好立即住院治疗，以防脱水，危及生命。其中特别需要注意饮食，即使病情控制，亦当谨慎调养。可用六和汤对证加减，调理康复。

五、痧症急症审视提要

急症昏迷，先观唇舌，色黑者凶，黄者重，淡红者略轻。黄知内热，黑知热极，淡红虽热，但用药不可太凉，还要结合舌脉，辨证施治。痧症危急，放血不流，若审无食积或血痰阻滞于中，以阴阳水、晚蚕沙水、细辛水、白砂糖梅水、洁净泥浆水等，择一饮之，稍醒扶起再治。若有食积、血痰，破瘀用红花、桃仁、童便之类，去新食用盐汤、明矾汤吐之。食久痧胀，用山楂、莱菔子、麦芽消之。肠有积阻，用槟榔、大黄驱之。或痰血凝结，昏迷不醒，用香油调麝香少许服下，多可速醒，孕妇禁用。阻滞去，痧气行，痧筋现，而后可刮、可放，当药即药。痧症初发，脏腑未伤，刮、放、药饵，并可同施，以尽早除去痧毒，及时治愈疾患为要。

凡痧药得宜，倘有不效者，或因汤剂寒凉，寒凉直入肠胃，未能达于肌腠血脉，故治宜先刮放。刮放而药仍不效，必刮放痧毒未尽。刮已到，放已尽，而痧犹在，则毒惟在脾胃、肝肾，非药难以治之。

昏迷不醒，难施刮放，当用药救。汤药带冷，虽不能周流血肉，然当热毒攻心，正遇带冷之物顺流而下，昏迷自醒。如仍有不醒者，乃食积、血痰所阻，攻而下之，即可苏醒。痧发无寒证，但亦不可过用寒凉。食不消，积不行，瘀不散，而毒反冰伏。故刮放、用药皆以疏通解毒为先。

痧犯咽喉，则痰喘声响如拉锯，宜先放痧，并用薄荷、牛蒡子、山豆根、童便之类以清之，兼用吹喉药（冰硼散即可），余症可缓治。痧症危急，大便不通，急宜放痧，用泻下药通之。小便不通宜放痧，用利尿药利之。

痧有心胸高起如馒饺者难治。心胸左右或背心一点痛者凶。角弓反张者危。腰肾一片痛者危。胁肋痛者、四肢肿痛者难治。鼻如烟煤者，舌卷囊缩者，环口黧黑者，头汗如珠、喘而不休者，昏迷甚，放无血、服药不应者，痧块大痛、刮放服药皆无效者，俱危。多为实热亢盛，难以遏制所致。

痧感气分而毒在肌表者，或作胀作呕，或微眩微恶寒，不知饥，宜急刮之，毒气不致内攻，则可速愈，是刮之不可不早用。若入血分而毒在血肉者，或痛或泻，或懊恼不安，或发热，或两胁胀痛，宜急刺之，毒气得以外泄则愈。若深入而重者，毒滞于脏腑经络之内，直攻心腹，呼之不应，扶之不起，危在须臾，虽经刮刺，仍不能不用药救之。但有风寒暑湿之宜分，食积痰气之宜辨，应当因证而施治。前人主张先灌凉水使痧气少降，或以阴阳水调服明矾少许，而后进药，寄希速愈得救。最忌热汤热酒、粥饮米食，若不知禁，则轻者必重，重者必危。或成痧块，以致变出奇症，尤须先行刮刺以泄其毒，用药方能取效。

江南多湿，夏秋季节感受暑湿秽浊之气，或野外渴饮寒凉不洁之生水，以致胸脘不舒、体强肢困等症，方用玉枢丹（中成药）适量化服，多能迅速治愈。一般较轻者，藿香正气水（中成药）饮之，亦可缓解，但不如玉枢丹效稳。

所谓大头瘟、疙瘩瘟、虾蟆瘟等，其类多端之瘟症，均须清热解毒为主，治之先上先下，从内从外，自当因证施治。因与治痧相近，故简略述之。普济消毒饮一方对证加减，对以上诸症均有效验。后有新增祛瘴辟瘟丹，可对证应用。但病情复杂危重者，切不可单用中药治疗，有条件速到二甲以上医院抢救为上。治痧古法，仅存参考。

六、痧症分治选录

痧不尽系六气、七情，或因饥饱劳逸，或为秽触疫染，皆可成痧。痧无定脉，凡脉与症不应者，即为痧脉。亦无定症，不论风、食、劳、痰，而以本症治之不效者，皆多痧症之类。

风痧 头痛腿酸，身热自汗，咳嗽腹痛，此时气所感，不可同伤风治法纯用疏风，当刮痧为先，用金一方（方俱见后）。

暑痧 头眩恶心，自汗如雨，脉洪拍拍，上吐下泻，腹痛或紧或慢，金二方主之。暑胀不已者，金三方，竹叶石膏汤，六一散，俱可选用。

阴痧 腹痛而手足冷，宜焠（烧灯火）。或因秽触，用金四方。

阳痧 腹痛而手足暖，刺痧出血即安。或因郁气不通，用金五方。

阴阳痧 此症猝然从腰腿起至心腹痛，上身热、下身冷者易治，上身冷、下身热者难治。急令强健人将热手尽力向下顺捋，并熨足心，急用铜钱蘸香油刮两腿弯委中穴处，刮出痧点，再用瓷片或三棱针刺出涎水，再针刺十指、趾尖出血。如无血，必须再拍、再捋、再刮、再刺，以见血为度。即用滑石末 3g、麻油 1 两调服，服后吐出涎痰宿食，自然大小便俱通，下身渐热。如心腹痛仍不减，方用灶心土、槟榔、藿香、木通、枳壳、芦粟、砂仁各等份，灯心草 30 寸，以阴阳水煎服即愈。

红痧 肤隐红疹，如瘾疹，痧在肌表，外用焠、刮，内服金五方。

斑痧 头眩眼花，恶心呕吐，身有紫斑，痧在血肉，急用刮放，迟则入里生变。当用金五方。

乌痧 满身胀痛，面色生黑，身有黑斑，毒在脏腑，气滞血凝，以致疼痛难忍。用金七方内服，外用老姜汁点眼角，男左女右，汗出即愈。

吐痧 汤水入口即吐，研伏龙肝泡水澄清饮即定，或用此水煎服金四方。

泻痧 水泻不计遍数，不可下，亦不可止涩，惟分利阴阳，用五苓散去桂，白术换苍术，加车前子、木通之类。

紧痧 急痛，霎时晕倒，救迟命危，急应放痧、焠、刮，内服涤痧丸，亦得救活（属于急病痧症，则此法治之，尚要注意有无宿疾及其他疾病。涤痧丸无此方，可用玉枢丹适量服）。

慢痧 痧之慢者，或十日半月，或三四个月而危及生命者，必须速治，迟则痧毒蔓延滞结，在内先坏脏腑，在中损及经络，在表者先溃肌肉，一若失治，便成死症。初犯痧症，邪气盛，元气衰，或旬日辄发，久则时近一个月，盖由胃气本弱，故尔数犯，待痧退后，当用木八方充其胃气，则痧气自断。

晕痧 一时昏晕跌倒，乃痧毒所攻，毒血一冲，必坏脏腑，盖毒血与食积痰气结聚心腹胸膈之间，而经络不转，气血不通，虽已刮放，而痧毒不出。治法视其食积、痰血、气阻及暑热、伏热、秽触之类，急用药消散，俟胸膈一松，昏迷自醒，然后验痧筋刺之，药用金八、石一丸。亦要细审有无宿疾，如高血压、脑梗、羊痫风等病。

绞肠痧 心腹绞肠大痛，如板硬，如绳转，如筋吊，如锥刺刀割，轻者亦微微绞痛，胀闷非常，放痧可愈。若不愈，必审脉证，以辨暑、秽、食积、痰血所阻而施治，须连进数剂，俟少安，方可渐为调理，方用石二至八方（谨防肠梗阻、急性阑尾炎等病）。

一妇绞痛危急，刮放不愈，右手脉伏，放痧30针，用石二末、金八丸，清茶饮之，并用石三方服下，熟睡愈。

一妇口吐痰涎，腹中绞痛，刮之稍安，用药不效，次日复昏沉大痛，先刺指头出血，用石四末砂仁汤冲服，并用金一方加丹参、山豆根、茜草根、金银花、山楂、莱菔子，水煎服下而安。

一人盘肠绞痛，脉伏，刮痧，用石五、石六方稍愈，黄昏复绞痛叫喊，又用石七、石八方而痊。

抽筋痧 两足抽筋疼甚，忽至一身青筋胀起如箸粗，将处处大放毒血，方用丝一丸。

暗痧 心中闷闷不已，欲食不食，行坐如常，即饮温热，不见凶处，并无心腹腰背疼痛，但憔悴日甚，若不知治，亦成大害。此痧之慢而轻者，放之即愈。更有头痛发热，心中作胀，类似伤寒；有寒热往来，似疟非疟，闷闷不已；有咳嗽烦闷，似乎伤风；有头面肿胀，两目如火；有四肢红肿，身体重滞不能转侧，此痧之慢而重者。误吃热物，遂沉重昏迷，或喘急狂乱，此等当审脉辨证，在表者刮，在中者放，在里者或丸散或煎剂，须连进数服，俟少安渐为调理，方用丝二、三、四方。

一孀妇于四月间忽然昏迷沉重，肤色变黑，左脉洪大，右脉沉微，此为暗痧。腿弯青筋三条，刺流紫黑血如注，不醒，次日用石二方稍苏。至五日复刺痧，用丝二方乃能大醒，再调理而愈。

一老人六月发热沉重，昏迷不醒，舌上黑苔芒刺，狂骂不绝，六脉俱伏，刺血不流，用石二方、丝三方稍冷饮之，又用金三方，次日稍苏，但身重如石，苔刺不退，用金六方而痊。

一11岁女童6日不食，头面微肿，脉微，刺腿弯二针，用石二方一服愈。

闷痧 痧毒冲心，发晕闷倒地，似中风、中暑，即时而毙。此痧之急者，如略有苏醒，扶起放痧，不愈，审脉服药施疗。若不醒，扶不能起，必辨证的确，用药数剂灌醒，扶起放痧，再予调治。

一五旬外妇人，目闭牙紧，冷至肩膊，但胸腹微暖，六脉毫无，间忽睁目苦叫数声，灌药亦稍受，如此3日，医用乌药顺气散、牛黄丸罔效。针刺十指，血紫黑相间，投涤痰丸，一服呻吟，再服脉起。或云是痉症，用他药，脉复伏，病如初。复作闷痧治，日渐醒，脉复起，投石二方、石一方而愈。

落弓痧 倏忽昏迷不醒，或痰喘眼吊，形如小儿落弓症。此为暗痧难识，必审脉辨证，再看身体凉热，唇舌润燥如何，然后治之，用丝五、六方。

一人发热口渴，昏迷不醒，两目上翻，六脉微细而伏，用石二方砂仁汤冷下而苏，扶起放痧，用石七方，痧尚未尽，又用丝五方加金银花、丹参、山楂而愈。

一人时常身热微渴，煎滚茶饮之，倏然沉重昏迷，左尺沉细，动止不匀，右寸浮而芤，此肾虚而痧犯之，肾水之痧，逆行于肺，故痰气壅盛而发晕。用丝六方加牛膝、贝母，水煎和童便饮，更用丝七方而醒，然后扶起放痧，病愈。

噤口痧 默默不语，语亦无声，此乃痧气壅盛，热痰上升，阻逆气管，咽喉闭塞而热。宜先放痧，审肺、肾、脾三经脉，次推详余经脉，对证调治，用丝八方。

一女日为后母所署，痧胀烦闷昏沉，左关有力，右脉沉伏，语无声，乃为伤气痧。煎陈香橼1个，微冷饮，稍有声，次日左关弦长而动，盖因怒伤肝，痧气阻遏肝经之故。刺腿弯三针，血如注，又刺顶心、手指等处十余针，乃用丝二与丝八方加延胡索、香附，微温服，乃痊。

扑蛾痧 痰涎壅盛，喘急如锯，痛若喉蛾，但喉蛾喉内肿胀，痧只痛而无肿胀。形若急喉风，但喉痛而不移，痧则痛无一定，且痧有痧筋可辨，方用竹一、二、三方。

角弓痧 心胸胀极，痧毒内攻，故头顶向后，形如角弓反张，是脏腑气机逆乱之险症。急用白酒将毛青布蘸抹手足拘急处，再喷其全体，少顷松动，然后用药，或可回生。方用石二、丝二方之类。歌诀：手足拘急角弓张，脏腑攻冲毒势强。火酒遍喷兼蘸抹，死中求治石丝方。

瘟痧 寒气郁伏肌肉间，至春而发；暑热凝滞血肉中，至秋而发，皆名瘟痧。秋瘟尤易传染。其症寒热似疟，腹或痛或不痛，或喘急饱闷，头面肿胀，或变下痢脓血，轻者缠绵，重者危急，宜放痧、消食积为主。俟痧毒已泄，然后和解清里，除其寒热，健脾养血，补其中虚。方用竹四方。

满痧 初起跌倒，牙关噤闭，不省人事，捧心拱起，鼻煽耳鸣，急为大放毒血，方用金七、石一、竹五方。

脱阳痧 小腹急痛，肾缩，面黑气滞，出冷汗，名为脱阳，有发痧。用连须葱白三茎研烂，酒四碗，煎取二碗，作三服。又用炒盐布包熨脐下丹田穴，令气热。待缓对证调治。

羊毛痧 腹胀连背心或腰胯，如芒刺刺痛，用烧酒坛头泥研，筛细，和烧酒做团，滚擦痛处，即有细白毛黏泥团上，随即病轻。或照乌痧治之。

羊筋痧 腹胀，浑身板痛。此二症胸前或腰背用小针穿皮挑出筋毛，病自愈。只拣痛处看，有毫毛聚起者是。药用涤痧丸、普济消毒饮。

一人伛偻不前，自谓"鬼箭打"，药樵视其痛处，用小针贯红绿丝线，就肤间穿过二三分许即拽断，已不见血豁处露绒毛状，挑三四针后，其行如驶。

紫疱痧 痧不内攻则外溃，为肿为毒之外，又有发为紫血疱者，亦为痧毒异症，不能按常症施治。用竹六方。

一少女手足及下半身俱肿，大腹亦胀，发出两腿足紫血疱，如龙眼状密布，皆云"烂麻风"，服药益甚。及见腿弯痧筋发现，遂放五针，又指头十余针，尽去毒血，诊脉俱和，用竹六方二服，结痂而愈。

痧块 气痞痛、血块痛、食积块痛，皆因刮痧未尽，不用药消，以致痧毒留滞成块。治法：在气分用沉香、砂仁之类；在血分用桃仁、红花之类；在食积用槟榔、莱菔子之类。相兼者，当并治，方用匏一、二方。又有不忌食物，痧毒裹食成块，两胁下痛，其痧块变症甚多，故为难治。且治痧惟在初发，若饮热汤，毒血凝结，即慢痧不致胀急伤人，亦成胁痛，痧之日久，势必难散。

身重痧 痧症始发虽暴未必身重，若饮热毒阻，遍身重痛，不能转侧，放痧后，急宜消瘀解毒，久则难治。放痧不效者病重，方用匏三、四方。

一人腹微痛，呕酸水，饮姜汤大痛，胀重不能转侧，右脉伏，放痧，用匏三方痧减，又放痧，服匏四方愈。

心烦嗜睡痧 痧冲心胸，故心烦或嗜睡，此等俱慢痧。若误以心烦嗜睡治之，日甚一日。倘饮食热物，必渐凶险，遂成不起之疾。治法：刺血为主，可不药而瘥。或用龙葵鲜品60g（干品减半），水煎微温近乎稍凉服，并加拍痧、刺痧，多可速愈。

遍身青筋痧 一羸瘦人惯发痧，一月数发，发则面青如靛，满身青筋胀起如箸，痛自小腹攻上胸胁，困倦难伏。向作虚损温补，愈益甚。针刺曲池、委中，暗血如注，少苏，用火酒进涤痧丸，立效，后连进数服，竟绝根。

头痛痧 毒中脏腑之气，闭塞不通，上攻三阳颠顶，故痛入脑髓，发晕沉重，不省人事，名真头痛（警惕脑出血、脑梗阻等险症，不可疏忽），旦夕死。急刺颠顶泄毒，药惟破毒清脏为主。毒中脏腑之血，壅瘀不流，上冲三阳头面肌肉，故肌肉肿胀，目闭耳塞，心胸烦闷，急刺颠顶及其余青筋，药宜清血分、破瘀阻为要。方用土三、四方。

心痛痧 属气则时痛时止，属痰涎则胸痞迷闷，拍、刺手臂，服顺气、豁痰药为主。属血则大痛不已，昏沉不醒，刺腿弯，服活血药为主，迟则生变（注意突发性心肌梗死或其他心脏病）。

一人心中暴痛，痰涎迷闷，两寸沉伏，关、尺洪紧，刺痧筋二十针，用石三方，四帖而安。

腰痛痧 痧毒入肾，腰痛不能俯仰，若误饮热，必烦躁，昏迷，搦搐，舌短，耳聋，垂毙而已。

一妇腰中大痛板硬，误饮热酒，发热烦躁，昏沉痰壅，左尺虚微，右尺洪实，脉兼歇止，刺血不流，用石四方，腿弯筋现，刺二针血流，再服二帖痛减。

小腹痛痧 毒入大、小肠，则小腹大痛不止，形如板硬，绞痛不已，治须分左右二股屈伸为验。方用土四方。

夏月不头痛发热，但小腹痛，或心腹俱痛，胀痞，不能屈伸，此皆暑火流注脏腑，故先小腹痛，遍及心腹，宜六和汤清解之，或四苓汤加香薷、木瓜、紫苏以散之，或藿香正气散加黑栀子，或用炒盐汤和阴阳水探吐风痰俱可。

一少年小腹大痛，每每左卧，左足不能屈伸，是太阳小肠经痧，服土四方三帖，痧筋始现，刺左腿弯二针，用丝七方冷服愈。

一人小腹大痛，每右卧，右足不能屈伸，此阳明大肠经痧，刺腿弯青筋四针，血流不愈，用竹八方冷服，半夜痧退而安。

流火流痰痧 痧毒传变，忽足忽手，忽发肌肤，忽为痰喘，隐现不定，来去无常，而痧脉又不现，最难识认。有热似流火，肿似流痰，而不比流火流痰之轻缓。或痛极难忍，或痒痛不已，此等验于痧筋发现，刺之无疑，然后凭脉辨别所犯风寒暑湿及食积、痰血、气阻分而治之，方能有效。

一妇日间左小腿红肿大痛，暮即腹痛而足痛止，次日右小腿红肿大痛，腹痛又止。六脉如常，难据为痧。腿弯有青筋三条，刺血甚多，反加痰喘，此为放痧未尽之故，用竹二方加土贝母 6g，两服稍愈。次日左腿弯又刺痧筋一条、颠顶一针，服前汤加牛膝 9g，痧即退，更服丝七方痊愈。

一人晚间右腿红肿疼痛不已，喉旁肿痛，不觉为痧，只见时症犯此者多。细看两臂痧筋，刺血，用石八方倍山楂、莱菔子，加大黄 3g，食消便下而安。

痰喘气急痧 先有痰喘气急，痧胀因之，先治痧，后治痰气，无令痧为本病之助。先有痧胀，痰喘气急因之，但治痧而痰气自愈。若痧有寒热不清，痰喘气急者，兼和解。痧有但热无寒、喘急者，兼消食顺气。有大便不通、小便不利、喘急者，又有痢下脓血、喘急者，俱宜攻里。有瘀血凝滞、小便利、大便黑、喘急者，当虑痧毒攻坏脏腑，不痛可治，痛而不已难治，服药不应者危。用土五方。

一人发热头痛，胀闷昏沉，痰喘气急，六脉无根。若痧胀有救，放痧，用石五、丝四方，稍冷服。又用土五方一服，昏迷即醒，胀喘俱平，更用金一方加青皮、连翘、山楂、熟大黄，发热头痛俱已，脉复。

一妇痰喘气急，胀闷不已，刺乳下二针，出紫黑血，稍可，用竹四方三服愈。

一人痰喘气急，发热身重，腹中绞痛，刮放不愈，用金四方并石六方加大黄服之愈。

小儿夹惊痧 小儿一时痰壅，气急不语，眼目上翻，发搐胀满，人尽作惊治不愈，速看痧筋放血，额上出现痧筋，急用灯火焠之，先令痧退，然后治惊，用土五方可愈。若执惊风治，多不愈而险。

痧症名目繁多，有三十六痧症、七十二痧症等，如伤寒兼痧、痧类伤寒、伤风咳嗽痧、痧痢、痧类疟疾、半身不遂痧、老病兼痧、眼目怪症痧、妇人倒经痧，等等。以上仅录入较为常见之痧症及应用方药，以备临证选用。

七、痧症应用群方

金一方 主治风痧，腹痛，头痛，咳嗽，腿酸。荆芥、防风、细辛、枳壳、陈皮、旋覆花（布包煎）等份，水二杯，煎七分，稍冷服。细辛量勿超过 2g，余药适证用量。头面肿加薄荷、菊花；手足肿加牛膝、威灵仙、金银花；烦渴加天花粉；吐加童便；内热加知母、连翘；痰多加贝母、瓜蒌皮；寒热加柴胡、羌活；血滞加茜草、牡丹皮；咽痛加射干、山豆根；脘痞腹胀加大腹皮、厚朴；食积腹痛加山楂、莱菔子；血瘀疼痛加延胡索、莪术；胁腹胀痛加青皮；痧浊胸痞加薄荷、藿香；血瘀面黑加红花、苏木；痧兼痢疾赤白加槟榔；放痧不出加红花、桃仁，倍用荆芥、细辛。

金二方 主治暑痧，头眩，自汗，吐泻。香薷、薄荷、连翘、木通各 9g，金银花 15g，厚朴、扁豆、木瓜各 9g，水煎冷服。

金三方 主治伤暑腹胀。莱菔子、香薷、山楂、厚朴、枳壳、陈皮、青皮、紫苏各9g，水煎冷服。汗多去紫苏。

金四方 主治阴痧秽触，腹痛肢冷。山楂、连翘、枳壳、延胡索、薄荷、藿香、香附、砂仁、木香各9g，水煎冷服。

金五方 主治阳痧腹痛，喉痛心烦，手足热。荆芥、防风、连翘、陈皮、青皮、川芎各9g，水煎稍冷服。饮食不消加山楂、莱菔子各12g；食积痞硬加三棱、莪术、槟榔各9g；痰多加贝母、白芥子各9g；咳嗽加桑白皮15g，马兜铃6g；气壅加乌药、香附各12g；血壅加桃仁、红花各9g；郁闷不舒加细辛3g；大便不通加枳壳、大黄各9g；小便不通加木通、泽泻各9g；暑湿胸痞加香薷、厚朴各9g；喉痛去川芎，加薄荷15g，射干10g，牛蒡子15g；心烦躁去川芎，加黑栀子12g。

金六方 主治痧毒发斑，头眩或呕。天花粉、牡丹皮、薄荷、地骨皮、山栀子、玄参各9g，细辛3g，水煎稍冷服。

金七方 主治食积壅阻，腹痛胀闷，头面手足色黑等症。苏木、延胡索、五灵脂、天仙子、莱菔子各30g，三棱、莪术、姜黄、陈皮、槟榔、枳实、厚朴各21g，乌药15g，香附12g，沉香、降香各9g，阿魏6g，共为细末，水泛为丸绿豆大，每服15丸，砂仁煎汤微冷下。

金八方 主治痧症气急，胸腹胀痛，眩晕昏闷等症。莱菔子、枳实、厚朴各21g，天仙子、广陈皮、三棱、莪术各18g，姜黄、沉香、槟榔各15g，白豆蔻、乌药各12g，木香9g，共末，水丸绿豆大，每服30丸，砂仁煎汤稍冷服。

石一方 主治气壅血阻，昏迷不醒，遍身沉重。广陈皮、五灵脂各30g，姜黄、天仙子、三棱、莪术、青皮各21g，枳实18g，乌药、白豆蔻各15g，木香、沉香各6g，阿魏3g，配制、服法同上方。痧块加荆芥、贝母。

石二方 主治绞肠痧腹部绞痛。细辛30g，荆芥15g，降香9g，郁金6g，共为细末，每服三匙（约6g），清茶稍冷服。并可与以下七方相伍应用。

石三方 主治痧气内攻，脘腹绞痛等症。延胡索、莱菔子、三棱、白芥子、莪术、青皮、乌药、枳壳、红花、香附各9g，水煎稍冷服。

石四方 主治痧毒中肾，腰痛不能转侧等症。牛膝60g，白蒺藜30g，大红凤仙子、桃仁、红花各21g，降香15g，共为细末，黑砂糖调童便（12岁以下健康儿童的尿）冲服。

石五方 主治痧气寒凝腹痛，并可与石二、丝四、匏一方互用。细辛15g，乌药 9g，降香 6g，郁金、木香、沉香各 3g，共研细末，每服 1g，砂仁汤冷下。

石六方　主治痧因食积腹痛。青皮、乌药、槟榔、莱菔子、莪术、三棱、枳实、山楂、神曲各 3g，水煎微温服。

石七方　主治痧阻便结，气血不通，烦闷昏沉等症。桃仁、火麻仁、大黄、枳实、青皮、细辛、厚朴各等份为末，水泛为丸，每服 3～9g，灯心草汤冷服。

石八方　主治痧症食气壅盛，腹胀或痛。青皮、陈皮、山楂、厚朴、莪术、三棱、枳实、莱菔子、连翘各 9g，细辛 3g，便秘加大黄 9g，水煎稍冷服。

丝一方　主治食积成块，痛久不已，推上移下，经脉抽掣等症。神曲、山楂、五灵脂、莱菔子、枳实、青皮各 30g，莪术、厚朴各 24g，三棱、槟榔各 21g，姜黄、乌药、白豆蔻各 15g，木香、沉香各 9g，丁香 3g，共为细末，水泛为丸绿豆大，每服 10 丸，紫荆皮煎汤微冷下。

丝二方　主治过饮冷水，痧久不愈。木香、沉香、檀香各等份，共为细末，每服 3g，砂仁煎汤微冷下。

丝三方　主治痧症食积血瘀成块，日久不愈等症。白蒺藜（去刺）60g，延胡索、五灵脂各 45g，桃仁 36g，茜草、莱菔子、姜黄、泽兰、山楂肉、土贝母各 30g，金银花 24g，槟榔 21g，乌药、青皮各 18g，共为细末，每服 3g，温酒送服。

丝四方　主治血瘀不散之暗痧、落弓痧等。桃仁、白蒺藜、延胡索各 30g，细辛 12g，制没药、降香各 9g，为末，酒下 3g。出现痰喘昏迷可与丝五、六、七方联用，并放痧出血祛瘀。

丝五方　主治痧气郁闭。枳实、莱菔子各 30g，乌药、连翘各 24g，郁金 6g，为末，每服 3g，茶清冷下。可加金银花、山楂、丹参各适量。

丝六方　治痧因血瘀主方。桃仁、红花、独活、白蒺藜、延胡索、蒲黄、乌药各 3g，枳壳 2g，香附 1g，可加牛膝、贝母、童便，水煎微温服。

丝七方　主治血痰壅盛昏迷。青皮、红花、蒲黄各 3g，枳壳、香附、贝母各 1g（用量为原方量，可根据病情活法，上下方皆同），水煎微温服。

丝八方　主治痧因气阻，痰壅口噤等症。乌药、青皮、陈皮、山楂、厚朴各等份，水煎，稍冷服。血瘀加桃仁、延胡索、香附；痰多加贝母、白芥子；头汗加枳实、大黄；口渴加薄荷、天花粉；痧筋不现加细辛、荆芥。痰涎壅盛勿认为喉蛾，可与竹一、二、三方互用，外吹、内服同调。

竹一方　主治咽喉肿痛痧。天竺黄、硼砂各 6g，朱砂、玄明粉、冰片各

0.3g，共研细粉，吹喉。

竹二方　主治血滞喉痛，气急痰壅。刘寄奴、红花、赤芍、茜草、牡丹皮、荆芥各 3g，白蒺藜、乌药、香附各 2g，流火加贝母、牛膝，水煎微温服。

竹三方　痧症咽喉肿痛主方。甘菊花、牛蒡子、薄荷、老苏梗、川贝母、金银花、连翘、枳壳各 3g，桔梗、乌药各 2g，水煎，冲童便适量温服。

竹四方　主治痧气食结，胸中饱闷，腹中绞痛等症。细辛、麦芽、前胡、陈皮、莱菔子、大腹皮（黑豆汤泡洗）各 3g，先用山楂 60g 浓煎汤，次入上六味煎，稍冷服。

竹五方　主治痧毒血瘀成块，坚硬突起不移者。苏木 60g，红花、桃仁、延胡索、白蒺藜各 30g，五灵脂 21g，姜黄、降香、赤芍各 18g，大黄 15g，乌药、酒炒香附、三棱、莪术、青皮、陈皮、皂角刺各 12g，独活 9g，共为细末，每服6g，温酒下。

竹六方　主治痧成紫疱，先刮放，续服药。莪术、泽兰、红花、川芎、桔梗、桃仁、乌药、牛膝各 9g，水煎温服。

竹七方　主治痧症食积气阻，或兼蛔虫腹痛。槟榔、陈皮、山楂、莱菔子、连翘、薄荷、香附各等份，煎好，加砂仁末 2g，木香 1g（磨汁冲入），稍冷服，或加熟大黄适量。

竹八方　主治痧毒结于大肠，身黄。大黄 9g，茵陈、连翘、瓜蒌、枳实、桃仁、青皮、赤芍、金银花、酒炒黄芩、山栀子各 3g，水煎微温服。

麻疯痧方　金银花 18g，苦参 12g，牛膝 9g，生地黄、赤芍、红花各 6g，黄芩 4.5g，皂角刺 3g，酒、水各半煎，频饮，须先放痧。

匏一方　主治过饮冷水，脘腹痞闷者。砂仁、莱菔子各 24g，五灵脂 18g，木香、沉香各 15g，檀香 6g，共为细末，水泛为丸。每服 3g，白汤下。

匏二方　主治痧因血实，胁腹有块等症。大黄、山楂、青皮、贝母、桃仁、五灵脂、赤芍各 3g，香附、红花各 12g，水煎微温服。

匏三方　主治痧症食积气滞，血瘀身重。莱菔子、山楂各 6g，赤芍、枳壳、当归尾、紫厚朴各 3g，水煎微冷服。

匏四方　主治痧症血结不散，身重。白蒺藜、苏木、刘寄奴、桃仁、红花、独活、乌药各 9g，水煎微温服。

匏五方　主治痧因食积血滞。莱菔子 6g，赤芍、槟榔、连翘、金银花、山楂各 3g，桔梗、防风、乌药、延胡索、枳壳各 2g，煎服法同上方。

匏六方 主治痧症类寒发热，头痛烦闷。泽兰、香附、桃仁、苏木、独活、白蒺藜、山楂、乌药各9g，煎服法同上方。

匏七方 主治先因伤食，发热口干等症。柴胡、连翘、山楂、莱菔子、红花、荆芥、天花粉、枳壳、酒大黄各6g，水煎微冷服。

匏八方 主治痧似伤风咳嗽。薄荷、桑白皮、桔梗、枳壳、甘菊花、金银花、射干、马兜铃、天花粉、玄参、贝母各等份，水煎温服，咳甚加童便饮。

土一方 主治痧症痰气壅盛，或夹暑气。葛根、柴胡、知母、枳壳、青皮、陈皮、厚朴、川贝母、藿香、槟榔各9g，水煎温服。

土二方 主治痧症痰气壅盛，头痛咳嗽等症。贝母6g，姜黄3g，橘红、细辛、厚朴、荆芥、乌药、砂仁（研末冲服）各3g，水煎微冷服。

土三方 主治痧毒瘀滞头痛。牛膝6g，连翘、独活、枳壳、山楂、桃仁、泽兰、赤芍、姜黄、蒲黄各3g，水煎微冷服。

土四方 主治痧毒入小肠，痛拘小腹，左腿屈伸难。牛膝6g，蒲黄、连翘、白及、木通、金银花、延胡索、泽兰、细辛、牡丹皮各3g，水煎，加童便微温服。

土五方 主治高热神昏，痰涎壅盛，喘促气急等症。胆南星、天竺黄各9g，雄黄、朱砂各2g，麝香、牛黄各1g，甘草水泛为丸梧桐子大。每服2丸，小儿酌减，淡姜汤稍冷下。

土六方 主治半身不遂痧。丹参30g，旋覆花、山楂、橘红、泽兰、姜黄、延胡索、赤芍各9g，皂角刺、穿山甲各3g，水煎服。

土七方 主治痧症气滞血瘀。丹参30g，红花、乌药、赤芍、桃仁、泽兰、延胡索、独活、陈皮各9g，水煎温服。

土八方 功能养血和中，主治吐衄便红等症。当归身、续断各12g，丹参18g，青皮、红花各6g，茜草、赤芍、山楂肉、连翘、枳壳各9g，水煎微温服。

革一方 主治痧症气血阻塞，目胀胁痛等症。白蒺藜、荆芥、薄荷、赤芍、青皮、陈皮各9g，水煎微冷服。溺血加金银花、连翘、牛膝、益母草。

革二方 主治目疾兼痧症，红肿眵泪热痛。黑栀子、连翘、牡丹皮、草决明、石斛、金银花各12g，枳壳、牛膝、赤芍、茜草、当归各9g，水煎，临服加童便微温服。

革三方 主治同上方。谷精草、甘菊花、生地黄各15g，木通、赤芍、荆芥、羌活、望月沙（一说为野兔屎）各9g，黄连、甘草、大黄各6g，羚羊角2g

（磨汁兑服），水煎服。

革四方　主治痧兼血牙疳，清热解毒，消肿止痛。人中白 9g，硼砂、天花粉、青黛各 3g，孩儿茶、雨前茶、薄荷、甘草、黄连各 2g，冰片 0.3g，珍珠、牛黄各少许（原方各半分），擂钵研至无声，瓷瓶密贮备用。用时先以浓茶拭净口，去腐，用药粉适量吹患处。

革五方　行瘀散痧，主治妇女腹痛痧攻，吐衄倒经等症。先刮放，再服本方。桃仁、香附、青皮、红花、山楂、独活各 9g，细辛 3g，水煎，加童便饮。

革六方　主治痧攻腹痛等症。益母草、香附、红花、荆芥、莱菔子、神曲、桑寄生各 9g，细辛 3g，水煎，砂仁末 3g 冲服。

革七方　主治产后患痧腹痛等症。山楂、金银花、丹参、益母草、柴胡、牛膝、独活、乌药、石斛、陈皮各 9g，细辛 3g，水煎服。

革八方　用于产后散痧，行瘀调经。山楂、金银花、丹参、益母草各 15g，独活、柴胡、牛膝、香附各 9g，桃仁、艾叶、苏木、姜黄各 6g，水煎服。

木一方　治小儿痘疹兼痧，色暗乏泽等症。连翘、枳壳、荆芥、防风、牛蒡子、桔梗、青皮、红花、山楂、莱菔子各 9g，水煎服。

木二方　主治痧后热毒流连不已，或生疮疡肿毒等症。羌活、牛蒡子、当归、牛膝、荆芥穗、连翘、木通、青皮、蝉蜕、红花各等份，水煎温服。

木三方　治痧后余毒。荆芥、牛蒡子、土贝母、甘菊花、金银花、甘草、连翘、木通、红花、紫花地丁各等份，胡桃仁 1 枚，水煎温服。

木四方　治痧后余毒流连气血，正气不足，痈毒难以即溃等症。黄芪、金银花 15g，红花、当归、贝母、人参、白芷、山楂各 9g，甘草、皂角刺各 6g，牛膝 12g，胡桃仁 1 个，水煎七分，空腹温服。

木五方　主治痧后热毒痛疔，疼痛不已。赤芍 6g，大黄 3g，天花粉、黄连、制乳香、制没药、川贝母、雄黄、牛蒡子各 3g，穿山甲、生甘草各 2g，共为细末，蜜汤调服 2g。

木六方　用于痧气退尽，气虚血弱者。黄芪 18g，川芎、当归、白芍、熟地黄、白术、茯苓各 12g，人参 9g，生甘草、陈皮各 6g，水煎，空腹服。

木七方　痧退调理脾胃。金银花、生牛蒡子、土贝母、山药、白扁豆、当归、山楂各 3g，人参、甘草、莲子各 2g，胡桃仁 1 个，水煎，空腹服。

木八方　主治数患痧者，必待痊愈，然后服之，以绝其根。炒食盐、净明矾各 30g，川乌（泡）、甘草各 15g，干姜 9g，共为细末，米饭捣为丸，每服 3g，白汤温下。甘草以助胃，姜、乌以充胃，明矾以解毒，食盐以断痧，诚为良方。人属虚寒，必加倍多服，方能有效。

痧药妙香丸 苏合香 30g（无则用藿香叶代之，晒干勿见火），朱砂 12g（水飞净），紫厚朴 15g，紫河车 9g（面粉水和裹煨，去面），真麝香 2.5g，川贝母（去心）约 2g，晒蚕沙 30g，紫苏叶 15g，水飞白滑石 22.5g，制半夏 15g，橘红、赤茯苓、青皮、茅山苍术（米泔水浸）各 7.5g，生甘草 4.5g，枳壳（麦麸炒）7.5g，粳米粉 90g，明雄黄（水飞净）7.5g。上药研细末，用生姜、葱各 120g 取汁，去渣，和粳米粉为丸绿豆大，瓷瓶收贮，勿令泄气。痧重者 9 丸，轻者 7 丸，阴阳水吞服。孕妇禁服。药物选择要真，配制要细，务令均匀，另备朱砂为衣，药丸光滑坚硬为要。

郁金丸 五灵脂（醋炒）30g，延胡索 24g，砂仁（微炒）、生明矾各 15g，木香（不见火）、真姜黄（勿用郁金代）、雄黄为衣各 9g，神曲糊为丸，莱菔子大。每服五六丸，用唾液咽下。寻常痧症腹痛者，一服见功，且治九种心痛。

玉枢丹（亦名紫金锭，中成药） 外用消肿解毒，治痈疔及无名肿毒、虫蛇咬伤等症；内服治痧胀腹痛、阴阳二毒、心胸闷乱、暑湿秽触、胸闷体倦、感受山岚瘴气、腹痛呕吐等症，用之皆验，孕妇禁用。

祛瘴辟瘟丹 治时疫痧瘴，老幼男妇皆同者。厚朴、苍术、羌活、防风、陈皮、枳实、香附、槟榔、白芷、藿香、川芎各 9g，牛蒡子 12g，细辛 3g，甘草 6g，姜 1 片，葱 1 茎，水煎服。

以上主要内容见林药樵著《痧症全书》。文中多处提到"涤痧丸"，但书中言道"方竟失载，续当访补"，故缺此方。

金灵散（经验方） 净五灵脂（以褐色成块者良，老黄酒喷炒）30g，真郁金 15g（勿用姜黄代），细辛 6g，莪术（陈醋炒）、真沉香、枳实（麦麸炒）、延胡索（陈醋炒）、乌药、净明矾各 15g，檀香、降香、广木香各 9g，山楂肉（微炒，早期用阿魏，因难以买到真品，且气味不为一般人所接受，后改用山楂，作用未减）60g，陈皮、砂仁各 9g，生甘草 6g，共研细末，用深色玻璃瓶收贮备用。成人每服 2～6g，小儿酌减，温开水送服。服此药饮食需要温和清淡，忌食荤腥油腻及生冷、热燥、发病之物。功能活血行瘀，消食导滞，理气止痛。主治食积、气滞、血瘀、痰阻、过饮寒凉或感触秽浊之气所致突然脘腹胀闷疼痛，甚至疼痛难忍，肢冷汗出等症，服之立能缓痛止痛。用于痧症腹痛胀闷等症，服之即刻见效，再加以拍痧、刮痧、刺痧，其效更稳。此方配制送人治病已有 40 年以上，只要排除急腹症（如阑尾炎）等，用之皆验。多在 5 分钟以内见效，胀闷腹痛等症即可明显减轻。余亦视为治痧良方，故将其修订方重列于此。

八、痧症治验案例摘选

一常姓男童，5 岁，于 1993 年腊月二十三晨突然不语、身软，在某医院 4 日诊断无果，包括脑脊液化验等。小患者依然身软不语，不饮不食，呼吸微显气粗，一家人恐慌不已。余用丝八方为主加味（乌药、青皮、陈皮、山楂、厚朴、石菖蒲各 6g，天竺黄、胆南星各 3g，甘草 1g），以理气豁痰药，作噤口痧治，1 剂药服至一半苏醒，复用健脾利肺药 2 剂痊愈。

一焦姓男子，37 岁，于 1966 年 11 月 29 日深夜，突然呼叫脘腹胀闷难受，瞬间四肢乱舞，目瞪咬牙，随之不语，呼之不应。此人平素身体健康无病，但性情偏颇，突患此暴急之症，权作闷痧治。用凉水拍打曲泽、委中穴处，出现黑紫痧筋，以三棱针刺破流出黑紫色血少许，但未苏醒；又针刺手足十宣、人中、颊车、百会等穴，仍不见明显苏醒；最后用圆针刺入涌泉穴（足掌心微前凹陷处），此时已经过去十余分钟，因在大山里，我也才 22 岁，经验不足，心绪已经有些慌乱，庆幸当圆针刺入，焦某便随之大叫一声，连出嗝气不断，随之肢软神清，又用明矾约 2g，冷开水搅化服下，不过半小时，腹胀腹痛、胸脘郁闷等症消失，第二日照常上班（大山里林场）。

一任姓男子，23 岁，于 1967 年 7 月 21 日深夜，突然腹胀如鼓，二便不通，胀闷难受，其家人急促敲门，往诊，只见患者就地乱滚，语言错乱，首虑为感受秽浊、痧毒内攻之紫疱痧，迅速刮放背、上肢弯、下肢弯（曲泽、委中）及针刺手足十宣穴，似无明显效果；随即观看肛门处，只见一个大紫黑色血疱堵住肛门，以三棱针刺破，擀出黑色瘀血，用食盐少许撒之，患者随之矢气连声，面色由瘀暗转为亮泽，呼叫"憋死我了！"续用金灵散 6g，微温开水送下，不到 15 分钟诸症消退，翌日照常上工（务农）。至今年近七旬，身体无恙。

一王姓妇女，27 岁，于 1973 年 10 月 9 日晚饭后，渐觉胸脘不舒，随之脊背胀痛，欲吐不出，继而脘腹绞痛、板硬，二便几乎不通。思其平日身体健康无恙，猝有此状，恐为绞肠痧症。速用小瓷碗蘸香油令其光滑，从脊背高骨处由轻渐重向下刮之，随之出现紫黑色痧筋及瘀血点，以三棱针点刺，流出黑色瘀血，患者随感胀痛减轻；又刺腿弯痧筋，胀痛续有缓解；内服金灵散 6g，微温开水调下，不及 1 小时诸症平息，一切恢复正常。后得知因为晚饭时怄气，加上菜饭已凉，故食后不久便感觉脘腹胀闷，继而绞痛板硬。嘱其翌日再服金灵散 6g，用莱菔子 12g 煎水，微温调服。顺访几十年，此患未再复作。

一李姓女子，23 岁，于 1971 年麦收季节下乡支农，1 周后回单位，日渐神情恍惚，全身倦怠，胸脘痞闷，饮食无味，住院 7 日，症状日渐加重，亦未诊断出何病。其父邀余往诊，只见其面色如蒙尘垢，精神委靡，切其脉象，六脉几乎沉伏不见，观其舌质淡腻，舌苔淡灰。询问病前何状？言道："下乡前一切正常，住在生产队仓库里，里边阴暗潮湿，霉味较浓，附近就是牛圈，臭气更大，不知不觉，即食欲减退，全身无力，继而胸脘痞闷，甚至神情恍惚。"此为秽触所致之慢痧，先拍打曲泽、委中二穴处，痧筋现出暗黑点，以三棱针点刺出瘀血，患者胸脘略感舒适，即用六和汤结合触秽慢痧加减，苍术 12g，薏苡仁 24g，厚朴 12g，赤茯苓 15g，陈皮、砂仁（为末冲服）各 9g，郁金、香附、石菖蒲各 12g，泽兰 15g，水煎微温服。1 剂服下显轻，2 剂尽剂，诸症消除，身体恢复正常。

自病（31 岁时），1975 年 9 月 23 日晚饭后，正与旧友数人闲谈间，忽觉脐腹胀气隐痛，忍之不及半小时，腹胀渐甚，胸脘痞闷，欲嗝不出，甚至头脑昏沉。用凉水拍打曲泽穴处，见有痧筋出现，用三棱针点刺出乌黑色血，感觉轻松许多。不及 1 小时，起初症状又作，且有迅速加重之势，众人说："你可能是'肛风'，赶快看看！"其中一人说："看，好大个黑色血疱！"他们中有一人也爱好中医，将血疱刺破，擀出瘀血，用食盐少许撒之，数分钟其病若失，继续闲聊，翌日正常上班。此属血疱痧无疑，若不及时刺破出血，误诊输液致死者，时而有之。我用此砭刺法治过数十人"肛风"，即血疱痧，皆在数分钟内平息症状，多数不曾服药，治愈后并无后患。但要排除急性阑尾炎等急腹症。

一王姓男子，21 岁，未婚。于 1993 年 3 月起，连续数月小腹急痛，痛甚时睾丸内缩，四肢不温，额冒冷汗，多家医院检查无果。邀余往诊，切其脉伏，观其面色淡黑，便作脱阳痧治，用食盐 1500g 炒热布包，敷熨脐下丹田穴处，少顷疼痛减轻，又用老葱连须三根，洗净捣融，老黄酒二碗，煎取一碗，分 2 次空腹温服。并嘱其无犯手淫，谨忌寒凉，注意保暖。如旧疾再犯，仍以上法治之。因为惧怕疼痛，谨遵嘱咐，小腹痛未再明显复发，偶尔疼痛比以往要轻，用炒盐熨之即止，不药痊愈。

一曾姓小儿，11 个月大，于 1970 年 12 月 5 日后半夜，其父急促敲门邀往诊视，急忙到其家中，只见患儿目瞪握拳，面色暗青，抽搐不止，针刺手足十宣穴，不见血出，又刺人中、百会等穴，仍不应，随即用灯芯蘸香油焯迎堂、颊车等穴，抽搐稍缓，续用灯光照看脊背，肤间隐隐暗红点，灯火对准红点焯之共十余处，抽搐方定，眼珠转动，抽搐停息。总共用时不到 3 分钟。后得知患儿因为出麻疹已经 9 天，晚间不慎受凉，随之高热又起，继而惊叫抽搐，故半夜急促邀诊。后用治麻疹法，调理而安。

此症虽属麻疹重感风寒闭郁，但由于症情危急，服药透发，已难济事，故作"红痧""斑痧"治，以针刺、焯法急救，先疏其膝理，开其闭郁，通其血脉，而宁神定搐，然后再治本病。此类案例在 20 世纪 70 年代前后，经历颇多，凡能分清轻重缓急而治的，皆得一一治愈，并无一人有任何后患。如曾某今已年近五旬，身体未见异常，依然健康。

一张姓四旬男子，于 2009 年 8 月 5 日，时三伏天，连续进入深山找山货数日，渴饮山涧水，饥时吃干粮，累时树荫下小憩，不知不觉感到身体倦怠，食少神疲，甚至胸脘痞闷，腹胀腹痛，二便失常，精神恍惚，时感寒热。西医作感冒治，输液、服药 7 天，不适症状未减，反而腹胀、脊强，肢体困倦更甚，饮食恶进，精神委靡。诊其六脉似有似无，几乎沉伏难寻，观其面色晦暗，舌苔灰腻。此为外感暑湿，饮食秽触，是为暑痧无疑。用刮痧法刮刺脊背、上下肢弯曲处，痧筋随现，共点刺十余处，患者感肢体内外轻松，用祛瘴辟瘟丹加减，厚朴、苍术各 5g，细辛 3g，陈皮、砂仁（为末冲服）各 9g，枳实、香附、槟榔、藿香各 15g，鲜荷叶半张，2 剂痊愈。

一李姓妇女，50 岁，于 2007 年 12 月 3 日来诊。自述从夏初开始，全身无处不痛，无论如何检查都查不出啥病，吃药、打针、按摩等，均无明显作用。入冬以来，全身强痛更甚，有时腹胀胸闷，脊强腿沉，甚则皮肤出现瘀血斑块，微痛，久不消散。切其脉，沉涩失柔，时而隐匿；观其面色瘀暗乏泽，舌质暗而隐约瘀斑，舌苔微嫌灰腻。思其检查无果，多种治法无效，凭经验判断，此患近似于身重痧与斑痧，当用刮放法先去痧毒，以活其血脉，再用金七方为主加减内服，苏木、延胡索、五灵脂、三棱、莪术、红花各 9g，丹参 30g，羌活 12g，细辛 3g，枳实、厚朴各 9g，乌药 15g，降香 9g，水煎微温服。三煎药渣宽水，煎开后加陈醋半斤，适温泡足。嘱其饮食温和，偏于清淡，心情平和，劳逸适度，保暖防寒。隔日刮放 1 次，共刮放 3 次（以脊背、上下肢弯曲处为主，先刮，待出现痧筋则刺之，但不可深刺，以点刺出瘀血为度），服汤药 9 剂，身痛、瘀斑消除，身体恢复正常。

以上 10 例，其症多数较急，少有缓者。急则起病暴急，分秒不可稍懈，迟则危及生命，缓则脉与症反，诸常规治法乏效，病情久久不能缓解，这大多都与痧症有关。故治法总以疏通血脉、驱除壅阻，刮、刺、焠法，速去毒滞，用药遵循"痧无补法"原则，以达到通活血脉、调和脏腑气机为要。能够认证无误，治法对证，便可迅速见效，乃至顷刻间治愈。个人理解，这就是治痧要点。能熟谙此法，行医一生，必可多救一些人命，减少诸多遗憾。多熟谙一种治法，自己临证则少一分"犯难"，患者则多一点生望。七旬后仍在求知，生怕有负患者所托，从未稍感轻松。即使如此，亦难满足所有病人的期待。能少点失误，多点患者认可，此生之愿足矣。

至于痧症内容是否都合乎时宜？余因才疏学浅，不敢信口雌黄。只能将其适证治法方药，用于治病救人。经过两代人百余年验证，其诊病治法及方药颇具独特，施治对证，大多速效。作为一种不同于常规的治法，多能应急急救，余先人亦甚重视，故将其主要内容保留。不以为然者，可不屑一顾。作为济生者，多一种治法，临证可少一些遗憾。个人浅识，仅作参考。

由于祖辈十分重视痧症治疗方法，因为可以及时治愈许多猝起暴急症候，及时挽回生命。故而祖训不敢忘，一直延续至余本人。作为医者，大道理自然要懂，但能及时治愈猝起急症，即俗称"翻病""发痧子"等，使其不危及生命，则显得更为重要。过多地纠缠是否合乎"正统""科学"，不属临证医者的职责范围，也无须浪费时光！

卷六 攻补和三法浅识

治法之由来，上自《素问》《灵枢》，继由《伤寒论》，晋唐以来，名家名著辈出，其治法之多，名方之广，日臻丰富。其数量之众，如夜空繁星，难以胜数。仅《伤寒论》《温病条辨》《时病论》等治六淫外感病而言，其治法已逾千种，加之内、外、妇、儿及跌仆、咽喉、口眼等科病症，则难以胜数矣！方有百万，法当更多，此其必然也。然法有纲纪，纲者，阴阳也；纪者，虚实也。盖阴阳者，以统病本；表里者，以别内外；虚实者，知正与邪；微甚者，辨轻与重，此治法之制也，因此八字而来。然运用之时，病变莫测，时有脉证相悖者，有大虚似实、大实似虚者，有大虚小实、大实小虚者，有格阴格阳者，或跌仆虫毒所伤，眼耳口目诸疾，以及中毒、溺、缢、刎、瘴为患等，又当因其所因，别其轻重，定以证型，而后方可施以治法方药。其法必因病情变化而变，治法方药亦因其变而变。由此可知，治法是因其所因，因其病变，相须而来也。故非广学博识，难以明其理；不知风会移易，莫可切今病。

喻百家理，诊八方疾，即如善弈者，下手辄成谱势；善医者，由博返约，用法少而不漏，用众而不乱。纵然病证千变万化，然治法皆归其类。类者，治法之纲纪，攻、补、和是也。不知其要，愈辨愈繁，愈繁愈惑，医反不知所措。"艺术之学，惟医林最繁。"如临证只在作意师古，或弃古臆造，皆非善法。故以浩瀚之法，约而纳之，按其功效主治，归纳为攻、补、和三法，为临证提纲挈领，触类旁通，则可减少临证适择之惑。能依此三法为纲，则可分门别类，减少困惑。此余临证体会，经验之谈，是否合乎常理，或有悖经义？仅为临证便用而已矣。抛砖引玉之举，诚望高明者赐教。

《素问·至真要大论》曰："高者抑之，下者举之，有余折之，不足补之，佐以所利，和以所宜，必安其主客，适其寒温，同者逆之，异者从之。"王冰曰："高者抑之，制其胜也。下者举之，济其弱也。有余折之，屈其锐也。不足补之，全其气也。虽制胜扶弱，而客主须安。一气失所，则矛盾更作，榛棘互兴，各司其便，不相得志，内淫外并，而危败之由作矣。同，谓寒热温清气相比和者。异，谓水火木金土不比和者。气相得者，则逆所胜之气以治之；不相得者，则顺所不胜气以治之。……何者？以其性躁动也。"假如肝木旺，则脾土受制，必平其肝，抑其胜，益其脾土所不胜，即所谓制胜扶弱是也，余可类推。

抑其高者，折其有余，攻法之用也。举其陷下，济其不足，补法之用也。佐以所利，和以所宜，和法之用也。能于此三法之中，揆度审析，辨证用之，则阴阳虚实，表里寒热之疾，大体涵盖矣。千万种治法，无外乎攻坚克实、补虚济弱、调和脏腑，而使邪去正安，人复康健而已矣。此为诸法之大法，提纲挈领，众法各属其类，以应无穷之病变。惟在医者，明乎其理，随机应变，主次有序，自可运用自如。攻、补、和三法，犹如治法之"八法"，方之"十剂"。脉象之浮、沉、迟、数、滑、涩之六纲，药物、方剂之解表、通里、补益、和解等二十四类，皆属提纲挈领、分门别类之法，易于记忆、便于运用也。

人之所以生病，大致为外受风寒暑湿燥火六淫之侵，内因喜怒哀乐悲恐惊之戕，或跌打、虫蛇、中毒、溺、刿、烫火之伤，以及饥饱无度、嗜酒成癖、淫欲念妄或夜动昼寝之害等，而致身心病之，正气伤之，所以为病耳。诸病之生，人体失常，概而言之，无外乎表里虚实、气血失和。故以"攻"法攻其邪实，"补"法补其虚弱，"和"法和其不和，使致病之"害"除，虚者补之，失和则调之，如此而已矣。由繁从简，众法属之。以三法为纲，触类旁通可也。提纲之法，仅为粗迹耳。粗迹不明，纲纪不别，何以言细乎？攻、补、和三法，又各选方十首，仅作举例，方后选验案若干例，以便对照参考。书难尽意，惟在医者之神明。

然而，任何设想都不可能十全完美，譬如各种原因大出血、外伤骨折、妇女生产、中毒、猝死、脑出血、急腹症等病症，则不可按图索骥，在三法中迟疑选择，因其情形危机，不可稍缓片刻也。此法之用，仅可适宜于常见病、多发病、疑难杂病。如外感六淫、脏腑积聚、正气虚羸等错综复杂疾患。如脾胃极虚，水米少进；或表实无汗，壮热不退，积聚腹满，二便不通；或身患多病，或攻，或补，或仅可调和等病症，均可选用适证之法，审证求因，辨证施治。即在基本大法之下，进而详审，施以方药，不至于大则失误，方药不明。仅为临证体会，纯属经验之谈。

一、攻实克邪法

"高者抑之""有余折之"，抑盛折实，此攻法之用也。何谓攻法？概而言之，凡攻实克邪，皆谓之攻法。如表实无汗，壮热不退，则攻其表，以开鬼门，邪从汗解也。从寒从热，观其证也。又攻气，则攻其聚，或降其逆，散其满，通其壅滞也。攻血者，攻其瘀，活其栓塞，化其瘀积，以通血脉也。攻积者，以攻其坚，消其积聚也。攻痰者，攻其壅急也。攻结者，速而下之，通大便也，利小水亦然。攻毒者，更以急，或吐或下，速以去之也。痈毒者，初实消之，有脓溃之，速消为贵，延久防逆耳。

攻者，攻其标实，本元虚者则不适宜此法。必辨邪之微甚，攻之以分轻重。在阳不可攻阴，在阴不可攻阳；在表不可攻里，在里不可攻表；在脏不可攻腑，在腑不可攻脏，以防病邪内陷，导致气血逆乱。攻必攻其邪实，剪凶除暴也。虚证不可攻，攻则气脱，祸不旋踵矣！攻为峻猛之法，非邪实者，不可轻用。盖邪之一日不去，则正气一日不安。故邪早平一日，则人少受一日之害，防暴安良之法，攻之用大矣。然攻法之用，必辨表里寒热、脏腑虚实与邪之微甚、正之虚实，以定方之大小，而后用之，必伏其所主，衰其大半，用和法调之，以尽其余邪，而复其元气。故攻不可过，过则伤正也。

（一）攻实克邪法适应证候

凡属攻实克邪、软坚散结、排毒透脓、驱除体内有害之物、开鬼门、洁净府之法，皆为攻法，用于攻除邪实，而使正气复安。

张景岳曰："诸病之实有微甚，用攻之法分重轻。大实者，攻之未及，可以再加；微实者，攻之太过，每因致害，所当慎也。凡病在阳者不可攻阴，病在胸者不可攻脏，若此者，邪必乘虚内陷，所谓引贼入寇也。病在阴者勿攻其阳，病在里者勿攻其表，若此者，病必因误而甚，所谓自撤藩蔽也。大都治宜用攻，必其邪之甚者也。其若实邪果甚，自与攻药相宜，不必杂之补剂。盖实不嫌攻，若但略加甘滞，便相牵制；虚不嫌补，若但略加消耗，偏觉相妨。所以寒实者最不喜清，热实者最不喜暖。然实而误补，不过增病，病增者可解；虚而误攻，必先脱元，元脱者无治矣，是皆攻法之要也。其或虚中有实，实中有虚，此又当酌其权宜，不在急宜攻、急宜补者之例。虽然，凡用攻之法，所以除凶剪暴也，亦犹乱世之兵，必不可无。然惟必不得已乃可用之。若或有疑，宁加详慎。盖攻虽去邪，无弗伤气，受益者四，受损者六。故攻之一法，实自古仁人所深忌者，正恐其成之难，败之易耳。倘任意不思，此其人可知矣。"

由此可见，攻法之制，"剪凶除暴"也；补法之制，"扶弱济虚"也；和法之制，消除"矛盾"也。以此三法为粗迹，则"天下"安矣，病患除矣。此三法所以攻法为首，乃先除其"凶暴"，克其致病之邪毒也。邪毒除之，再视其寒热温清、虚实顺逆，而后或用补或用和，以去其"矛盾"，复其正气，而身心自安也。

（二）攻实克邪法类方选

凡攻其表实，以解壮热；或攻其里实，以通秘结；或降气平逆，以缓喘急；或攻坚化癥，以除其有形，皆属攻法之类。此类方剂，只可用于正气不衰、邪气盛实之患，若是邪实正虚，切勿轻用，或者慎用；若属正虚邪恋之患，切不可用！实证误补，虽然增疾，不过缠绵时日，尚可挽救；虚证误攻，正气立尽，命不保矣！其祸之大，难以挽回。司命者，当倍加慎之！攻法乃剪凶除暴之用，犹如兴兵动武，兵者，凶器，岂可轻易用之？攻法及其方药，与兵戎凶器同，用之得当，则除暴安良；攻实克邪之方，用当其时，则邪去正复。用法得当、失当，皆在医者。得当则病速愈而身安，失当则非但病情加重，实有性命不保之忧。所以然者，攻法非比补法、和法，万一误用，不过病情加重，或者拖延时日，尚可有救，其祸不大。而攻法峻猛，倘若虚实误判，用之顷刻祸至。但若实邪日甚，正气日损，病情明若列眉，时刻不能再缓，缓则正气尽、命不保之时，必须立即攻邪，邪去则人自安矣。倘若医者仅为自保，而畏首畏尾，起码不是仁医、智医。盖邪之一日不去，正气一日不安，眼看邪盛伤正，患者岌岌可危，而医者依然忧或惧之，岂非见死不救？故攻法虽然峻猛，而邪实之患非此莫属。除暴安良之法，岂为闲置？其用之大，非他法所能代替。当用之时，必须果断。病去大半，或补或和，必以病证为据，续而调之。

今仅选录常用方十首，以证攻实克邪之用。临证触类旁通，可应无穷之变。

1. **麻黄汤** 辛温解表，发汗散寒。治伤寒太阳证，邪气在表，发热头痛，身痛腰痛，骨节痛，项背强，恶寒、恶风，无汗而喘，脉浮而紧，亦治太阳阳明合病，喘而胸满，亦治哮证。麻黄、桂枝、杏仁、甘草。先煮麻黄数沸，去沫，纳诸药煎，热服，覆被取微汗，中病即止，不必尽剂，无汗再服。

2. **大青龙汤** 疏风散寒，解表平喘。治太阳中风，脉浮紧，发热恶寒，身疼痛，不汗出而烦躁者，此方主之。伤寒脉浮紧，身不痛但重，乍有轻时，无少阴证者，亦主之。麻黄、甘草、桂枝、杏仁、石膏、生姜、大枣。先煮麻黄去沫，后入诸药同煎，一服汗者，止后服。

3. **银翘散** 辛凉透邪，解表清热。主治温病初起，头痛咽干，全身酸楚，鼻涕喉痒，烦渴干咳等症。连翘、金银花、桔梗、薄荷、竹叶、甘草、荆芥、淡豆豉、牛蒡子、芦根。咳加杏仁，渴加天花粉，热甚加栀子、黄芩，余随症。水煎服、为末轻煎服均可。

4. **普济消毒饮** 疏风清热，消肿解毒。主治时疫初起，憎寒壮热体重，次传头面肿盛，目合喉喘，舌干口燥，俗云大头伤寒，诸药乏效。东垣云："夫身半以上，天之气也……此邪热客于心肺之间，上攻头面而为肿盛。"凡冬温、春温等，时疫毒邪所感，但热不寒，头面咽喉肿痛，此方主之，对证加减，屡获良效。酒炒黄芩、酒炒黄连各15g，牛蒡子、大黄各9g，陈皮、玄参、生甘草、连翘、板蓝根各6g，马勃3g，川芎、防风、僵蚕、升麻、柴胡、薄荷各2g，桔梗1g（原方份量折合，仅作参考）。共为细末，半用温汤调服，半用蜜为丸噙化，尽剂病愈。或水煎，食远温服。原无大黄，便秘加之，酒炒。

5. **大承气汤** 清热通便，攻积泻实。主治阳明腑实证，阳邪入里，胃实不大便，发热谵语，自汗出，不恶寒，痞满燥实坚全见，杂病三焦大热，脉沉实者。大黄、芒硝、厚朴、枳实。先煎厚朴、枳实将热，入大黄，煮二三沸，倾碗内，和芒硝服，得利则止。

6. **抵当汤** 活血散瘀，攻下退热。主治外感表证仍在，脉微沉，反不结胸，其人发狂者，以热在下焦，少腹当硬满，小便自利者，必有蓄血，令人善忘，所以然者，以太阳随经，瘀热在里也。水蛭、虻虫、桃仁、大黄。汤、丸服均可。附代抵当丸方：大黄120g，生地黄、当归尾、桃仁、穿山甲、延胡索各30g，桂心9g。蜜丸，服法因症。

7. **芍药汤** 清热燥湿，理气活血。治下痢脓血稠黏，腹痛后重。下痢皆属湿热，赤为伤血，白为伤气，脓血稠黏，气血两伤也。腹痛后重，气血皆滞也。刘河间曰："行血则脓自愈，调气则后重自除。"芍药30g，当归尾、黄芩、黄连、大黄各9g，木香、炙甘草、槟榔各6g，肉桂5g。研细末，每服15g。痢不减，加大黄（实热者加之，非真实热者慎加）。

8. **茵陈蒿汤** 清热利湿，泻火退黄。治伤寒阳明病，但头汗出，腹满口渴，二便不利，湿热发黄，脉沉实者。茵陈、大黄、栀子。大黄易黄连，名茵陈三物汤，治同。加厚朴、枳实、黄芩、甘草，入生姜、灯心草煎，名茵陈将军汤，治同。去栀子、大黄，加附子、干姜、白术，名术附干姜茵陈汤，治寒湿阴黄。

9. **鳖甲煎丸** 活血化瘀，软坚散结。仲圣曰："此结为癥瘕，名曰疟母，急治之，宜鳖甲煎丸。"今用来辅助治疗肝硬化、肝癌、胰腺癌等，有一定效果。鳖甲、乌扇、黄芩、柴胡、鼠妇、干姜、大黄、芍药、牡丹、瞿麦、桂枝、葶苈子、石韦、厚朴、紫葳、半夏、人参、土鳖虫、阿胶、蜂巢、赤硝、蜣螂、桃仁。药店有售成药，在医生指导下服用。今录此方，仅为参考。

10. **八正散** 清热利湿，通利二便。治湿热下注，咽干口渴，少腹急满，小便不通，大便秘结，或淋涩而痛，或尿血，或因湿致肿等症。车前子、木通、瞿麦、萹蓄、滑石、甘草梢、栀子、大黄。加灯心草，水煎服。一方加木香。

（三）攻实克邪法治验选

1. **风寒束表** 李某，男，40岁。2000年12月5日，突感全身拘紧，百节疼痛，畏冷发热，虽卧床盖被数层，依然觉冷，头痛壮热，体温39℃，持续发热已2日，而口不觉渴。诊其脉象，浮紧而迟；观其舌，质淡红，苔白滑。此风寒束表证也。治当辛温发汗，即所谓"开鬼门"是也。此即攻法之散其表实也。方用麻黄汤加减，麻黄、桂枝各9g，羌活、紫苏叶、柴胡、黄芩、葛根各15g，甘草3g，大枣3枚，葱白3茎，生姜3片（约12g）。水煎热服，发汗（以全身微汗、热退为度，不可过汗，以免伤阴）。患者服头煎觉全身微热，汗欲出而未出，随即服二煎，并喝热汤碗许，汗随出，热亦退，不复再剂，表证解矣。随之用和胃之方，2剂病愈。

按语：此证寒邪束表，所以全身拘紧，头痛，壮热。攻其表实，邪随汗解，随之身安，复用和胃法调其脾胃，食复病愈。此即攻后和法之用也。

2. **温热伤卫** 刘某，男，32岁。1999年12月10日诊。自述咽喉肿痛已数日，烦渴欲饮，小便微黄，大便微燥，身热畏寒，肢体酸楚，知饥而不思食，体温38℃。脉象浮数，面色微红，舌质色红，苔薄乏津。此为温热之邪伤于表卫，津液不足之候也。治法：辛凉透表，清热养阴，少兼通便之意。方药：银翘散为主，对证加减。麦冬18g，沙参、芦根各15g，牡丹皮、黄芩、薄荷、荆芥穗、连翘各12g，金银花15g，大青叶、栀子各12g，酒制大黄9g，生甘草6g。

此方辛凉透表，甘寒生津，清利二便，亦属攻法之类，用以散其温热之邪，以治邪热伤卫，津液不足。患者服头剂全身热退，再剂二便清利、咽喉肿痛等症随退，3 剂病愈。续用胖大海、金银花、麦冬、玄参、桔梗、甘草，小剂量泡水饮 3 日，余邪清除，病去身安。

3. **寒痰壅肺**　张某，男，32 岁。1970 年 9 月 8 日诊。自述 10 岁前患"慢支"，以后每年复发数次，多因感冒诱发，咳逆喘急，胸满憋气，甚至喘息抬肩，夜不能寐。先是吃药打针数日，症状减退，以后几乎各种治法皆不灵验，苦恼之状，难以言表。刻诊：面色淡紫，舌质淡暗，舌苔白厚而腻，脉来弦滑微迟。时值暑夏，患者仍觉畏冷，但体温正常。此为寒湿阻遏，胸阳不振，加以湿痰壅阻，故见胸满憋气，喘息难寐。治法：温肺化痰，平喘降逆。即所谓"攻气者攻其聚"，寒痰壅肺，气不得下也。方药：麻黄汤合苏子降气汤加减，麻黄 9g，杏仁 12g，桂枝 9g，紫苏子、前胡各 12g，姜半夏 9g，茯苓 15g，橘红、厚朴、白芥子、海浮石各 12g，甘草 6g，生姜 9g。

本方温阳散寒，燥湿化痰，兼以宽胸理气，降逆平喘，以攻其寒湿痰聚、胸满气急之候。此亦攻法之攻气豁痰之属。因其寒凝痰阻气聚也，故喘逆不得卧，盛暑畏冷。患者服头剂喘息减轻，2 剂胸脘宽舒，3 剂喘逆大减，诸症悉平矣。复嘱其加用外贴药饼（方药用法详见"哮喘证治"），续以轻剂调理数日，并待来年初夏，于病发前再以内外兼治，冀望痊愈。

患者遵嘱，连治 3 年，1 年仅治 7 日，哮喘未再复作。

按语：本患者首用汤剂以荡其寒湿结胸之急，复用外贴法以拔其"病根"，攻法与和法并用，即所谓轻剂续调，以和其不和，健脾燥湿，调理肺肾，以杜生痰之源，"绝其资粮"之法，脾健肾固，宣畅肺气，因而病愈巩固。

4. **湿热炽盛**　李某，男，45 岁。1977 年 9 月 2 日诊。自述素喜荤腥油腻，嗜酒有瘾，经常便秘，三五日一解，解便艰难，形若栗瓣，时常划破直肠带血，口舌生疮，肢生毒疖，时感脘腹胀痛。观患者面色暗红，舌质深红，舌苔黄厚微燥，脉来滑实有力。此人皆因膏粱厚味过度，以至于积毒一身，非用清热解毒、荡积通便之法，难以获效。和法、补法均非所宜。方用大承气汤合黄连解毒汤加减，大黄（后下）、枳实、厚朴、芒硝（冲服）、黄连、黄芩、连翘各 12g，甘葛 15g，生地黄、玄参各 18g，郁李仁 15g，金银花 24g，甘草 6g。

此方泻实通便，清热解毒，亦属攻法之驱除肠胃积毒之用也。患者服头剂，诸症丝毫无损，3 剂大便微顺，余症依然不减，可见其邪实正亦不虚之象，当续攻之。上方大黄量加 3g，轻煎兑服，再服 3 剂。

患者服药期间，时感腹痛下坠，大便先干后稀，首次量多臭秽，以后一日二解，药停 2 日后，一日一解。复用小承气汤加润肠解毒之味，和而调之，小剂量续服 7 日，续清余热，二便顺畅，诸羔悉除。

按语：此例先用攻实克邪之法，以除三焦湿热毒滞，大承气汤为君，佐以清热解毒之味，除其积毒，病衰大半，复用和法之小承气汤，调理数日而安。此亦"衰其大半"之义，续以和法调之，病变药亦变之法。无论何法，无一法可以通治始终，必因其病变而变之，方能获得满意效果。

5. 时疫热证　张某，男，45 岁。1979 年 12 月 8 日诊。自述感冒近半个月，初起咽干头痛，全身烦热，继则口舌生疮，溃烂疼痛，食减纳差，全身乏力，数治不愈。观其气色，面赤而暗，干燥失润，舌苔薄黄，近乎芒刺，舌质深红，脉来浮、中、沉数实有力。思其时值隆冬之际，又逢夏、秋、冬少雨，里外俱热之症频发，即所谓"流感"时行，无论男女老幼，多为咽喉肿痛，烦渴不宁，表里皆热，大便秘结，小水淋涩者，常用时感之方多罔效，乃时疫温证流行是也，故自感头痛烦热十余日不解，肌热便秘，全身酸楚，烦渴不止。治法：清热解毒，表里双解，速除温热为要，补法、和法均非所宜。方药：普济消毒饮加减，薄荷、连翘、野菊花、牛蒡子各 15g，僵蚕、柴胡、黄连、黄芩各 12g，大黄 9g，玄参、麦冬、板蓝根各 15g，马勃（纱布包煎）、桔梗各 12g，生甘草 3g。3 剂，水轻煎，1 日 1 剂，1 剂药煎 2 次，三煎加陈醋泡足。

3 日后复诊，温热之势大减，头痛咽肿、烦渴引饮亦轻，二便初利，知饥思食，肌热已不明显，病势已退，苦寒解表之味当减，方中野菊花、黄连、柴胡减去，大黄改为酒制 6g，轻剂再服 3 剂，以清余邪。又 3 日后患者来告知：病已痊愈。

按语：冬温时疫，表里俱热，所以一般辛凉解表、养阴清热之方如银翘散、葛根解肌汤等，难以奏效，必用普济消毒饮、清瘟败毒散之类，方能去其温热，以治冬温、春温等时疫热证。

6. 里实燥结　杨某，男，30 岁。自述初觉胃脘痞满，继而烦渴不宁，不时汗出，但热不寒，夜寐不安，心烦易怒，大便不通，时感左下腹疼痛，小便黄短。观其面色暗红，舌苔黄厚而糙，闻其声洪音浊，诊其脉来沉实有力。显然为阳明腑热实证，非用泻实通便之法，难以奏效。方用大承气汤，速去阳明胃腑燥热。大黄（后下）15g，芒硝（冲服）12g，枳实、厚朴各 15g。1 剂药煎 2 次，空腹温服，大便通利为度。2 日后大便通利，得燥屎十数枚，恶臭难闻，利后顿觉脘腹宽松，烦热随解。嘱其用清淡饮食调理数日，注意休息，可以不再服药。

但不可早进荤腥油腻、滋补之物，以免伤及胃腑，旧疾复作。另嘱患者：每日用酒制大黄 3 ~ 6g，开水泡之当茶饮，防范胃热便秘。如有不适，及时来诊。随访 3 年，大便秘结未见明显再作。

按语：病不复杂，正气不虚，仅为阳明燥热，大便秘结，而致口舌生疮、腹痛脘胀等症，所选泻下攻实之法，大承气汤足矣。若素禀胃热，经常便秘，即用小方酒制大黄一味适量，泡水和蜜少许常饮，效果不凡。

7. 闭经发热　刘某，女，37 岁。1990 年 3 月 1 日诊。自述将欲行经前 7 日，突感风寒，全身发热，经过治疗热退。但经水来潮当日，复因外出淋雨，热复甚，经水骤停，小腹硬满而痛，时感心烦易怒，日晡至夜更甚。时已八九日，屡治无效。诊其脉象，虽有发热表证，其脉反而沉弦迟涩，舌质暗，舌面及两侧隐现瘀血斑，苔微灰厚，津液不足。必因淋雨受寒，闭经所致，故见小腹硬满而痛、小便自利、日晡潮热等症，蓄血为患也。治当攻里，除其蓄血，通其瘀闭，经行自愈。补法、和法均非所宜。方用抵当汤加减，水蛭、虻虫各 6g，桃仁 12g，大黄 9g，当归尾、赤芍、川芎、酒炒生地黄、红花、川牛膝、醋制香附、柴胡各 12g，附子（先煎）5g。水浓煎，加红糖、黄酒适量，空腹温服，以经行顺畅为度，不可过服。

不及 3 日，患者来告知：服头剂腹痛更甚，服至 2 剂头煎，下瘀血成块，色紫黑，顿觉小腹宽松。2 剂服尽，经行顺畅，发热心烦亦退，全身轻松。嘱其上药不可再服，另以桃红四物汤加柴胡、黄芩，小剂量再服 3 剂，续调经血。酒洗当归、川芎、酒炒白芍、酒炒生地黄各 12g，红花、桃仁各 6g，醋炒柴胡、醋制香附、酒炒黄芩各 12g，丹参 18g，甘草 6g。水煎，加红糖、黄酒适量，空腹温服。此亦攻后续用轻剂调之，近乎和法，即所谓"衰其大半"，用和法调之之义也。

8. 湿热毒痢　刘某，男，19 岁。2009 年 8 月 11 日诊。自述先是泄泻腐臭，1 日十余次，用止泻药 3 日，泻下次数减少，但脘腹胀痛加重，食欲减退，全身强滞，里急后重，大便带有黏冻，又数日便下黏冻夹血，腹痛更甚，体困脘胀，口苦食减。此乃先泻后痢，湿热为患之候，即所谓红白痢是也。诊见：脉象弦滑而迟，两关尤为明显；视其形色，面如蒙垢，舌质暗红，舌苔黄厚而腻，一派湿热之象。思此人虽泻痢已 10 日，但正气尚旺，声洪而重，精神不衰，治宜清利湿热，除其毒痢，亦属攻法之类。方用芍药汤合白头翁汤加减，黄芩 12g，黄连 9g，秦皮、白头翁各 12g，酒炒大黄、槟榔、木香各 9g，当归、酒炒生地黄、白芍各 12g，车前子 18g，生甘草 6g，大米 30g，大枣 3 枚。水煎温服，四煎加陈醋适量，适温泡足。

上方服至 3 剂，痢下脓血减少，里急后重亦轻，腹痛下坠消除，唯觉食欲欠佳，食量尚未恢复，肢体困倦。此为痢后胃气未复，当用和法调之，方用平胃散加减，党参 18g，白术 12g，茯苓 12g，厚朴、陈皮、砂仁各 6g，薏苡仁 18g，藿香、白扁豆各 9g，车前子 15g，甘草 6g，大米 30g，大枣 3 枚。煎服法同上。上方又服 3 剂，诸症消除，饮食正常。

按语：速去湿热积滞，痢疾止后，续用平胃散加减调之，以恢复胃气，不及 7 日病愈，此又攻法止后，续用和法调之之用也。无论何病，欲其一法而包揽始终者，未之有也。

9. 湿热阳黄　王某，男，38 岁。2005 年 7 月 7 日诊。自述始觉全身无力，脘腹满闷，继则厌油恶食，腹胀呕吐，全身发黄，大便秘结，小便黄赤淋涩。平时嗜酒有瘾，爱吃腥辣油腻，加之病前约半个月，心情不舒，复因过度劳累，饮酒致醉数次，随之得病。观患者肤色虹膜如橘皮色，舌质深红，舌苔黄厚而腻，脉来滑实有力，湿热阳黄证无疑。治法首选茵陈蒿汤，以速利二便、清其湿热为要，待黄退，再视其变化，更易治法，变其方药。茵陈 60g，大黄（后下）12g，栀子 15g，加垂盆草 30g，茯苓 15g，泽泻 12g，黄芩 15g，车前子 30g，滑石 15g，以增强清热利湿之功。水轻煎，日 2 夜 1 服，2 日 3 剂，急急攻之，以二便通利、黄退为度。

5 日后二诊，患者肤色黄退过半，精神见爽，病势大衰，不可原法原方再攻，当遵仲圣"见肝之病，当先实脾"之训，仍存首诊之义，加减如下：茵陈 30g，栀子 9g，酒炒大黄 9g，垂盆草 18g，白术、茯苓各 12g，车前子 15g，薏苡仁 15g，滑石 12g，陈皮 9g，甘草 3g，大米 15g。续服 7 剂，末煎加陈醋泡足，饮食以清淡为要，不可过早劳累、饮酒、食荤腥油腻及一切发病之物。

二诊后 7 日，患者来告知：不适症状基本消除，到医院抽血化验各项指标均正常，唯觉精力不足。观其肤色，黄已退尽，舌质、舌苔亦无明显病象，脉来细缓无力，以右关为甚，脾虚之象也。法当"和""补"同施，即所谓消补兼用，以健中土脾胃，增进饮食，恢复体力。方用四君子汤加味，党参 18g，焦白术、茯苓、薏苡仁各 15g，陈皮、砂仁、神曲、酒炒白芍、醋制鳖甲各 9g，炙甘草 6g，大枣 3 枚，大米 15g。续服 5 剂，服法同上诊。随访 3 年，身体无恙。

按语：此例患者首用攻法，以清利湿热，数日黄退，病势大减，续用轻剂以清余邪，兼以和胃，病势尽退，复用"和""补"兼施，以恢复胃气，因而病得速愈，身体复健。由此可见，治法之用，因证而施。大法之用，在于医者，方药之施，必因病证。正治、变法，总为克邪，但不可过，过则伤正，反生他患。世无一方一法而包罗万象、统治百病者，病无从始至终而不变化者。药之神验，非药本身，乃用药者之"神"也。善用者，把握整体，辨证施治，提纲挈领，随机应变，任它千般变化，医者不可自乱阵脚，治法有序，主次轻重，缓急有序，患者方能转危为安，舍此不为良法。

10. **有形积聚**　余某，女，41岁。2002年4月20日诊。自述小腹经常疼痛，月经淋沥不净，时有血块流出，腰胀腿酸，心情烦躁，睡眠不实，偶感五心发热，日晡潮热，全身倦怠，已2年。经医院妇检，诊断为子宫肌瘤，直径3cm×4cm，欲手术切除，未允。视患者精神气色俱无病象，脉来沉弦微迟，病属有形之癥，乃瘀血积聚所致。非用活血化瘀之法，难以消除有形之癥块，亦属攻法范畴。方用抵当汤，送服鳖甲煎丸，以癥块消除为度。方药如下：当归尾、川芎、赤芍、熟地黄各12g，红花、桃仁各9g，醋制水蛭、醋制虻虫各6g，酒制大黄9g，醋制香附、川牛膝各15g，炙甘草6g。水煎，加红糖、黄酒适量，空腹温服，1日1剂，并用此汤送服鳖甲煎丸（中成药），每次3～6g，1日2次。假如出血量大，需随时加减药味，绝不可因服药引起大出血，谨防变生他故！

3个月后患者来告知：服药期间一切平稳，连服1个月后复查，癥块消去4/5，又服半个月复查，癥块消尽，经水连续2个月基本正常。嘱患者每月行经前7日，煎服小剂量桃红四物汤加醋制香附、醋制鳖甲各9g，3～5剂，以巩固疗效，冀望癥块不再生长。随访5年，月经正常，多次复查，未见癥块。

按语：鳖甲煎丸用于肝硬化、肝癌、胰头癌等，亦有一定效果，但效果不明显、不稳定。个人肤浅经验体会，仅供参考。

11. **石淋突发**　刘某，男，43岁。2000年9月5日首诊。此患者素来体健，从未见其生病，今日由两人搀扶，弯腰捧腹，步履艰难，面色灰青，呻吟不绝，着实吓人不轻！问及缘故，亲属代述：昨日傍晚，突呼腰胀腹痛，随之弯腰捧腹，疼痛难忍，面色㿠白，冷汗淋沥，小便涩痛，随到某大医院检查，诊断为右肾结石，大者直径1cm，小者0.7cm，欲碎石排出，本人不允。观其舌质紫暗，舌苔黄厚而腻，由于疼痛太甚，脉象几乎沉匿，时见弦滑。此石淋病也。急以清热利湿排石法，大剂量频服，另用排石颗粒温开水冲服，速排结石。方用八正散加减，车前子30g，川木通、瞿麦、萹蓄、滑石各15g，甘草梢6g，栀子、泽泻、茯苓各 15g，金钱草 60g，海金沙 15g，石韦 30g。日 2 夜 1 服，2 日 3 剂，中间加服排石颗粒，适宜"药灌满肠"，总以多饮水、多走路为宜。若能蹦跳，则排石更快。

第 13 日患者来家告知：2 块结石俱已排出，大者 1.18cm，小者 0.77cm。二便通畅，身体轻松。因服清利湿热药 12 日，恐伤及肾气，嘱其连服六味地黄丸半个月，另用枸杞子、山药、核桃仁、薏苡仁各适量煮粥，以作食疗，"修复"肾气。随访 10 年，石淋未作，身体无恙。

按语：刘某素体康健，突因石淋爆发，以致疼痛难忍，色脉骤异，不用急攻之法，难以速见其效。即徐大椿《用药如用兵论》所云："富强之国，可以振威武也。"肾无泻法，清利湿热，利尿排石，岂非泻法？故结石排出后，当以补肾之法续调，修复受损之肾气，以免遗留后患。况肾气旺，则结石亦不易复生。此非空谈，乃临证中常见也。医者、患者，咸当思之。此亦攻后用补之法，不仅眼前，兼虑久安。

二、补虚济弱法

"下者举之""不足补之"。攻者，攻其有余，泻其盛实也。补者，补其不足，举其下陷也。补法之制，补其虚也。气虚者，补其上，补益脾肺也。精虚者，补其下，滋肝肾也。阳虚者，补而暖之；阴虚者，补而清之。气因精虚者，补精以化气；精因气虚者，补气以生精。血虚者，补之以气，气为血司也。故补其上则举其陷；补下者，益精血也。阳虚补而暖，治其畏寒也；阴虚补而清，治其虚热也。气为血司，血为气守，故补血者，气中求之也。补者济其虚，以治气血津液不足也，故养阴生津法以治烦渴也，补益精血法以治须发早白也，补气之法以治诸脱陷下也，补阳之法以治畏寒自汗也，补阴之法以治虚热盗汗也。补法之用多矣。大凡虚证皆可补，然必辨阴阳气血津液，不可概以十全、六味。又有大实似虚者，尤当审之，误补益疾也。阴格阳者，勿用寒凉，误用亡阴也。惟在医者，审而辨之，慎而用之，万勿补有余而伤不足。此补法之制也，略言于此。临证之用，须审其所需，而后施治。切不可认为补药乃好药，不辨虚实，概而施之，惟有庸医如是。

（一）补虚济弱法适应证候

张景岳曰："补方之制，补其虚也。凡气虚者宜补其上，人参、黄芪之属是也；精虚者宜补其下，熟地、枸杞子之属是也；阳虚者宜补而兼暖，桂、附、干姜之属是也；阴虚者宜补而兼清，门冬、芍药、生地之属是也，此固阴阳之治辨也。其有气因精而虚者，自当补精以化气；精因气而虚者，自当补气以生精。又有阳失阴而离者，不补阴何以收散亡之气？水失火而败者，不补火何以苏垂绝之阴？此又阴阳相济之妙用也。故善补阳者，必于阴中求阳，则阳得阴助而生化无穷；善补阴者，必于阳中求阴，则阴得阳升而泉源不绝。余故曰：以精气分阴阳，则阴阳不可离；以寒热分阴阳，则阴阳不可混，此又阴阳邪正之离合也。故凡阳虚多寒者，宜补以甘温，而清润之品非所宜。阴虚多热者，宜补以甘凉，而辛燥之类不可用。知宜知避，则不惟用补，而八方之制皆可得而贯通矣。"

此论可谓运用补法之指南，辨证用药之准绳也。补法之善，不为标证所惑，阴中求阳，阳中求阴，补气而求之于血，补血而益其气，能使"阴平阳秘，精神乃治"，则可为善者也。若夫气血大亏、正气溃败之人，用补之时，不妨大补热补，必待正气恢复，方可挽回生命。当此生死关头，切勿畏首畏尾，在温补、热补之中，加以寒凉、消导之味，以制其温补太过，而使功效折损，以至于影响救助阴阳离散之危症，看似审慎，实为胆小也。若用于治疗虚中夹实者，则不失为良法。所谓"双刃剑"，补法亦然。夫至虚之人，必须大补，补气补血，补阴补阳，必适其证而定；至虚有盛候，泻之者必亡！实证误补，尚可挽救；虚证误泻，祸在瞬间，可不慎之再慎乎！故补法之设，补其虚也。切勿补有余而致病情延久，或于补药之中加以抵消之味，以致挽正救命之方难以奏效，看似平稳，实则误人自误。医者天职，治病救人。心有杂念，纵然身怀绝技，亦难正确发挥。治病目的，无外乎去邪扶正，使人病去身安。三法之用，祛邪、补虚、调和可也。

（二）补虚济弱法类方选

凡有补虚济弱、滋养气血、恢复正气，以及强身健体、延缓衰老功效的治法方药，皆属补法。其中补阳补阴、补气补血、补精益髓、升提举陷等功效的治法方药，均为此类。虚羸衰败之症，非大补元气，滋养气血，岂能恢复健康之体？譬如大灾之后，自然环境破坏，生活资料匮乏，人畜难以生存之际，若无救助，如何生存？有水有粮，是为当务救急之法也。即如人病，突受损伤，或汗下失血，或久病体弱，正气衰败，非用大补调养，何以恢复健康？故补法之制，济其虚也。至于补气、补血、补精、补液，或升提举陷，或清补、温补、热补、峻补，或收敛止涩，以治汗出亡阳、久泻久利等，必视其病情，辨证施治，大补小补，急补缓补，总以适证为要。挽正救人之法，其用大矣。

选方十首，以供补法之用，个人经验，仅作参考。引申旁通，在于医者。补虚济弱，不可或缺。

1. **炙甘草汤** 滋肺润燥，养营复脉。治伤寒脉结代，心动悸，以及肺痿，咳唾多，心中温温液液者。脉来结代，气血虚衰，故不能续。心中动悸，真气内虚。肺痿浊唾多者，以胃中之津液上供，悉从燥热化为涎沫，此方主之。炙甘草、生姜、桂枝、人参、阿胶、生地黄、麦冬、麻仁、大枣。水煎，阿胶烊化兑入，温服。

2. **回阳救逆汤** 回阳救逆。治三阴中寒，初病身不热，头不痛，恶寒战栗，四肢厥逆，引衣自盖，蜷卧沉重，腹痛呕吐，口中不渴，或指甲唇青，口吐涎沫，或无脉，或脉沉迟无力。炮附子、干姜、肉桂、人参、白术、茯苓、半夏、陈皮、甘草、五味子、姜汁。水煎温服。吐涎沫加盐炒吴茱萸。

3. **生脉饮** 养阴生津，益气复脉。治热伤元气，气短倦怠，口渴多汗，肺虚而咳，甚则脉来虚散，或虚大而代。人参、麦冬、五味子。加黄芪为君，甘草、桔梗为佐，名补气汤，治气虚自汗，怔忡；再加茯神、远志、木通，名茯神汤，治脉虚，咳则心痛，喉中介介，或肿。

4. **四君子汤** 温中助阳，益气补脾。治一切阳虚气弱，脉来虚软，脾衰肺损，饮食少思，体瘦面黄，或㿠白乏泽，皮聚毛落，言语轻微，四肢无力，以及脾胃不和，泻利虚饱等症。人参、白术、茯苓、甘草，加姜、枣为引。水煎温服。单用人参一味，名独参汤，大有救阴挽阳、止汗固脱之功，用以治疗大汗下、大失血后，生命垂危之际，以救阴虚阳绝之险。待生命挽回之后，再以他方对证治之，应急救命之法也。

本方加陈皮名异功散，调理脾胃；再加半夏，名六君子汤，健脾燥湿除痰；加香附、砂仁，名香砂六君子汤，治虚寒胃痛；六君子加姜汁、竹沥，治四肢不举；六君子加乌梅、草果、姜、枣煎，名四兽饮，治五脏气虚，七情兼并，或感瘴气；六君子加柴胡、葛根、黄芩、白芍，名十味人参散，治潮热体倦；加黄芪、山药，亦名六君子汤，为病后调理，助脾进食之剂；加木香、藿香、甘葛，名七味白术散，治脾虚肌热，泄泻作渴；合四物，名八珍汤，治气血两虚；八珍加黄芪、肉桂，名十全大补汤，以治虚羸。因证加减，方名、主治多矣。

5. **补中益气汤** 补中益气，举陷升阳。主治烦劳内伤，身热心烦，头痛恶寒，懒言恶食，心悸气陷，气短而渴，或阳虚自汗，或气虚不能举元，致疟痢脾虚，久不能愈，脱肛，子宫下垂，一切清阳下陷、中气不足之症，脉大而虚者，此方主之。炙黄芪、人参、炙甘草、白术、陈皮、当归、升麻、柴胡、姜、枣。亦可加大米文火同煎，温服。

6. **四物汤** 养血补血，和血调经。主治一切血虚，及妇人经病。当归、地黄、芍药、川芎。单用当归一味，加炙黄芪，量 6 倍于当归，名当归补血汤，治血因气而虚，面色㿠白，唇无血色，畏寒畏热，脉来虚软，身体倦怠，血虚气弱之症，其效甚佳。血虚血燥者加龟甲、阿胶；气血两虚者加炙黄芪、人参；气血虚寒者加参、芪、龙眼肉、鹿角胶、桂、附、姜、枣之属；血瘀血滞者加桃仁、红花、延胡索、鸡矢藤、香附之类，余随症加减。

本方加黄柏、知母，名知柏四物汤，再加玄参，名滋阴降火汤，俱治阴虚火旺；加黄连、胡黄连，名二连四物汤，治气旺血虚，五心烦热，热入血室，夜分发热；用生、熟地黄，加黄芪、牡丹皮、升麻、柴胡，名三黄补血汤，治亡血血虚，六脉俱大，按之空虚；加桃仁、红花，名元戎四物汤，亦曰桃红四物汤，治血结便秘，仆损瘀血；加羌活、防风（或秦艽），名治风六合汤，治风虚眩晕，风秘便难；加木香、槟榔，名治气六合汤，治血虚气滞，或血气上冲；加羌活、天麻、蜜丸，名神应养真丹，治足厥阴经，受风寒暑湿，瘫痪不遂，语言謇涩，血虚脚气；加桃仁、红花、竹沥、姜汁，治半身不遂，在左者属瘀血；去白芍、加防风，名防风当归散，治发汗过多，而成痉症，宜祛风养血。变方众多，总不离乎血。

7. **归脾汤** 益气养营，引血归脾。主治思虑过度，劳伤心脾，怔忡健忘，盗汗潮热，倦怠食少，虚烦不眠，或脾虚不能摄血等症。炙黄芪、当归、龙眼肉、酸枣仁、白术、人参、茯神、远志、木香、甘草、生姜、大枣。文火缓煎，分次温服。

8. **河车大造丸** 益气养血，大补真元。主治少年虚劳损怯，老年精血衰颓，诸虚不足，以及大病之后，身体羸弱，元气衰败者。此方服之，见效甚速，诚为补方中之重剂也。熟地黄 60g，生地黄 45g，天冬 21g，当归 21g，枸杞子 45g，牛膝、五味子、淡苁蓉、盐制黄柏、锁阳各 21g，杜仲 30g，紫河车 1 具。各药如法炮制，研末为丸，温汤送服。用滋补药膳送服，疗效更佳。

9. **六味地黄汤** 滋肾养阴，补水制火。主治肝肾不足，真阴亏损，精血枯竭，憔悴羸弱，腰痛足酸，自汗盗汗，水泛为痰，发热咳嗽，头晕目眩，耳鸣耳聋，遗精便血，消渴淋沥，失血失音，舌燥喉痛，虚火牙痛，足跟作痛，下部疮疡等症。熟地黄240g，山茱萸、山药各120g，茯苓、牡丹皮、泽泻各90g（原方做丸药量，为汤酌减）。水煎服、为丸服均可。

加黄柏、知母各60g（汤剂酌减，下同），名知柏地黄汤，治阴虚火动，骨痿髓枯，尺脉旺者，即《内经》所谓"壮水之主，以制阳光"是也。加附子、肉桂各30g，名金匮肾气丸，或附桂肾气丸，治命门火衰，脾虚泄泻，阳痿精寒，腰腹冷痛，尿频畏寒等症。即《内经》所谓"益火之源，以消阴翳"是也，尺脉弱者，或假有力虚而不实者，均宜之。此方经钱氏、崔氏、丹溪、景岳等先贤加减，演变出众多方剂，其功用主治各异，另详他书。

10. **赞育丹** 温肾壮阳，滋阴补血。主治阳痿早泄，精血不足，下元虚冷，不孕不育，未老先衰，须发早白，肝肾精血亏损者。无病服之，益寿延年。大熟地、冬白术各240g，当归、枸杞子各180g，杜仲、仙茅、巴戟天、山茱萸、淫羊藿、肉苁蓉、韭子各120g，蛇床子、制附子、肉桂、人参、鹿茸各60g。上药各如法炮制，共为细末，炼蜜为丸。每日服2次，每次服9g，温酒送服，忌生冷、萝卜、绿豆、茶水。减少剂量，水煎服亦可。

（三）补虚济弱法治验选

1. **生命垂危** 包某，女，62岁。2001年11月19日首诊。见患者步履艰难，行三两步便欲下蹲，靠墙挪步，十分吃力。将其搀扶坐下，头倾身斜。观其气色，灰暗乏泽；视其舌质，淡紫而暗，边如钝锯齿状，舌苔灰腻；脉来结代，时续时断，偶如鱼跃，时见雀啄，兼见虚散，又来细涩。一派阴阳俱虚、气血颓败之象，生命垂危矣！问及近况？患者语言謇涩，答曰："十余年来，多病一身，高血压、脑梗、冠心病、糖尿病、胃溃疡、反流性食管炎、慢性胰腺炎、结肠炎、腰椎间盘突出、痛风等，治此碍彼，住院、吃药不断，身体一天不如一天。近数月全身水肿，小便不利，到某大医院住院，主要治疗糖尿病，每日只喝少量稀粥，其余不让吃，也吃不下，病未见好转，还昏迷了数次，我看实在不行，才勉强偷跑出来，想吃中药，不知能否见效？"患者精神委靡，气息难续，颜面、双手及下肢足踝俱肿，言语之时，身俯于桌缘，头倾于肩臂，或半枕于诊断桌上，正气衰败之状，难以言表。欲治其病，当治何病？欲辨其证，元阳将绝！稍有不慎，命必休矣！

思之良久，谨遵"千万法门，只图全其正气耳"之训，此亦先存其人、后治其病之义。拟以挽阴救阳、醒脾复脉法，以救其生命垂危之象。方用炙甘草汤损益，冀望振其胃气，复其欲绝之脉。炙甘草6g，人参12g，肉桂、煨姜各5g，阿胶（烊冲）9g，熟地黄、麦冬各9g，白术12g，茯苓、生黄芪各15g，陈皮、砂仁各9g，大枣3枚，大米15g。文火缓煎浓汁，少量、多次缓服。加术健脾燥湿，加苓利水宁神，橘、砂、米和胃养胃，加芪生用，非但助参益气养阳，且可助苓、术行水消肿、固表实里，以治心中温温液液，唾多动悸，脉来结代。芪若炙用，仅可补气助阳，而他效则失之矣。

患者共服药3剂，5日后复诊，观患者精神气色大异于5日前，生机见矣。语言能续，声音清润，面色虽黄，而内含润泽，即所谓色现于外，气含于内也；舌质虽暗，而稍见鲜泽，齿痕已不明显，变浅，苔转薄黄微腻，唇色亦不暗灰；脉来虽弱，但无雀啄、鱼跃、结、代，细而缓匀，此乃阴阳微和，脾胃之气渐复，危象缓矣。鉴于病情好转，复将上方生黄芪量加至21g，续服5剂。并将末煎药水加陈醋2两，适温泡足。反复叮嘱：切勿过度劳累，不可饮食骤增，以免再伤脾胃，禁食一切发病之物，谨防感冒，保持心情平和，切记！切记！

翌年秋初，偶见包某，问及身体病况，包某曰："自去年服药9剂后，病情稳定，身体无大碍，生活自理，可做一般家务。"

按语：此例患者虽然见之不多，但每年偶有数例。在病情错综复杂、生命垂危之际，不可过分追求某病用某法、某法用某方之定规，正气不存，命又焉有？余每遇此类病人，必首虑正气，正气即胃气，若正气不败，当以治病为先，病去则身自安；若正气已经衰败，切勿仅仅计较某病某法某方，总以迅速恢复正气为要。必待正气恢复，方可斟酌轻重缓急，对病辨证，或攻或和，续而调之。

此案乃补法之例。补者，补其不足。本例患者，岂止不足？乃虚极之危候也。故用挽阴救阳、醒脾和胃法，以复其脉、振其脾胃为要，后天之本振，则五脏有主矣。人无胃气，岂能生存？故为医者，当先明理，而后施治。当此生命垂危之际，稍有不慎，便可失之毫厘，差之千里！司命者，不可慎之再慎乎？

2. **四肢逆冷** 周某，男，2岁。1976年9月30日诊。其亲属告知：患儿自初春受惊吓以后，精神日见不振，饮食无碍，不时发热，每发热时必呼冷，虽然穿衣、盖被很厚，但仍觉冷，量体温多在37℃左右，胸腹微热，四肢逆冷，甚则四肢蜷卧，指（趾）甲淡青，唇色淡白，腹痛泄泻，不渴不饮，如此已有半年之久。亦经中西医反复治疗，有时亦能减轻，至多三两日，前症复作。患儿能食、能拉，腹亦不胀，但消瘦如柴，皮包骨头，睡觉双目半睁，神情极其委靡，曾经多次欲放弃治疗，但尚有气息，心不忍之。细观患儿，确如上述，精神极其委靡，四肢皮包骨头，腹大青筋浮露，双手轻抱，肢体似欲散架，抚摸肢体，胸腹微温，四肢逆冷，反复呼唤，其应声微弱，几乎奄奄一息，令人十分心痛！面色淡白，舌质薄白，舌苔薄白浸润，指纹淡青隐隐，脉来细迟无力，时隐时见，一派十分羸弱之象。

综合所见，乃四逆证无疑矣。若不速用回阳救逆法，恐难祛足太阴、厥阴、少阴之寒，而挽脾肾之阳。方用回阳救逆汤，稍加出入。炮附子、干姜、肉桂各1g，人参、白术、茯苓各3g，姜半夏、陈皮、砂仁、酒炒白芍、酒洗当归各2g，炙甘草1g，大枣1枚。先煎附子半小时，再入群药文火缓煎，煎浓汁，多次少量喂服，1剂药煎2次，一日夜尽剂。

10月2日二诊。患儿精神已稍振，低热全退，四肢已温，昨夜睡时目亦能合，食量微增，唇甲淡青转为淡白，指纹淡青微退，脉来虽弱，细而均匀，方药已中病矣。上方附、桂、姜、夏4味，量减半，再服1剂，1剂服2日，缓服以巩固疗效。随访3年，患儿共服回阳救逆汤2剂，病痊愈，前症未再出现，身体缓慢健康，一切正常。

按语：药不对证，罔效者多。辨证无误，效若桴鼓。非古方不能治今病，实则认证用药不准也。《伤寒论》方治小儿惊吓日久，脾虚腹泻，低热不退，精神委靡，四肢不温，他方似乎对证，效果只管一时；回阳救逆汤回阳救逆，2剂病愈，诸症悉除。所以称为经方，即经典之方也。因而用方对证，效如桴鼓。

3. 大汗伤阴 邹某，男，55岁。2000年6月20日诊。自幼身体虚弱，容易感冒。每到换季之时，身体便觉不适，稍微不慎，必大冷大热，大汗淋漓，即使热退，亦动则汗出不止，容易疲倦，甚至心慌气短，尤以春末至冬初最为明显。即使寒冬，劳累过度，亦汗出不止，心悸气短，肌热疲倦，长夏最甚。诊见：患者面色㿠白，舌质淡红，舌苔薄白乏津；脉来虚散、细弱，乍代自还。辨证：脾肺两虚，中气下陷。治法：益气养阴，补肺固表。方药：生脉饮加味，人参15g，麦冬18g，五味子9g，生黄芪30g，山药、百合各15g，大枣6枚，糯米30g。宽水文火缓煎浓汁，分次温服，连服10剂，1日半服1剂，共服半个月。谨防感冒，勿过度劳累，忌食辛辣耗阴伤卫之物。

7 月 12 日二诊。患者告知：上药服至过半，汗出减少，精神渐振，10 剂尽剂，肌热汗出、心慌气短等症状基本消除，唯余精力不足。病愈过半，可停服汤药，用丸剂续治。嘱患者将上方再取 5 剂，研末蜜丸，每服 9g，日服 3 次，糯米、大枣、山药、莲子心煮粥，送服丸药，续调心、脾、肺三脏，以巩固疗效。

随访数载，身体虽然不甚强健，但汗出心悸、长夏肌热等症消除，感冒明显减少，不碍劳作。

按语：此方补肺敛阴，加以固表益脾之味，5 剂见效，10 剂病愈，再以丸剂缓服，以巩固疗效。数十年旧疾，得以痊愈。看似并非大补，药味平平，但施治对证，依然效果不凡。

4. 脾虚倦怠　张某，女，40 岁。2000 年 8 月 20 日诊。自述连续 3 年，食量逐渐减少，精神不振，全身乏力，体重下降，反复检查，脏器无病，中西医治疗，效果皆不明显。近数月来，无力劳作。动则汗出，气息不接，口淡乏味，饮食少进，四肢沉重之状，如坠千斤。观其形色精神，迟钝怠惰，肤色黄浮，面如蒙垢；诊其舌脉，舌质淡胖，边有锯齿深痕，舌苔白厚浸润，脉来虚软无力，状若絮棉；问及二便，大便时溏，小便清长；兼询体温，时感烘热，而测之则正常。综合所见，脾胃虚弱，气阳不足，故见四肢怠惰，饮食少思。攻之悖证，和之嫌弱，唯用补法，健脾益气。方用四君子汤为主，对证加减。不可因其平淡，总以对证为要。人参、焦白术、苍术、白扁豆、茯苓各 15g，炙甘草、陈皮、砂仁各 6g，煨姜 5g，大枣 5 枚，粳米 15g。1 日 1 剂，文火缓煎，末煎宽水，适温泡手足，凉则去之。

7 日后复诊。患者告知：上药已服 7 剂，身体渐感轻松，食欲稍旺，食量增加，大便已 3 日未见溏稀，唯汗出尚无明显减少。复诊其脉舌，舌质微见血色，齿痕消退过半，白厚苔稍薄，脉来虚软转为缓匀。药已对证，病已减轻，上方加生黄芪 18g，山药 15g，牡蛎 18g，浮小麦 30g，以增强补脾肺之功，而止表虚自汗。续服 7 剂，服用法同首诊。1 年后顺访：共服汤药 14 剂，又将二诊方取 5 剂，研末蜜丸，续服 2 个月，脾虚倦怠痊愈，劳作如常。

按语：典型脾虚湿滞、中气不足证，所以方用四君子汤加味，对证调理，汤丸并进，3 年之患，治疗半个月痊愈。

5. 中气下陷　李某，女，47 岁。2003 年 7 月 10 日首诊。观患者形体薄弱，面色㿠白，行走不稳，轻飘飘然，言语声颤，气息难续之状。已知其病大概，非脾肺气虚，中气下陷，即失血亡汗，阳虚阴耗之候。加之面色萎黄乏泽，唇甲色淡，舌质淡红，苔薄白乏津；脉来虚大，细寻如绵，时而细数，沉取欲断，一派气阴两虚之象，已是脉证相符。患者言道："身体本来不好，复因操劳过度，心烦头痛，肌热汗出，疲倦懒动。加以数月来经水过多，食欲减退，食量渐少，以致心慌气短，总感'吊气'，腰酸腿软，小腹坠胀，甚至子宫、直肠反复脱出。多处治疗，只能暂时减轻，转眼其病如旧。虽然都说不是大病，可是活着有事无力做，实在难受。"患者本来体弱，加之操劳过度，劳伤心脾，复因失血、失汗，是为"双夺"，故见心烦肌热，倦怠乏力，甚至气陷脱垂。此证攻之气脱血亡，危象立见；和之又觉太缓，恐难速见其效；唯有补中益气，升提固脱。方用补中益气汤加减，炙黄芪 24g，人参 15g（栽培参，力不及野生者，故用量偏大），炙甘草 9g，白术 12g，陈皮 6g，当归 12g，升麻、柴胡各 6g，阿胶（烊冲，益气和血）9g，熟地黄 12g（养阴补血），大枣 3 枚，生姜 3 片，粳米 15g。文火缓煎浓汁，分次温服。1 日 1 剂，前三煎内服，四煎宽水，待温泡足，凉则去之，连服 10 剂。

7 月 26 日复诊。自述已有 4 日子宫、直肠未脱出，吊气心慌、肌热乏力亦明显减轻，饮食知味，食量增加，汗出减少，全身稍觉有力。治法方药既已对证，不可随意更换。上方汤药续服 10 剂，另取 5 剂，研末蜜丸，待汤药尽剂，续服丸药，每服 9 ~ 12g，日服 2 ~ 3 次，龙眼肉、莲子、大枣、西洋参各 3 ~ 6g，煮粥，分 2 次和丸药服之，以巩固疗效。若稍觉不适，要随时来诊。随访多年，气陷脱垂未见复发，49 周岁绝经，以后身体逐渐健康，操劳无碍。

按语：益气升提名方，正对脾虚气陷诸症。所以本患者用补中益气汤为主调理，心慌气短、疲倦乏力、脱肛、子宫下垂等症，用药后逐渐消除，身体恢复健康。

6. 血虚经枯　李某，女，39 岁。2000 年 3 月 5 日诊。患者面色萎黄，头发黄焦而乱，唇色淡白，精神欠佳，声音细弱，动作迟缓，年龄状若半百，第一感觉即属血虚不足，身体羸弱之象。再诊其脉舌，舌质淡，几乎无苔，津液不足；脉来六部无力，细若蛛丝，沉取欲断。综合以上所见，气血两虚无疑。问及经汛，答："月经素来不多，近三年持续减少，甚至见红即无，二三个月不潮，夜寐多梦，食欲不振，精神渐差，劳作无力。"辨证：血虚经枯，未老先衰。女子以血为本，血旺经水自然迎月而潮，毛发光亮，面色红润，精神饱满，且少生病。反之，即如以上所见，面色萎黄，头发焦黄，经水早枯，神疲乏力等症作矣。治法当补其血而调其经。方用四物汤为主，对证加减。当归身（酒洗）、川芎、白芍（酒炒）、熟地黄各 15g，加炙黄芪 24g，阿胶（烊冲）12g，鹿角胶（烊冲）12g，龟甲胶（烊冲）12g，肉桂 6g，大枣 5 枚。

黄芪益气养阳，以助"四物"生血；三胶和阴养阳，大补精血；肉桂助阳，鼓舞群药；大枣补脾和营，调和诸药。余名之曰：四物加黄芪三胶肉桂红枣汤，大有益气养血之功，用以治疗血因气虚、血因精虚，而致月经早枯、毛发失荣、神疲力乏、未老先衰之候。1 日 1 剂，文火缓煎浓汁，分次温服，连续服 10 剂，下月再诊。每剂药末宽水煎，待温泡足，以调和足三阴、三阳，利于气血生成。泡足当即便可感觉身体轻松，疲劳骤减，有益而无害。足有溃疡者慎用。

4 月 10 日二诊。观患者面色微润，精神稍振，毛发虽不光亮，但焦黄之状已轻，唇舌之色微透红润。复诊脉象，细而缓匀，沉取稍见有力。问及经汛，答曰："服药期间，月经来过 1 次，1 天半结束，量比以往略增，血色微淡，全身无明显不适症状。"此为方药已经对证，疗效满意。上方再加龙眼肉 18g，以补血营养。每月服 10 剂，再服 2 个月。若有不适，及时来诊。

翌年 3 月顺访，患者告知：经水每月一行，4 天左右结束，色正，量适中，精神日渐充沛，以前容易感冒，现已亦明显减少。

按语：女子以血为本，常则治，乱则病，虚则经水早枯，故见毛发焦乱、面色微黄、身体早衰等症。四物汤乃理血总剂，加以对证增损，所以效验非常。此证血虚，用四物汤加炙黄芪等味调治，亦属补法之属，益气养血，用药对证，因而获得满意效果。

7. **劳伤心脾** 刘某，女，41 岁。2002 年 8 月 5 日诊。自述家庭负担过重，操劳过度，精神压力过大，年方四旬，亦感力不从心。月经随之紊乱，有时 1 个月两行，有时 2 个月一行，或见红即无，或淋沥十余天不净，夜寐盗汗，睡眠不实，食欲减退，精力下降，疲劳健忘，白发骤生，自感状若老年。观患者精神状态不佳，情绪低落，面色失润，唇色暗淡，舌质乏泽，苔薄薄白，津液不足，脉来沉涩之象。辨证：劳伤心脾，气滞血涩。治法：补气养血，调和心脾。方用归脾汤治之，炙黄芪 18g，人参、当归、龙眼肉、酸枣仁、茯神、炙远志各 12g，木香、炙甘草各 6g，大枣 5 枚，生姜 3 片，粳米一撮。1 日 1 剂，文火缓煎，分次温服，末煎待温泡足，连服 7 剂再诊。

8 月 15 日二诊。患者告知：上 7 剂服后，睡眠改善，饮食略加，精神亦觉好转，月经尚未来潮。复诊其脉，虽细而不涩，虽弱而缓匀，沉取不绝。面色微见光泽，舌质、舌苔无明显变化。嘱将上方续服 7 剂，月经来后再诊。

9 月 1 日三诊。患者告知：此次月经已结束 3 天，时间 4 天结束，量比以前略多，无血块，来时身体微困，腹不痛。嘱患者每月服上方 7 剂，于月经结束后第 5 天开始服，连服 3 个月，以月经正常、倦怠健忘消除、精力恢复为度。尽量减轻精神压力，勿过度劳累，调理得当，必会恢复健康。顺访 3 年，患者月经基本正常，精神、睡眠均可。

按语：劳伤心脾，亦属虚损症候。本例虽不属大虚，但因劳伤心脾，气血不足，故见精神不振，面色乏泽，经血紊乱，睡眠不实，血不营心也。归脾汤引血归脾，脾统血，心主血，血得调理，故诸症悉除。

8. 极虚羸弱　许某，男，72 岁。2001 年 3 月 10 日诊。见患者被 3 人搀扶，每挪一步都十分吃力。面无血色，身瘦如柴，几乎皮包骨头，语言謇涩，声音细弱，应答之时少气无力。观其舌象，色淡白而形体薄小，边有齿痕，状似镜面，尚见津润；诊其脉来，细如蛛丝，浮、中、沉俱无力，沉取欲绝，一派极虚羸弱之象。其亲属悄声告知："患食管癌晚期，手术后不到 1 个月，身体极其虚弱，每日只能喝稀粥，医院不敢做化疗，特请先生用中药调理。"大虚羸弱之候，非草木之味能见显效，必以血肉灵性之物，冀望建功。但大虚不容骤补，不可不慎。唯用小剂量，循序渐进，以患者能够承受为要。方用河车大造丸加减，以大补元气，以振怯弱。紫河车 6g，炙黄芪 12g，人参 9g，白术、茯苓、当归、熟地黄、枸杞子各 6g，陈皮、砂仁、炙甘草各 3g，大枣 3 枚，粳米 15g。5 剂。1 日 1 剂，文火缓煎浓汁，多次少量温服，1 剂服 2 日，末煎泡足。如稍有不适，要及时告知，不可大意！

3 月 21 日二诊。见患者由 1 人跟着来诊，精神稍振，面色微润，余心中稍感慰藉。观患者舌质，微显淡红，舌面有薄白苔，脉象略见有力，但仍比常人明显为弱，细而微沉，尚欠缓滑脉神。极虚羸弱之象，尚无明显转机，遣方用药仍需谨慎。上方再加鹿角胶（烊冲）6g，续服 5 剂，服法同首诊。

4 月 2 日三诊。见患者自己来诊，面带悦色，主动告知：服药以来，饮食增加，睡眠亦安，精神一天比一天好。观患者舌质微红，舌苔薄白津润，面色虽黄，而隐见血色，脉来细缓尚匀，脉神已见，唯嫌偏弱。方中紫河车、炙黄芪、人参、鹿角胶各加 3g，续服 7 剂。

4 月 30 日四诊。患者仍一人来诊，气色精神续有好转，告知：效果满意。嘱将三诊方每月服 7 ~ 10 剂，如有不适，及时告知，切勿疏忽！

随访 3 年，患者病情稳定，精神、饮食正常，未出现明显不适症状。

按语：极虚羸弱，大虚之候也。所以用血肉灵性之物紫河车，因为常药力不能及，此方虽然大补，但用量较轻，加之服用时间偏长，避免极虚骤补之弊，因而效果依然不俗。

9. **足跟酸痛** 李某，男，48 岁。1990 年 3 月 2 日诊。自述经常夜寐盗汗，汗出不多，但会阴部总是潮湿，偶尔梦遗失精，体力下降，腰腿酸痛，以足跟为甚，甚至足跟不能任地，影响劳作。到医院反复检查，皆说无病。中医有说"劳伤"，有说"受湿"，也有说"陈伤"等，治疗效果都不佳。至今已有 3 年之久。观患者精神气色微见憔悴，面色微黑乏泽，舌质偏于暗淡，舌面近似镜面，津液不足，脉来沉取细数无力，关尺尤甚。辨证：肾阴不足，下元不固。肾虚之患，治之当补，攻、和二法皆非所宜。方用六味地黄汤，加莲须、芡实、龙骨、牡蛎等固涩之味，以固肾涩精，止其盗汗、失精；再加怀牛膝、续断，以引药下行，而壮腰膝，补筋骨，以治足跟酸痛。处方：酒炒生地黄、熟地黄、泽泻、茯苓、牡丹皮、山茱萸、山药、莲须各 15g，芡实、龙骨、牡蛎、续断、怀牛膝、巴戟天各 18g。文火缓煎，分 3 次温服。末煎宽水，加陈醋 3 两，适温泡足。1 日 1 剂，连服 7 日。

3 月 10 日二诊。自述上药尚未尽剂，夜寐盗汗已止，会阴部潮湿减轻，足跟酸痛似无明显效果。复诊其脉，仍细而无力，数象已退。分析其足跟痛效果不显之因，乃病久之故。非一日之病，亦非一日之药所能疗，病程较长之故也。况足跟痛属于肾虚本亏，治本之法不可操之过急，已经见效，当续治之，本固则病自除。上方再加当归、枸杞子各 12g，以增强补益精血之功，续服 7 剂，服用法同首诊。

3 月 19 日三诊。患者告知：盗汗及会阴部潮湿、遗精等症已消除，足跟酸痛亦减轻大半，一般负重已无大碍。劳累过度时足跟仍感无力，甚至轻微疼痛。再诊其脉象缓匀，尚欠有力，仍以二诊方汤药续服 7 剂，另取 7 剂，共研细末，炼蜜为丸，与汤药间服，以图痊愈。随访 3 年，足跟痛痊愈，健康如初。

按语：肾主骨，为先天之根。足跟为人之"根"，酸痛乏力，多因肾虚所致。况此人夜寐盗汗，阴囊潮湿，腰酸腿软，精力不足等症，皆属肾虚表现，故用六味地黄汤为主方，对证加味，数年旧疾，月余治愈。此亦补法之用，以补其下也。

10. **精虚不育** 梁某，男，37 岁。2004 年 6 月 10 日首诊。自述已婚 12 年，妻子未孕，经多次检查妻子无病。精检提示，精子活率不到 20%，多处治疗，至今无果。观患者形体消瘦，已有稀疏白发，情绪低落，精神不振，面色憔悴，舌质淡红，苔薄白微腻，脉来沉涩，两尺独浮，沉取无根，此肾气极虚之象也。如此之状，非因房劳过度，即为过服壮阳之剂，以致肾阴耗散，精血屡夺而致。问之，答曰："婚前有手淫习惯，婚后因不育又频服补肾壮阳药，非但依然不育，还觉得精力日益不济，头脑昏沉，记忆力下降，房事淡漠，影响夫妻感情，精神压力之大，不言可知。对患者先开导，嘱其放下思想包袱，更不能再服壮阳耗精之方，首以涵养为要。不然，非但生育无望，必损身折寿。病因已明，病机显露，非用培补根本之法，难有效果。涵养为先，固涩随之。首用六味地黄汤加味，涵养精血，再用赞育丹填精补髓，以助孕育。处方：熟地黄18g，泽泻、山药、牡丹皮、茯苓、山茱萸、枸杞子、当归各15g，覆盆子、车前子、芡实、莲须各18g。连续服1个月，文火缓煎，分3次温服，末煎待温泡足。不可过度劳累（脑劳、体劳、房劳，咸当注意），感冒时停服本方。

7月10日二诊。患者告知：谨遵医嘱，1个月来未行房事，一心服药治疗，精神稍振，精力微增，已感身体轻松。观其形色，憔悴之状明显消除，面色稍有光泽，舌质微红，苔腻已退，脉来细缓之象，两尺浮散收敛，渐复其位，浮取已不见，中、沉取可得而细弱，重取似无，此为病情向顺之征。原方再加制何首乌15g，五味子6g，以补肾涩精，续服1个月，服用法同首诊。

8月10日三诊。患者精神稍振，面有光泽，舌质、舌苔已与常人无异，脉来两尺归位，沉取可得，细匀不绝。涵养已达目的，助孕之方当续。改用赞育丹加减，作汤剂续服1个月。处方：熟地黄18g，山药、当归、枸杞子、杜仲、续断、仙茅、巴戟天、淫羊藿、肉苁蓉、锁阳、韭子、人参各12g，鹿茸、家狗肾各9g（煅透，为粗末）。文火缓煎浓汁，分3次温服。服至10剂后，可解禁房事，冀望受孕。2005年中秋节前夕，患者夫妇抱一女婴来舍致谢，方知已获圆满结果，可谓皆大欢喜。

按语：余用上法治疗男性不育症四十余年，十有八九皆获圆满结果。偶有无效者，皆属无精虫或从不排精等。有人不辨寒热虚实，而一味用壮阳之方，致使本来很有希望生育之人，变为精血枯竭，生育无望，甚至损伤身体。医为仁术，切不可人言亦言，迎合患者欲望，一味壮阳，而损根本。

三、调和法

"佐以所利，和以所宜。"此和法之用也。攻以克实，补以扶弱，然主客不安，稍怠必乱。譬之余敌未除，伺机躁动也。以病言之，元气未复，邪气未尽，倘若内淫外并，败乱不免矣。是犹溃敌之后，必安其民，肃其残余；大病之后，益其元气，和以安之，防其复虚也。故和法之制，和其不和也。如兼虚者，补而和之；兼滞者，行而和之；兼寒者，温而和之；兼热者，凉而和之；兼寒热者，和而解之。畏风自汗者，和其表卫；烦渴而热者，和其卫气；发斑谵语者，和其营血；倦怠纳差者，化湿和脾胃；燥热干咳者，凉润生津；膨胀神疲者，亦和其脾胃；胁满口苦者，和其肝胃。和气和血，和脏和腑，和表和里，和寒和热，和阴和阳，和之为用广泛也。故和之一法，犹土兼四气，补泻温凉，宣通上下，和以内外，无所不及，无所不用矣。惟大实大虚者另论。

和法之用，其在调平元气，和顺气血，而显中和之贵也。故寒热温清气相比和者谓之同，水火木金土不相比和者谓之异。气相得者，可以逆其胜，杜其躁动也。又犹战和不定，相持难下，以使者和之之义也。假如一人多病，治此则碍彼，治同则多逆，元气复虚者，何以治？当此之际，惟用和法，和其气血，调其肠胃，使上下顺，纳消旺，必待元气渐复，然后治其甚者，此先存其人，后治其病法也。况元气复旺，病邪自遁矣。此和法之用，王道之政也。如围魏救赵法，无死伤之战，何不为之？蔺相如"完璧归赵"，不损乎本，又休其战，皆和法之功也。故和之一法，功不在攻、补之下。欲其得心应手，在于医者之神用。

攻、补、和三法，本意驭繁从简，便于临证把握运用。盖繁则郢书燕说，用者愈滋其惑；然又不能太简，简则井蛙鼹鼠，临证罔知所措，觉法之不能应其疾。今约之为三，用法归类也。犹如辨证纷繁，仲景归为六经；温病古无成法，鞠通只辨三焦（亦含卫、气、营、血），此外感热病辨证之法也。又如脏腑气血诸病及五官疮疡等疾，有用八纲辨者，有用卫气营血辨者，有以阴虚阳实辨者，皆属归类法，均为后世医家临床辨证提供便捷。余非趋世骛名，依据临证体会，将众多治法归为三类，仅为便于运用也。比喻大路小径，大路者，干道也；小径者，分支也。夫大路可以联小径，而径者，崎岖一支。故以三法统之，众法附之，所以为纲也，喻其路也。路既明，小径自联也。

人之患病，有急有缓，有内有外，有上有下，或阴或阳，或虚或实，或内外合病，或上下同染，然治之大法，总不逾乎宜攻、宜补、宜和也。攻之或解表实，或攻坚化积，或散毒消肿等；补之有益气填精、养阴生津、健脾补血等，皆其常补也。其功至大者，莫过于"急流挽舟""悬崖勒马"，挽阴阳于离散之乡，救生命于垂危之际，如独参汤、参芪术附汤，皆可以治危候也，此其非常之补也。而和之一法，更为可贵，用途最广。凡可和者，尽可用之，乃化干戈为玉帛之法也。常见病多有须和者，而需峻猛攻实之法与大补羸弱之方的病不为多。故和之一法，犹土居四维，生万物者也。善用和法，则病愈过半矣。余常见一人多病，色无生气，脉见不齐，若只治其病，又多矛盾，方药难下，欲其完全，难矣。然用和法，每收奇效。心、脑、肝、胆、肺、脾、肾、肠诸病，多患于一身之人，难以施法用方之时，每用和法调之，辄获良效。和平王道之法，用于疑难之症，犹如理丝，得其头绪，功不缓矣。用之得宜，效不凡矣。病种之中，需和者多矣。

今人得病，原因较杂，加之体质多虚，病症交错，一人数病，屡见不鲜。古圣先贤所创治法虽然众多，而临证常有难以适择之惑。因其一人多病于一身，表里寒热、气血虚实兼有，攻其实则重其虚，补其虚则助其实，今以攻、补、和三法为粗迹，而诸法可以类属之。临证因人、因病、因证，或攻之为主，或补之当先，邪衰正存，而后用和法调之，使患者病去身安，早日康复。虽然不为捷径，然人之有病，纵然治法千万，无外乎宜攻、宜补、宜和三大法则，运用得当，自可应无穷之变。此乃个人经验之谈，不离医经正途，不过由博返约而已矣。粗谈治法之用，仅为临证之便，不可示之于大雅耳。

（一）调和法适应证候

张景岳曰："和方之制，和其不和者也。凡病兼虚者补而和之，兼滞者行而和之，兼寒者温而和之，兼热者凉而和之，和之为义广矣。亦犹土兼四气，其于补泻温凉之用，无所不及，务在调平元气，不失中和之为贵也。故凡阴虚于下而精血亏损者，忌利小水，如四苓、通草汤之属是也。阴虚于上而肺热干咳者，忌用辛燥，如半夏、苍术、细辛、香附、芎、归、白术之属是也。阳虚于上忌消耗，如陈皮、砂仁、木香、槟榔之属是也。阳虚于下者忌沉寒，如黄柏、知母、栀子、木痛之属是也。大便溏泻者忌滑利，如二冬、牛膝、苁蓉、当归、柴胡、童便之属是也。表邪未解者忌收敛，如五味、枣仁、地榆、文蛤之属是也。气滞者忌闭塞，如黄芪、白术、山药、甘草之属是也。经滞者忌寒凝，如门冬、生地、石斛、芩、连之属是也。凡邪火在上者不宜升，火得升而愈炽矣。沉寒在下者不宜降，阴被降而愈亡矣。诸动者不宜再动，如火动者忌温暖，血动者忌辛香，汗动者忌疏散，神动者忌耗伤。凡性味之不静者皆所当慎，其于刚暴更甚者，则又在不言可知也。诸静者不宜再静，如沉微细弱者，脉之静也；神昏气怯者，阳之静也；肌体清寒者，表之静也；口腹畏寒者，里之静也。凡性味之阴柔者，皆所当慎。其于沉寒更甚者，又在不言可知也。夫阳主动，以动济动，火上添油也，不焦烂乎？阴主静，以静益静，雪上加霜也，不寂灭乎？凡前所论，论其略耳。而书不尽言，言不尽意，能因类而广之，则存夫其人矣。不知此义，又何和剂之足云？"

张璐曰："举世但知以寒治热，以热治寒，曷知病势之危殆，错杂难分，况多假脉假证，非洞达《玉函》《金匮》之奥，难以语此。如表证用麻黄，此正治也；越婢、大青龙则兼石膏以化热，麻附细辛汤、麻附甘草汤则兼附子以救寒，此变法也。阴寒用附子，此正治也；真武汤则兼生姜以散水气，白通、通脉则兼葱白以通阳，猪胆汁以收阴，此变法也。腑实用大黄，此正治也；大黄附子汤、附子泻心汤则兼附子以破结；黄龙汤则兼人参以助力，足补南阳之未逮，此变法也。阳邪陷阴欲转阳分，用芍药、甘草护持营气，此正治也；四逆散则兼柴胡以通中道，当归四逆则兼桂枝以通接壤，使阴从阳化，此变法中之定法也。妊娠胎息不安，用茯苓、芍药护持阴血，此正治也；附子汤则兼附子以治子脏开，少腹如扇，桂心茯苓丸则兼桂心以治宿有癥病，胎动下血。始知桂、附反有固胎之用。是皆病证之变端，不能守寻常绳墨也。然必察其生气未艾，方可特出奇兵以击之。若脉证俱殆，慎勿贪功以招烁金之谤也。"

（二）调和法类方选

和者，和其不和也。凡气不和者，调而理之，或疏而调之；血不和者，调而养之，或活而和之；表不和者，和而解之，和其营卫，疏导腠理；里不和者，调其脏腑，和其不和，使其安和。或补而养之，或清而润之，或通调二便，或理气化滞等，皆属和法。三法之中，唯有和法适应证最广，善用者，病愈过半矣。书难尽意，在医者临证活法，审慎辨证，用方遣药，正中肯綮，虽然不如攻、补二法效验立竿见影，但能静心理丝，亦可见不缓之功。用之得当，常有如汤泼雪之效。故和法之制，乃调和矛盾，和其不和，王道和平之制，最为常用之法，不可轻视，但重此法，人多获安。

1. **小柴胡汤** 和解少阳。治伤寒中风，少阳证，往来寒热，胸胁痞满，心烦喜呕，或胁下痛，或腹中痛，或渴或利，或咳或悸，小便不利，耳聋口苦，脉弦；或汗后余热不解，及春月时嗽，疟发寒热，妇人伤寒，热入血室；亦治伤寒五六日，头汗出，微恶寒，手足冷，心下满，不欲食，大便硬，脉细者，为阳微结。柴胡、黄芩、人参、甘草、生姜、半夏、大枣。水煎服。呕逆加生姜以散逆，陈皮以理气；烦而不呕去半夏、人参，加瓜蒌以荡郁热；渴者去半夏，加天花粉以生津；若不渴，外有微热，去参，加桂枝以解肌，覆取微汗；咳嗽去参、枣、生姜，加五味子以敛肺，干姜以散寒；齿燥无津加石膏以清胃止渴；虚烦加竹叶以凉心，糯米以和胃；痰热加瓜蒌、贝母；腹痛去黄芩，加芍药；胁下痞硬去大枣，加牡蛎；胁下痛加青皮、芍药；心下悸，小便不利，去黄芩，加茯苓；头痛加川芎；发黄加茵陈以利湿。

2. **四逆散** 和解少阴。治伤寒少阴证，阳邪入里，四逆不温，或咳或悸，或小便不利，或腹中痛，或泻痢下重，皆因热结于里，至少阴，则热邪渐深，故四肢逆而不温。经云：热深厥亦深，热微厥亦微。柴胡、芍药、枳实、甘草。等份为末，水调服。咳加五味子；悸加桂枝；小便不利加茯苓；腹痛加附子；泄利下重加薤白。诸四逆厥者，不可以下。故用枳实泻结热，甘草调逆气，柴胡散阳邪，芍药收元阴，以辛苦甘酸之品，合表里而交治之，则阳气敷布于四末，逆冷自解。

3. **六和汤** 化湿醒脾，调和六气。主治夏月饮食不调，内伤生冷，外感暑湿，寒热交作，或吐或泻，以及伏暑烦闷，倦怠嗜卧，口渴溺赤，嗜酒伤脾。功近藿香正气汤，尤善祛暑化湿益气，实为长夏暑湿困脾之良方。砂仁、藿香、厚朴、杏仁、半夏、白扁豆、木瓜、人参、白术、赤茯苓、甘草、生姜、大枣。水煎服。伤暑无汗加香薷；伤于生冷加紫苏，余随症。

4. **逍遥散** 疏郁条达。主治血虚气郁。盖木郁则火郁，火郁则土郁，土郁则金郁，金郁则水郁，逍遥治木郁，诸郁皆解，诸症自已，所以有逍遥之名。故治血虚肝燥，骨蒸痨热，潮热咳嗽，往来寒热，口干便涩，月经不调，凡肝胆两经郁火，以致胁痛头眩，或胃脘当心而痛，或肩胛绊痛，或时眼赤痛，连及太阳，妇人郁怒伤肝，致血妄行，赤白淫闭，沙淋崩浊等症，俱宜此方加减治之。柴胡、当归、白芍、白术、茯苓、甘草、煨姜、薄荷。水煎服、为丸服均可。加牡丹皮、栀子，名丹栀逍遥饮，治怒气伤肝，血少目暗，肝经血热。加地黄名黑逍遥散，治同。

5. **清脾饮** 疏肝和脾，清热截疟。主治疟疾，脉弦数，但热不寒，或热多寒少，膈满不食，口苦舌干，烦闷溺赤，小便不利。此方从小柴胡汤、温脾汤等方变化而来。青皮、厚朴、柴胡、黄芩、半夏、茯苓、白术、甘草、草果，生姜为引，或加槟榔。水煎服。大渴加麦冬、知母；疟不止加酒炒常山、乌梅；或加青蒿、马鞭草、酒炒白芍。

6. **大柴胡汤** 表里两解。主治伤寒发热，汗出不解，阳邪入里，热结在里，心下痞硬，呕而下利，或往来寒热，烦渴谵妄，腹满便秘，表证未除，里证又急，脉来或洪或弦数者，此方主之。柴胡、半夏、黄芩、芍药、生姜、大枣、枳实、大黄。水煎服，为末服均可。

7. **小建中汤** 滋虚缓痛，调和阴阳。治伤寒，阳脉涩，阴脉弦，腹中急痛，伤寒二三日，心悸而烦，通治虚劳悸衄，里急腹痛，梦遗失精，咽痛口干，四肢酸痛，手足烦热，虚劳黄疸。桂枝、生姜、芍药、甘草、大枣、饴糖（冲服）。微火煎服。

8. **平胃散** 燥湿化痞，和胃散满。主治脾有停湿，痰饮滞膈，胸脘痞闷，宿食不消，满闷呕泻，以及伤于山岚瘴雾，不服水土等症。制苍术、姜厚朴、陈皮、甘草，生姜、大枣为引。水煎温服。食少加神曲、炒麦芽、白术、砂仁、枳壳；湿盛加五苓散；痰多加半夏；脾虚倦怠加人参、白术、黄芪；痞闷加枳壳、木香；便秘加酒炒大黄；小便赤涩加茯苓、泽泻、车前子；外感发热头痛加紫苏、葱白，取微汗。

9. **越鞠丸** 理气疏郁。统治六郁之胸膈痞闷，吞酸呕吐，饮食不消。六郁者，气、血、痰、火、湿、食也。醋制香附、土炒苍术、川芎、神曲、炒栀子等份，为细末，神曲糊为丸。每服 9g，日服 2 次，白汤下。湿郁加茯苓、白芷；火郁加青黛（连翘亦佳）；痰郁加南星、半夏、瓜蒌、海浮石；血郁加桃仁、红花；气郁加木香、槟榔；食郁加麦芽、山楂、砂仁；夹寒少加吴茱萸。

10. **温胆汤** 和胃祛痰。治胆胃不和，痰热上扰，眩晕呕吐，嘈杂心悸，口苦微泻，以及癫痫、不眠等症。半夏、竹茹、枳实、橘皮、茯苓、甘草、生姜、大枣。水煎，食远服。

（三）调和法治验选

1. **寒热往来** 吴某，男，35 岁。2001 年 3 月 20 日诊。自述患重感冒，大冷大热，经过发汗、输液，四五天后大热退，但一日反复数次潮热，日晡至夜为甚，口干口苦，食欲减退，两耳时鸣，胸胁痞满，小便不利，如此已近十日。病虽不重，但心烦不宁，无力劳作。患者精神不振，面色乏泽，舌质淡红，舌苔薄白乏津，脉来细弦微数。此即所谓"伤寒少阳证"是也。因其邪在半表半里，故见寒热往来，口苦胁满。治宜和解少阳，用小柴胡汤为主方，柴胡、黄芩各12g，党参15g，半夏9g，甘草6g，生姜3片，大枣3枚，加陈皮、砂仁、醋制香附、酒炒白芍、龙胆草各9g，2剂。武火急煎，温服。末煎适温泡足，慎风寒，注意休息。

3月23日二诊。自述反复寒热已除，胁满口苦未尽除，精神、食欲尚欠佳。复诊其脉，弦数之象解，脉转细滑，舌苔变为薄黄。辨证：胆经余热未清，肝胃失和。治法仍以和解少阳为主，兼调脾胃，上方再加茯苓、白术各12g。续服2剂。3月26日患者来告知：症状已除，食欲正常，明日上班。

按语：小柴胡汤治疗寒热往来，屡用屡验。若有兼夹症状，视其所夹何症，适症加味，勿失和解少阳为要。

2. **身热四逆** 瞿某，男，19岁。2003年9月20日诊。见患者着衣偏厚，精神委靡，身屈捧腹，步履艰难，面色㿠白，明显畏冷之状。观其舌质，淡白津润，苔白而腻，脉来沉细微弱，重取欲断。问及病由，述曰：初起感寒，恶寒发热，经发汗后热退，翌日寒热复作，又用发汗之葱姜水，汗大出，热随解；二三日后，身痛腹痛，利下清谷，四肢厥冷，至今已有半个月之余。有以虚寒治，有以寒疟治，亦有以寒泻治者，似乎都有效，但不及两日，症复如前。如今食欲乏味，口淡懒食，小便清长，大便不实，畏寒腹痛。用温中散寒法，方用四逆汤原方1剂，令其煎服。炮附子（先煎）9g，干姜6g，甘草3g。水煎，稍冷服。末煎待温泡足，尽剂再诊。

9月21日复诊。自述四肢逆冷大减，腹痛亦轻。复诊其脉，沉细转为沉迟，舌质、舌苔无明显变化。方已对证，续服1剂，服用法同上。

9月22日三诊。患者告知：腹痛、肢冷已除，食欲、疲倦依然。处方：人参、白术、茯苓各12g，橘皮、砂仁、藿香各9g，淡附片、干姜、炙甘草各3g，大枣3枚，粳米一撮，2剂。文火缓煎，分3次温服。末煎适温泡足。7日后患者来信告知：病已痊愈，明天上学。

按语：四逆汤原治三阴伤寒，身热腹痛，下利清谷，恶寒不渴，四肢逆冷等症。今用于瞿某，症状相似，1剂病轻，加味2剂，病愈复学，乃选方用药对证也。祖方永远为经典之方，能对证使用，依然效如桴鼓，立竿见影。回阳救逆，当属和法，和其阴阳也。

3. **伤暑倦怠** 李某，男，45岁。2000年8月2日诊。自述因露天务农，骤淋暴雨，随之发热身痛，脘腹满闷，口渴溺赤，大便微溏，四肢困乏无力，嗜卧懒动，饮食无味。始作感冒治，身热退，又调理肠胃，困倦依旧，已有半个月，不能劳作。观患者面色黄垢，舌质淡暗，舌苔白厚而腻；脉来细濡，沉取欲绝。辨证：暑湿困脾。治法：清暑化湿。方药：六和汤加减，藿香、厚朴各12g，白扁豆、砂仁各9g，人参、白术各12g，半夏6g，赤茯苓、木瓜、薏苡仁、黄芩各12g，甘草3g，生姜3片，大枣3枚，3剂。水煎温服，末煎泡足。

8月6日二诊。自述诸症已除，身体尚弱。原方续服2剂，以清余邪，病必痊愈。半个月后顺访：身体已恢复到病前，下地劳作正常。

按语：六和汤原治夏月饮食不调，内伤生冷，外感暑气，腹泻倦怠等症。李某病因病机相仿，故用之病愈。凡夏秋季节，外感暑湿，内伤生冷而致寒热腹痛，甚至泄泻，倦怠等症，用之皆效，和法之用也。

4. **胁痛潮热** 刘某，女，47岁。1990年9月1日诊。自述经常心烦郁闷，胁痛口苦，睡眠多梦，头眩头痛，时发潮热，经血失常，或超前错后，或见红即无，或淋沥十余天不净，胁腹时痛，兼有赤白带下。有医说"更年期综合征"，治疗效果不佳。也有医说"肝火过旺"，服药后月经反而不来，潮热更甚，体痛酸楚，夜梦愈甚，食欲大减，肢体更困。观患者情绪烦躁，面色暗红，肤色失润，舌质暗红，几乎无苔，隐隐瘀斑，舌根正中处有黄燥苔，脉来沉弦微数。辨证：气郁血瘀，肝脾失和。治法：疏肝和胃，调理经血。方药：逍遥散为主，以治木郁。盖木郁则火郁，火郁则土郁，土郁则金郁，金郁则水郁，逍遥散治木郁，诸郁可解。处方：柴胡、当归各12g，白芍、白术、茯苓各9g，甘草6g，薄荷9g，煨姜3片，加酸枣仁12g以宁心除烦，加牡丹皮12g以泻血中伏火，加栀子12g以泻三焦郁火，加丹参18g以凉血和血调经。5剂。水煎温服。末煎加陈醋半斤，待温泡足。

9月7日二诊。自述5剂尽剂，身体感觉轻松，头脑亦感清醒，夜梦减少，睡眠改善，潮热已退，饮食知味，唯月经未至。方已对症，加桃仁、红花各9g以活血散瘀调经，续服5剂，服用法同上。

9月22日三诊。患者告知：月经已结束3天，量比以往稍多，色正红，无血块，来时身体微困，余无明显不适。观其面色，已有光泽，舌质正红，舌根黄厚燥苔已退尽，脉来尚嫌无力，恐为经后血虚之故。将二诊方再取7剂，研末蜜丸，每服 9g，日服 3 次，温开水送服。可服 2 个月以上，冀望痊愈。

随访 3 年，患者自服汤、丸药后，身体无恙，49 周岁过后，月经自然结束，未见所谓"更年期"反应，一切正常。

按语：逍遥散治疗肝气不舒，胁满口苦，虚烦不宁，月经失调等症，可谓效如桴鼓，若能对证加减，其效更佳。解郁亦为调和之法，此例可见一斑。

5. **烦热口苦** 张某，男，70 岁。1980 年 7 月 30 日诊。自述素来体健，很少生病。无奈自从 6 月初起，原因不明烦闷口苦，肢体困倦，大便不利，小便黄短，其症状似"疟疾"，热甚寒微，脘闷恶食，屡治不得痊愈。观患者体质不虚，声音洪亮，年虽七旬，但步履轻健，面色暗红，如蒙垢尘，舌质深红，舌苔黄厚，津液不足，脉来弦数有力。一派湿热之象，状似"疸疟"。问其是否查过肝功？答：反复查过，皆为正常。由此可见，病为肝脾湿热无疑。治当疏肝清脾，和胃利湿。方用清脾饮加减，青皮、厚朴、柴胡、黄芩各 12g，半夏 6g，茯苓、白术各 12g，草果、槟榔、青蒿、鳖甲各 9g，甘草 3g，生姜 3 片。3 剂。水煎温服。末煎加陈醋适量，待温泡足。

8 月 4 日二诊。脉象转缓，弦数势退，舌质红，苔白润，湿热减退之象。问及服药后感觉，答曰：体倦、口苦减轻，饮食已经知味，疲劳尚未尽除。病势虽减，病未痊愈，当续清湿热。上方加减如下：柴胡、黄芩、茯苓、白术各 12g，青蒿、鳖甲各 9g，党参 18g，白芍、滑石各 12g，薏苡仁 18g，甘草 6g，大枣 3枚。3 剂。煎服法同上。患者 7 日后来告知：诸症已除，身体复健。

按语：口苦多为肝经湿热为患，体困则与脾湿有关。本患者素体健康，因于湿热所困，肝脾失和，故见烦闷口苦，寒热似疟。方用清脾饮清其实热，和其肝脾，数日病愈。夏秋季节多有患此症者，缘由外感暑湿，肝脾失和，或日久化热，续伤肝脾，故见体倦肌热，状似疟疾，皆因湿热所困、肝脾失和之故。

6. **便秘发热** 张某，女，54 岁。1970 年 10 月 10 日诊。观患者情绪不宁，言语失常，面色暗红，肤色枯燥。自述 7 天前因为感冒发热，自用葱姜煎汤一大碗，发出一身大汗，热未尽除，反而心下痞硬，欲呕不出，二便不利，寒热交作，烦渴引饮，焦躁心烦，甚至无故动怒。诊其脉象，浮中沉俱有力；观其舌象，质红苔厚，黄燥乏津。此必发汗过度，热反入里，津液耗伤，故见以上诸症。治宜表里两解，方用大柴胡汤加减，柴胡、黄芩各 12g，生姜易以薄荷、半夏易以芦根各 15g，大枣 3 枚，枳实、大黄（后下）各 9g，加淡竹叶 15g，生石膏 60g，知母、麦冬各 15g，朱砂、甘草各 3g，以辛凉解肌、养阴止烦。2 剂。

水煎微温服。末煎加醋泡足。

10 月 13 日二诊。观患者情绪安定许多，舌红苔厚已退，脉象转为滑数，热势已衰之象。问及二便，答曰：稍利。上方再服 1 剂。

10 月 15 日三诊。患者告知：二便已经通利，身热心烦亦除，唯觉全身之力。复诊其脉，缓而无力；观其舌质，深红退尽，舌苔薄白，津液已回。表里俱解，脾胃待调。方用四君子汤加减，和胃养阴，益气醒脾。党参 18g，白术、茯苓各 12g，藿香、陈皮、砂仁各 6g，沙参、麦冬、石斛各 15g，甘草 3g，大枣 3 枚。3 剂。煎服法同上诊。时逾 5 日，患者来告知：病已痊愈，特来告知。看来感冒小病，亦要医生治疗，不分寒热，而用简单方法，以葱姜汤发汗，指望汗出病愈，谁知汗出热反不退，腹胀燥热又起，真是得不偿失，吃亏不小，教训，教训！

按语：此例病案，乃较为典型的大柴胡汤证，单用透表、攻里，皆不适宜，必用表里两解法，以通内外，而安其正气，待热退，二便通利，其烦热胀满自除。胃气因其汗、下，必受其损，继用益气养胃之法，即是复其正气，脾胃之气即是正气。四君子汤即是补脾胃之本方，加以养阴生津之味，皆胃喜凉而脾恶寒，温健凉润，脾胃均受其益。此亦两解之后，随而和之之义。一定之法，变化之法，唯在医者因其变而变，随其证而用可也。

7. **虚劳腹痛** 刘某，女，45 岁。2000 年 3 月 1 日诊。患者精神委靡，情绪不安，面容憔悴，肤色枯糙，失于润泽，形体消瘦，唇色淡白，一派虚弱劳损之象。再诊舌脉，舌质淡红，苔薄黄乏津；脉来细弱，沉取无力，细寻偶来虚软。综合所见，必是虚劳内损之症。问及病程长短、缘由症状。答曰："先是屡堕不育，连续七胎小产，精神压力很大，经常怄气郁闷，加之体劳过重，身体常觉疲倦，月经又时多时少，有时淋沥不净，泥里水里，家里地里，啥活都干。5 年前总算生育一胎，虽说精神得到慰藉，可是体劳脑劳加重，致使体力下降，四肢酸痛，手足心烦热，甚至鼻衄出血，小腹坠痛，自汗盗汗。医院住过多次，皆说我是'更年期综合征'，治之效果不佳。中医作'气血两虚'治，补药吃了不少，好像都只管一时，转眼如旧。"虚劳内损之人，大补难以容受，缓调又嫌效迟。急缓欲得适度，确实难以适择。今用祖方小建中汤，以滋虚缓痛，而调和阴阳，即使见效不快，对于病久之人，只能如此。处方：桂枝 6 ~ 9g，生姜 3 ~ 5 片（15 ~ 30g），白芍 9 ~ 15g，甘草 6 ~ 9g，大枣 5 ~ 9 枚（15 ~ 30g），饴糖（冲服）15 ~ 30g。5 剂。文火缓煎，分 2 次温服。末煎宽水煎开后，加陈醋一二两，适温泡足。

3月7日二诊。患者告知：里急腹痛已除，身体疲倦稍轻。自汗盗汗略少，精神似觉轻松，精力仍感不足。观其面色微润，肤色稍泽，脉舌俱无明显变化。此方已中肯綮，慎加血肉灵性之味，以滋阴益气，添精补髓，和而调之。桂枝6g，煨姜3g，白芍（酒炒）12g，甘草6g，大枣5枚，饴糖（冲服）15g，加龟甲胶（烊冲）、鹿角胶（烊冲）各9g，人参、枸杞子各9g。5剂。

3月13日三诊。见患者精神、肤色较首诊时明显好转，舌质转红，苔薄津润，脉来缓匀，尚嫌虚软无力。患者告知：里急腹痛未见反复，四肢酸痛明显减轻，精神精力续有好转，手足心热亦不明显，饮食尚无明显增加，体力仍感不足。思其久病，气血虚损，法已对证，仍存原方，再加巴戟天、续断、杜仲、当归身各12g，以补血养血，强腰健肾。续服5剂，另取5剂，研末蜜丸，待汤药尽剂，接服丸药，每服9g，日服3次。山药、大枣、龙眼肉煮粥送服，以缓调续治。1年后顺访，虚劳病痊愈，体力逐渐恢复。

按语：屡堕不育，肝肾俱损；体劳过度，加之精神压力过大，心脾两伤，根本不足也。本当大补、峻补，然而已经服过不少补药，病却未愈，虚劳依旧。今用循序渐进缓调之法，随病变化，对证增益，标本兼治，终获痊愈。可见和法之用，需要耐心。

8. **胸膈痞闷** 张某，男，55岁。2005年4月3日诊。患者面色萎黄，如蒙油垢，尚未坐定，只见其欲嗝不出，伸颈捶胸，大概为脾虚湿滞、痰饮胸痞之患。诊其舌脉，舌质淡，舌体胖，边有明显齿痕，舌苔白厚灰腻；脉来细濡，兼见滑迟。辨证应为脾阳不振，痰饮留恋。问及饮食习惯、起病久暂，平时嗜酒、喝茶有瘾，不然入夜难寐，胸脘痞闷，经常干呕，饮食无味，四肢疲乏，甚则肠鸣泄泻，已有10年以上。患者饮食习惯不良，嗜酒过度，脾胃屡伤，运化无力，主食少进，仅以茶、酒代之，湿痰之由来明矣。脾胃弱，痰饮留恋，故见胸脘痞闷，面色萎黄，甚至饮食难消，泄泻时作。若不改变陋习，纵然扁鹊再世，亦难痊愈其疾。用健脾燥湿法，以平胃散为主，对证加减，以祛胸膈之留饮。处方：苍术、白术、茯苓各15g，厚朴、枳壳、陈皮各12g，姜半夏9g，神曲12g，紫苏子、乌药各9g，甘草6g，生姜3片，大枣3枚。3剂。水煎，饭后温服。末煎适温泡足。

4月7日二诊。自述胸前已觉宽松，痞闷减轻。饮酒1日1次，量减少一半，胃口略好，食量稍加。方已对症，续服3剂。

4月11日三诊。患者告知：胸痞已除，饮食明显增加，疲倦明显减轻。复诊舌脉，舌质红泽，齿痕变浅，厚腻苔已化，转为白苔略厚，脉来缓匀，尚嫌乏力。上方再加人参9g，炙黄芪15g，薏苡仁15g，以补脾益气，续服3剂。另取5剂，共为细末，每服9g，日服3次，温开水送服。忌口继续，劳逸适度，傍晚至夜勿饮茶水。2年后顺访：后3剂汤药尽剂，接服末药2个月余，加上基本忌酒，食量渐增，身体渐健，诸症未作。

按语：平胃散利湿散满，主治脾家停湿，痰饮痞膈，满闷呕泻等症，用于此例嗜酒、饮茶代饭，以致脾虚湿滞，痰饮胸痞之候，正中肯綮。亦属和法之属，缓而调之，得以痊愈。

9. 情志抑郁　朱某，女，40岁。2006年9月5日诊。患者神情呆滞，行动迟缓，沉默寡言，面色枯燥而带愁容，肢体萎缩而欠舒展。情志抑郁，已知大概。视其舌质，淡灰而暗，舌体偏胖，齿痕明显，舌苔灰厚微腻；诊其脉象，沉涩而迟，时见微弦。患者自述精神时常郁闷，肢体困乏不舒，饮食乏味，胸脘饱闷，不愿与人交流，记忆力下降，偶尔吞酸，饮食难消，精神倦怠，如此已有1年有余。说是"精神抑郁症"，但疗效却不理想。辨证：情志抑郁，湿痰阻遏。治法：燥湿豁痰，疏肝解郁。方药：越鞠丸加味，醋制香附、土炒苍术、川芎各12g，木香9g，神曲12g，炒栀子、姜半夏各9g，姜制厚朴12g，茯苓15g，陈皮9g，远志、石菖蒲各12g，甘草6g，生姜3片，大枣3枚。5剂。水煎温服，末煎宽水，加陈醋半斤，适温泡足半小时。暂勿饮冷食腥，饮食以清淡为要。精神尽量减压，适度运动，多与人交往，勿想不愉快之事。

9月12日二诊。视患者精神稍振，形体舒展，面色微润，印堂微泽，便知药已对证。复诊其脉，沉涩转为弦滑；舌质微红，齿痕变浅，灰腻苔略化，病情向愈之象。上方苍术易以白术，半夏减半，加党参18g，莲子心24g，续服5剂，服用法同首诊。

9月19日三诊。患者自述胸痞脘闷、精神不舒等症已基本消除，食欲已旺，食量渐加，记忆力在恢复。病已"衰其大半"，可停服汤药，将二诊方取3剂，共研细末，饭后每服9g，日服3次，温开水送服。继续缓调，冀望疗效巩固。随访2年，病愈未复，与常人无异。

按语：此例患者属于湿郁，故见神情呆滞、懒言体倦等症，方用越鞠丸略作加减，对证调治，亦在短期内治愈。

10. 嘈杂眩晕　张某，女，43岁。1991年3月20日诊。自述经常胃脘胀闷，嘈杂呕吐，眩晕心悸，口苦微渴，但不思饮，睡眠不实，精神不宁，记忆力下降，甚至情绪低落。多处治疗，众说纷纭，有当胃病治，有当胆病治，亦有当"更年期综合征"治，但效果均不明显。反反复复，时延三载有余，病情依旧，身体大不如昔。诊见患者面色微黄，眼眶暗青，舌质淡胖，舌苔白厚微腻，脉来弦滑，两关尤为明显。辨证：湿热痰阻，胆胃失和。治法：燥湿化痰，和胃利胆。方药：温胆汤加减，白术 12g，茯苓 15g，姜半夏 9g，橘红、枳实、竹茹各 12g，甘草 6g，厚朴 12g，砂仁 9g，丹参 18g，炒酸枣仁 12g，大枣 3 枚，生姜 3 片。1 日 1 剂，连服 5 剂，水煎温服，四煎加陈醋适量，适温泡足半小时。

3 月 26 日二诊。自述嘈杂、心悸减轻，其余尚不明显。上方再加天麻 12g，以平肝息风定眩；加龙骨、牡蛎各 12g，以收敛安神，而治眩晕及睡眠不实，且不碍主方和胃利胆、健脾燥湿之效。续服 5 剂，服用法同首诊。

4 月 2 日三诊。自述眩晕呕吐、心悸、失眠等症基本消除。观患者似有不愿再服汤药之意，复诊其舌脉，病已减去过半，可将上方再取 3 剂，共末，蜜丸，每服 9g，日服 2 次，稀粥或温开水送服，以续调胆胃心脾。顺访 1 年，病愈后未明显复发，不碍劳作。

按语：温胆汤和胃祛痰，主治胆胃不和，痰热上扰，眩晕呕吐，嘈杂口苦等症。用于张某脘闷嘈杂、眩晕心悸等症，因为对证，故见效果显著。

和法用途甚广，仅举数例，以证其验。真正需要攻、补二法的症候并不多，大多数病症都需要调和。但三大基本治法缺一不可。以三法为纲，施治归类，必因病变而变，不可执泥固守。纯属经验之谈，小结临证体会而已。若得高人指点，或可对临证施治有所启示。小人物奢求，还望大家示教！

此稿从原《医苑杂谈·攻补和三法概论》中补充内容而来，由繁从简之法，利耶？害耶？抛砖引玉之举，渴望高明者正之。

卷七 医苑杂谈

防病保健小叙

《素问》有关养生保健之论述，深且广矣。个人粗浅体会，其中最要者莫过于清心寡欲、饮食有节、起居有常、不妄作劳四方面。因清心寡欲则自无好高骛远、成败是非之忧；饮食有节则肠胃不伤而五脏有所主；起居有常则精神自倍，而无忘废荒乱之咎；不妄作劳则身无戕害而自健。具此四者，必身体健康，心情愉悦也。常见性格开朗、胸怀豁达之人，偶患疾病亦易速愈；反之，心胸狭窄、斤斤计较、为琐事纠缠不休者，往往患小疾亦难速瘥。饮食有规律，不暴饮暴食者，大多肝胆脾胃肠都无病，反之则诸病丛生矣。起居有常，不熬夜、不昼睡，寒冷季节，早睡晚起；温暖天气，早睡早起。中老年人，早晚在树多人少处散散步，不宜强行登山、跑步。不妄作劳，一勿过度体劳，二勿过度脑劳，三勿过度房劳。凡事都有度，适度则宜，过度则伤。秋收冬藏之时，气候渐冷，不宜凌风冒寒，必待日出温暖，方宜户外活动。中老年人有病者，尤当谨慎！心脑不健康者，更需注意！饮食当以"五谷为养，五果为助，五畜为益，五菜为充，气味合而服之，以补精益气（《素问·脏气法时论》）"。善于养生保健者，不可拘于一端。一方一物，岂能完全？《内经》之后，复多名著，养生之道，良工皆知。养生要义尽含于国医系统之中，阴阳为纲，四时攸分；人别居地，风习不同；禀赋各异，内外当分；寒热虚实，悉当辨之，而后以防、治、养先后依次施之，因人处之。如此，方合防病养生之道也。岂有单一之法而获强身长寿之理耶！？纵观古今痴求长生不老之人，有谁长生？何人不老？且早死者多矣。此皆受方士、巫神之欺蒙耳！一方一物服食太久，必生偏颇，阴阳失衡，精神乃乱，不死则病，岂可长寿？积毒所杀也，物极必反之故耳。珍爱生命者，可不慎之再慎乎！

夫欲健康者，首当心态好，坦荡开朗，宽容和蔼为上；次应营养均衡，五谷蔬菜，瓜果肉蛋，调配而食方善；加之适当运动，常与山水树木花鸟亲近，少在牌桌、网上留恋，有病正道求医，勿近巫、庸、骗子！能如是，则可免受欺蒙伤害！寥寥数语，难达古圣先贤养生保健之意于万一，不过笔者之浅识耳。

凡欲一药一物而祛百病、养生保健者，皆为幻想也！若茫然从之，必损身折财而遭祸！因其有悖卫生保健常理耳。数十年来所见所闻，神童、神医，奇方、怪招，彼起此伏，屡见不鲜。细回忆之，无一不是短命鬼！缘何如此？不经之为，岂不立夭！？经，《内经》也。余劝着意养生保健者，多从《内经》《神农本草经》中汲取正面知识，久必获益，自会少受欺蒙。

今将余临证时因人因病予以小验方简介如下，或泡水代茶，或外敷，或足浴，或炖汤食补，用于防病或病后体弱调养。

春季：大青叶、金银花、贯众、防风、甘草适量，可防流感。

夏季：鲜荷叶、藿香、佩兰、薄荷、车前草适量，清暑化湿。

秋季：麦冬、沙参、桔梗、甘草、鲜荷叶，生津润燥。

冬季：紫苏叶、葱白（连根）、生姜，防治风寒感冒，暖冬勿用。

慢性咽炎：桔梗、玄参、山豆根、薄荷、金果榄、甘草，清热止痛。肺胃火旺，喉干声哑者亦可。

面生毒疹，红赤痛痒：金银花、野菊花、紫花地丁、紫草、千里光，清热解毒。

肠胃积热便秘：酒制大黄、郁李仁、番泻叶、枳实，清热通便。

津液不足虚秘：当归、郁李仁、火麻仁、蜂蜜，润肠通便。

小便黄赤，淋沥涩痛：车前草、灯心草、薏苡仁根、滑石粉、甘草，清热利尿。

痛经畏寒：生姜、白胡椒、桂皮、香附、川芎，捣细如泥，加温敷肚脐（神阙穴）、脐下约3寸（丹田穴）处，散寒止痛。

痛风红赤疼痛：紫草、忍冬藤、甘葛、当归尾、红花、玄参、赤芍、鸡矢藤、丹参，凉血活血治痛。

血虚失眠：龙眼肉、莲子、灵芝、酸枣仁、丹参，养血安神。

多梦惊恐：龙齿、酸枣仁、茯苓、辰砂、丹参，重镇安神。

脂肪肝：生山楂、生何首乌、丹参、赤芍、苍术，消脂活瘀。

肝阳上亢（高血压）、眩晕头痛：草决明、菊花、丹参、白芍、地龙，平肝潜阳。轮换方：天麻、钩藤、葛根、黄芩、栀子、蝉蜕。脑梗可加水蛭、红花、

三七、苏木、丹参为主药，量需重。

肾阳偏旺，阴虚盗汗：黄柏、知母、地骨皮、牡蛎、龟甲（捣细末），滋阴止汗。遗精、白浊，加莲须、芡实、车前子、覆盆子、金樱子、龙骨、山药。

阳虚畏寒，自汗恶风：防风、白术、生黄芪、浮小麦、糯稻根，固表止汗。阳虚甚者，少加附子、肉桂、龙骨、牡蛎。睡眠不实者，加灵芝、酸枣仁。气阴两虚、精神羸弱者，加西洋参。

大病之后，或过汗、失血，或素禀体弱，或易受六淫袭扰（容易感冒），经常精力不佳者：西洋参、枸杞子、龙眼肉、莲子、生黄芪（纱布包，扎紧）、当归（同黄芪布包）、（灵芝亦同归、芪包）、百合，炖汤，少量常服，以补益气血，增强体质。

脾肾阳虚，便溏难愈：人参、白术、山药、诃子、附子、炮姜、糯米，煎煮浓汁，饭后温服。附子、炮姜量不宜过大，1日量勿逾1～2g。

头发脱落，或油或燥，或多白屑干痒，或起小包赤痛：鲜侧柏叶、生何首乌、千里光、防风、地肤子，煎水泡洗，每日1～2次，每次泡洗10～20分钟，1～2周即见显效。需忌烟酒、腥辣之物，保障睡眠。

偏正头痛，风湿痹痛，肢体困乏，筋挛足痛：木瓜、川芎、苍术、独活、赤芍、水、醋各半煎，泡洗足腿，1次半小时，1日1～2次，舒络止痛。

畏寒肢冷，足常不温，小腹时痛，或易冻伤：桂皮、生姜、尖椒、茄根、大葱，煎水泡足，宜在秋末，每晚泡之，祛寒保温。

以上诸方用量均在1～9g，因作辅助之用，故用量勿大，外用可加倍。此余五十余年临证屡用方，今选其一二，以供防病健身者，选其合乎自身状况者用之，寄希小有裨益。

劳倦伤脾说

李东垣认为，《内经》悉言人以胃气为本。盖人受水谷之气以生，所谓清气、营气、卫气、春生之气，皆胃气之别称也。夫胃为水谷之海，饮食入胃，游溢精气，上输于脾，脾气散精，上归于肺，通调水道，下输膀胱，水精四布，五经并行，合于四时五脏，阴阳揆度以为常也。苟饮食失节，寒温不适，则脾胃乃伤；喜怒忧恐，劳役过度，而损耗元气。脾胃虚衰，元气不足，而心火独盛。心火者，阴火也，起于下焦，其系于心，心不主令，相火代之；相火，下焦包络之火，元气之贼也。火与元气不能两立，一胜则一负。脾胃气虚，则下流于肾肝，阴火得以乘其土位。

因饮食劳倦，损伤脾胃，始受热中，末传寒中。始受者，病初起也；末受者，久而不愈也。初起病时，元气未虚，邪气方实，实者多热；及病之久，邪气日退，正气日虚，虚者多寒。古人立法，于始受热中者，实则泻其子，夫肺金为脾土之子，而实主气，气有余便是火，故凡破气清火之剂，皆所以泻其子也，补脾胃泻阴火升阳汤主之。于末传寒中，虚则补其母，夫少火为脾土之母，而主运行三焦，熟腐五谷。故凡温中益火之剂，皆所以补其母也（如补中益气汤等）。每见近世不辨虚实，一遇脾病，如胀满，如停滞，如作痛，如发热之类，概以清火消导之药投之，愈治脾胃愈虚者，比比皆是。

夫脾病始得，多气高而喘，身热而烦，脉洪大，头痛或渴不止，肤不任风寒而生寒热也。盖阴火上冲，故气高而喘，或烦热头痛，或脉洪烦渴；脾胃之气下流，使谷气不得升浮，即所谓春生之令不行，则无阳以护荣卫，故不任风寒而自生寒热，此皆脾胃不足所致也。不足者以甘温之剂，劳者温之，损者益之，是甘温能除大热矣，不可以苦寒之味以伤脾胃。此治热中之要也。

医当精诚

学医始从《内经》《难经》《伤寒论》，乃知医学之渊源；方药首读《神农本草经》《伤寒论》《金匮要略》，可谙上、中、下三品养生却病攻毒之用；续而知方之始于伊尹，传由仲圣，此其根柢也。然而风会变迁，古方久远，又非余等常人所能尽悟，故又有《千金要方》《肘后备急方》等诸方书传世。之后历代，群贤如天上繁星，大家、名著、良方，层出不穷。圣贤明哲，各有真见。为后之习岐黄术者，饱飨其识，广施仁术，而铺下坦途。为人类祛病消灾，保驾护航，立下了丰功伟绩。余有幸传承祖业，用毕生精力躬勤医道，不辞辛劳，忘却寒暑春秋，如渴求知，聆听教诲，细心领会，勤于临证，以孜孜不倦之心身，战战兢兢治病五十余载，从不敢稍存懈怠。常温古训，谦取今长，如履薄冰，谨防己过。无论贫富官庶，一视同仁。先诊视病情，据证用药，从不轻用贵品。凡应允往诊者，不虑寒暑阴晴，旅途难易，皆应诺而至。余力所能及者，尽未使其失望；余力所不济者，皆速劝其另请高明。视患者生命比天大，不敢稍存虚荣。数十年因为谨慎再谨慎，无一人因己之疏忽而误人误事。若是偏远贫困患者，尤倍加体恤，倍加用心，既想使其疾病得以早愈，又想使其少化钱财，更是慎之再慎，唯恐因己之思虑不周，而重加患者灾难。

自画像

余素与青山为友，和百草结缘。学认采用百草数十载，从不伤害任何动物昆虫，包括蚂蚁、幼鹿之类。即使植物，余亦采大留小，边采边种。遇珍稀名贵稀有品种，若其数量极少，虽然见之如获至宝，惊喜不已，爱不释手，但每次都是凝望半晌，小心翼翼，抚摸许久，最终总是恋恋不舍而返。唯恐因为自己贪心，而使稀有品种绝迹。因为天地生万物，乃为子孙万代而生，非为余一人而生也。恻隐之心，乃父母所赐，圣贤之教也。不羡荣华富贵，不嫌贫贱劳苦，不馋美味佳肴，不贪珍稀古玩，追星赶俏，与余无缘。惟以仁字挂怀，先他人安而后安，先他人乐而后乐，见病人痛苦、家人不安之时，总欲先安患者，让其家人宽心，此余之原本禀性，始终不敢稍变之行为也。

余言如是，余行如是，年逾古稀仍如是。半日应诊，患者满堂，下午重温圣训，小结临证感悟。稍有闲暇，复入山野亲近挚友，抚摸百草，闻鸟语花香，观山川秀美，提余精神，练余身体，或可缓其衰老，祈望医技有进，能为更多患者排忧，此余之呆痴也如是。所以不善社交，世俗凡事，几无余之身影；酒肉朋友，至今不知何许人也。或言余迂腐，余谓我行我素，不在乎眼前评说。即如是，余自知生性愚笨，即使百般努力，万般求索，甚至一日无数次警己，亦难达古圣先贤之意于万一。无奈寄望勤能补拙，孜孜不倦，手脑不懈，祈望愚钝开窍，获得奇效良方，仁智相济，以得心应手疗疾。若能如是，呆痴迂腐，何足道哉！

草药缘

为医与大自然亲和，对野生草药钟爱，无论认识、采集、栽培、运用，都必须付出真情实意，只有如此，才能有收获。若得到高人及民间善用草药治病能人指点，则收效更大。神农尝百草，教人治病，著经典《神农本草经》传世；孙思邈舍弃荣华富贵，周游天下，悬壶济世，著《千金要方》等，世称药王；李时珍三登武当山为证实一瑯梅，而著《本草纲目》，影响海内外。至圣先贤，皆为榜样。心动身行，虔诚仿效，必有所获，而得奇效良方。

一 19 岁余姓女孩，空洞型肺结核晚期，医院连下病危通知书，催促回家。余用自采鹿衔草为主，治疗 1 个月痊愈。翌年冬结婚，继而生子，母子平安，至今健康。又商姓壮年，因滚木砸伤昏迷，经检查虽无骨折及脏腑损伤，但卧床不起，大便不通，疼痛呻吟，饮食不进，诸治法效果俱不佳。余用八角莲、祖师麻各等份为细末，每服 2g，日服 2 次，温黄酒送服。服药未及半日，腹部雷鸣，大便顺解，并伴瘀血泻出，顿时患者起床，知饥欲食，不及 2 日，其病若失，劳作如常。又有乙肝患者，多项酶指标居高不下，常药效果欠佳，余用红木香 1 日 30～60g 于群药中，效果十分显著，半月左右，降为正常。由此可见，野生草药治病之一斑。

为医恋药，情系青山，功夫不负有心人，执着勤奋，必有意外之收获。大自然所生草木，乃天然宝库，品种之多，令人眼花缭乱，兴奋不已。山上奇花异草，样样都是至宝，个个都有性情，你若与它交友，付出真情实意，它便为你效劳，用于消灾除病，常常收到满意效果。爱山恋药之情，此生难了矣！下辈子若能为医，一定潜入深山，寻找奇药良方，一生矢志不移，以补今生不能遂心如意与青山为伴，深入持久用野生草药治病之遗憾。

做医难

做医难，难做医。患者不管自己身患何病，病情轻重，病程久暂，皆欲速愈者居多；其甚者，一身多病，欲其一次了之；其更甚者，明知身患绝症，而且多脏腑兼病，亦要医者表态，何时治愈？能活多久？此医之一难也。

患者本无大病，病亦不杂，而自作聪明，所谓"求医不如求己"，似懂非懂，照本宣科，本可速愈之疾，药不对证，延误时日，以致轻病转重，重病转危，丧命者时有之。如某患，专吃虎杖 3 年，1 日不少于 90g，用于治疗"乙肝"，结果将胃伤损，胃镜检查，全是小孔，来诊求医，令你健脾养胃，1 个月"修复"。此其难二也。

小儿腹泻日久，脾胃虚寒，完谷不化，他医治之不愈，要你不药速瘥，因其喂药艰难，输液无用，你为中医，必有办法。试问：不能服药，病何得愈？推拿、敷贴、节食护养，一概无效，不服药饵，何以速愈？此其难三也。

患者几经周折，耗资数万，时延数年，病未能愈，令你 3 剂，限期必愈，他处花钱，要你挽回，如若不然，怨言婉责。此其难四也。

病需内外兼治，内服外敷，患者却嫌麻烦，譬如疮癣，洗之敷之，其效必佳，患者嫌脏嫌累，必然影响疗效。此其难五也。

明知自己营养过剩，"三高""五高"，却要你多用"好药"、贵药，你若按病开药，患者一见，便当众责你"老抠"，好药留着自吃吗？湿热偏盛，积"毒"一身，岂可再用滋补昂贵之品？此其难六也。

阳亢火旺，头痛烦渴；或疥癣缠绵，屡治不愈，或屡愈屡发，要他首先戒酒，立即翻脸：要我忌酒，短我衣禄，宁可不食，岂可无酒？此其难七也。

　　女性痛经，或是闭经，嘱其注意保暖，勿近生冷，她却直言：我素喜冷饮，亦爱冷浴，仅忌数日尚可，要我长久忌之，恐难做到。痛经不忌生冷，岂可治愈？此其难八也。

　　药有先煎、后下、包煎、吞服等要求，医者细细交代，患者越听越烦，竟将阿胶、群药同煎，不是沉淀煎至焦糊，便是药效失去配伍意义，欲其治病，不亦难乎？此其难九也。

　　尤其滋补之味，需要文火缓煎，不可武火速成，他却三剂五剂，放入大锅，一次煎成，冰箱冷藏，服时温之，药效尚未煎取少半，便将药渣弃之，应有功效，难以达到，反责医者，不用"功夫"，此其难十也。

　　药物质量，又难保障，东药西种，南药北植，采集炮制，又很混乱，假冒伪劣，随意替代，加之过期失效，霉变虫蛀，依然充数，如此等等，岂不堪忧？此其难十一也。

　　你给患者对证用药，反复嘱咐按时服用，他却"三天打鱼，两天晒网"，病未如期治愈，反责医者无能，此其难十二也。

　　你给患者用心施治，他却背你加服他药，出现变故，反来责你，询问情况，支支吾吾，真相大白，他方认账，未出人命，尚算庆幸，若出大错，是谁之过？此其难十三也。

　　望闻问切，是为明诊疾病，唯独问诊，患者多不配合，经产带孕，或者暗疮、隐处疥癣，他也要你号脉诊断，你若问之，随口便曰：你是医生，号脉便知。此其难十四也。

　　患者三心二意，"逢门烧香"，无论医、巫、中、西、江湖骗子等，一概"信任"，各种"药物"、符咒、焚香，一齐都上。更有"虔诚信仰"，坐等"靠主"，有病禁药，以致阑尾炎化脓，高热昏迷，生命垂危；或者一知半解，道听途说，自以为什么都懂，本为外感咳嗽，久拖不愈，尚言药物不真，以致肺痨空洞咯吐脓血，依然不愿正规诊治，等等，举不胜举。此其难十五也。

　　以上诸难，最为常见。尚有更深层次之难，不便续举。为医者，有此十五难，已见做医之不易也。如期治愈，乃医家、病家之本愿。即使绝症，有谁不愿治愈？心怀仁慈，志在济生。德艺双馨，仍为主流。能做到《大医精诚》八成，便不枉为岐黄门生。能德高望重，则可为从业者楷模。余难十分，病去三成，虽

212

无表露，而心中欣慰，此为医者之根本也。望有同感者，遍布天下。不雅唠叨，言为心声。难若少些，医道行矣。见之者，或笑余愚昧，余欣然受之。

感受叙

人有生就有死，有常就有变。俗语云：人食五谷，谁能不病？其实生病亦属自然现象，天尚有春夏秋冬，阴晴风雨，人在其环境内生存，岂能不受影响？有病重视，及时治疗，很有必要，也至关重要。然而有病悲观，烦躁苦恼，只能有害，而且有大害！每观心态好的患者，即使得了大病、顽症，甚至绝症，大多都能好转，甚至治愈。不愈者亦能减轻症状，延续寿命，偶尔也有奇迹出现。反之，即使所患小疾，亦难速愈，尚有小病拖大、大病至危之险。可见心态之好坏，关系至大。若非需要禁食之患，饮食消化吸收正常，情绪稳定，精神愉悦者，其病更易向愈。因为胃为五脏之主，气血营养之源也。倘若胃气已败，药饵难进，水米不入，即使通过输液供给营养，也只是暂保性命，岂能根本改变？所以说胃口好，精神爽，再加上家人亲情浓厚，养护得当，以配合医生正确治疗，是保证病情转危为安的最有力保障。如果上述四者缺一，都会影响治疗效果，甚至病情反复无度。此亦常说的"精神爽快，病去三分"的道理。

也就是说，一种疾病的发生、发展与转归，以及从头到尾的治疗过程，是一个系统、复杂的过程，结果好坏，每一个环节都很重要，甚至缺一不可。其中医者起重要作用，尤其是大病、顽症、危症，治疗稍有疏漏，即可能造成大错，甚至危及性命！所以"医为危任"之说，不为虚矣。如余亲眼所见3个腰椎折断的高位截瘫患者，其寿命有十余年者，亦有三两年者，其中并非体质、年龄、病情有明显差异，而是家庭亲情与护养的优劣。又如大病初愈，脾胃极虚，正气羸弱，患者、家人恨不得顷刻间康复，药补、食补同上，"拔苗助长"，急功近利，其结果是适得其反，甚至病情反比原先更重！此即所谓"极虚不容大补"之义也。凡是适度则宜，越度则害，此常理也。无论患者、亲属，或医者，越度求速，是谓之心病。心病不除，身病难愈。

尚有"忌口"一说，亦关乎疾病治疗效果。若能"省口慎食"，其病多可速愈；屡屡犯禁，病多反复，甚至久治不愈。如肝胆肠胃胰腺等病，忌口十分重要，不遵医嘱，反复病危者，屡见不鲜。又如疮疥癞癣疱疹等症，最忌饮酒、荤腥油腻、海鲜虾蟹及一切发病之物，一月半载治愈，饮酒二两、食虾一条，随即痒痛交加，旧疾复作，其"灵验"之速，远比方药功效大矣。尤其最为常见的胃脘痛，造成此病的主要原因就是饮食无常，饥饱失度，暴饮暴食，如果依然不注意饮食，加以养护，单凭药物治疗，绝无治愈之理。即使暂时治愈，转眼便发，反复如此，病难治矣。所以忌口之嘱，切勿儿戏，因其关系到疾病治疗效果、预后好坏。余常与患者言：很多病医生都可以治愈，但复发率高低，即关乎患者。忌口、保养，以及诸多事项，医者只能反复要求，岂能一一管束？致病原因不能解除，要想根治，岂非空谈？所以患者欲求病愈，亦要协助医生。抱怨、憎恨，毫无意义。医者父母心，谁不想药到病除，医患皆乐？人过留名，雁过留声。认真负责的医者，应是绝大多数。而恃己之长，"专心经略财物"者，偶亦有之，但总归是极少数。

奉劝各位患者，有病切勿急躁，更不能道听途说，轻易相信某方某药包治百病，或者"灵丹妙药"，不管自己是什么病，一吃就好，神效无比。我从入门至今，已经 60 年有余，也想求到这样的神方。无奈几十年过去，这样的捷径始终无缘相遇。只有老老实实学习，勤勤恳恳临证，何尝不想天天出现奇迹，人人药到病除！无奈虚幻妄想，代替不了现实。每天依然踏踏实实、战战兢兢地诊治每一个患者。医者也是人，同样追求立竿见影效果，可惜捷径难寻。所以，"既来之，则安之"的说法，不无道理。医者幻想会出问题，患者急躁症状加重。古稀医者的真实体会，希望患者朋友参考。

同为初生命危，皆得"死"而复生

时间相隔 3 年，地点同一山村，两家姓氏，男女婴儿，皆为降生到人世间第 9 天，患脐风，奄奄一息，医院认为治疗已无意义，求生绝无希望，家属痛苦欲绝。回家途中，急邀余倾力治之。余怀怜悯之心，皆用"撮风散"加减 2 剂，竟然奇迹般"死而复生"，脐风痊愈。询访至今，女婴一直康健，俊俏美丽，已经大学毕业，工作一年多矣；男婴病愈后，亦不示弱，体健上乘，现已大二。其父母偶尔见到余，总是念谢不已。以上二例，绝非个案。唯在医者以济生为念，尚有一息生机，必竭全力以救之，生则皆大欢喜，死则余已尽力，所谓不获罪逝者，即此意也。救人一命，胜造七级浮屠。勿虑阴德如何，仅思医者天职，孰不可为之？

唯求济生，心无他念

挚友田老师妻侄，自生下至 3 岁，不能离开医院三五天，发热喘息，屡治屡发，大医院诊断为"先心病"，断言寿命不过9岁。凡能到处，有名中西医，屡治不愈。田老师为人心慈，诚邀余往诊。见小患者精神委靡，唇色淡紫，呼吸喘息，指纹淡青，经常呕吐，大便不实，形体明显偏瘦，脾肺肾三脏俱虚也。方用保元汤合天王补心丹加减，服汤药6剂，配制丸药1料，药未尽剂，其病痊愈，身体逐渐康健。旁访至今，已经36载矣，读书毕业，工作正常，娶妻生子，年近四旬，身体比一般人尤健。因为小患者病情特殊，影响较大，邻里乡亲，皆知余治之。患者家属却不以为然，"我儿病乃赤脚医生某某所治，与周无干！"田老师及乡邻愤然，纷纷告知于余。余笑之曰："医者唯求济生，心无他念，何虑评说？余已忘之久矣。"

无巧不成书。一日，余正为远道而来的三位肺癌患者诊疾，"先心病"患儿父亲突然大声道："我朋友刘某患肺癌，大医院已不接收，还是我介绍让你治，现在已过10年，身体依然健康，我叫他重重谢你，他总说没空，太不凭良心！"余微笑曰："治好疾病，医者天职，只要不反报伤人，余便知足矣。"来言者见状，表情凮然，悄然退去。

在余幼小年龄时，便决定学医之后，决不记住患者。原因是，见到很多前辈医者，凡是谈到不愉快之事，多与患者"不凭良心"有关，有时甚至破口大骂，伤心烦恼。余每见此状，触动极大，因而决心只管治好病，不准记住人！经常走在路上，很多人热情打招呼，余只是微笑点头而已，却不知为何热情？很多人拉着余手道："您救过我命，咋把我忘了？"余只是淡然道："医生，医生，就是治病求生，应该，应该。"既然发誓，就应做到。几十年过去矣，这方面烦恼几乎与余无关，岂不快哉！然而，却给余带来了沉重负担：患者前三天来诊，隔两日余便不知是否见过？前日所诊何疾？即使连续诊治，余亦次次从头诊断辨证，用药如同首诊，岂不是沉重负担？但不后悔，因为余少了不该有的烦恼。

概将补药当好药，耗材伤身却不悔

补药很重要，甚至不可或缺，但仅可用于虚弱之人、正气不足之证。重要的是需要补什么？最好还是要医生说了算。切勿一味追求"补"，总认为补药都是好药。余遵先人教诲，用药首在对证，能治病就是好药，治好病才是目的。然而却常常遭遇讽刺：你把好药都留着给自己吃？某某医生给我开的都是好药，1剂药花的钱，能抓你开的5剂！当有人问他效果如何时，他却面红耳赤，自言自语道："还是这便宜药管事，以前十剂八剂没反应，这便宜药一二剂即见效。"总还是有明白人："人家让你花钱少，见效快，这样的医生咋不好？"

遇到这种情况，其实很是无奈，只有忍受委屈而已。岂能尽如人意，但求无愧余心。前人已有不少论述，余亦只能见怪不怪。倒是患者，切不可过于任性，总把贵药当好药，以免走向偏颇，反而影响治病。例如徐大椿在论人参时说："先破人之家而后杀其身者，人参也""夫医者之所以遇疾即用，而病家服之死而无悔者，何也？盖愚人之心，皆以价贵为良药，价贱为劣药，而常人之情，无不好补而恶攻，故服参而死，即使明知其误，然以为服人参而死，则医者之力已竭，而人子之心已尽，此命数使然，可以无恨矣。"人参大补元气，拯救垂危，确有起死回生之功，然而岂能人人都需要？用正常心态看待，其功效确实显著。但一味追求滋补，使用不当，必会造成偏颇，滞邪加重病情，这岂是人参之过？乃乱用补药者之过也。

人参、黄芪、鹿茸、紫河车、何首乌、枸杞子等，许多人都把它们当作滋补强身、延缓衰老之品而常吃，煲汤、泡酒、为丸、嚼食，等等。甚至认为如此好的补药若不能保命，啥药也都别吃了，因为那都是医生糊弄人！可见人们对补药过度痴迷，自己受害无悔，致死还要感谢庸工"关爱"之情。难怪张子和言道："惟庸工之治病，纯补其虚，不敢治其实，举世皆曰平稳，误人而不见其迹，渠亦自不省其过，虽终老而不悔，且曰：余用补药也，何罪焉？病人亦曰：彼用补药补我，彼何罪焉？虽死而亦不知觉。"由此可见，痴迷于补药可以保命治百病者，不仅现在有，古代亦不少。

汪昂曰："补者，补其所不足也；养者，栽培之，将护之，使得生遂条达，而不受戕贼之患也。人之气禀，罕得其平。有偏于阳而阴不足者，有偏于阴而阳不足者，故必假药以滋助之；而又须优游安舒，假之岁月，使气血归于和平，乃能形神俱茂，而疾病不生也。"由此可见，用补药补其不足，必须辨其阴阳，加以其他将养，总使气血和合，方可达到形神俱茂，免生疾病，而身体得以健康。并非概用滋补，而使阴阳失衡，气血壅滞，反而正气受损，易生疾病。不但失去滋补意义，而且导致人为伤害。所以说补药很重要，但更重要的是需要补什么？恣意任性，认为补药都是好药，或者轻易听信"专心经略财物"之徒的诱导，不分阴阳气血，任意服用滋补之品，轻者致病，重者损身。善意絮叨，望作参考。

到摆摊卖药处看看，或者听听上门"服务"、兜售"滋补"品的大肆鼓噪，你就会一目了然，有盲目需求者，就有黑心赚钱人。建议了解点中医药知识，就不会盲目一味追求"滋补"。阴平阳秘，精神乃治，这是《黄帝内经》的至训。

有所偏颇，必生疾病。气血和合，方得健康。

医嘱要求，谨记有益

各种疾病在治疗过程中，中西医都有一定的医嘱要求，无论精神、饮食、劳逸等，皆是因病提出注意、禁忌，遵照有益治病，违背不利康复。余作为传统中医，自知禁忌利害。譬如要求心情平和，胸怀豁达，多是情志抑郁之患；勿饮酒，忌食辛辣油腻、干燥上火之物，多为肝阳上亢、头痛心烦、咽干口渴火旺病症；勿近寒凉水湿，乃是虚寒腹痛、寒湿痹痛、行经腹痛等症；忌食海鲜鱼虾，不能饮酒，远离一切发病之物，则多指疮疡、疥癣、湿疹、丹毒、疔疮类疾患；方中加米，可以改善口感，护胃养胃，以免伤及中和之气；末煎加陈醋泡足，则可舒筋活血，降压缓急，调节阴阳，减轻疼痛，甚至多年脚癣顺便治愈；药渣热敷，对于风湿痹痛、陈伤作痛、中风偏瘫、行经腹痛等症，都有迅速止痛效果；至于熏洗全身或局部患处，则多用于皮肤瘙痒、湿疹疥癣、妇女带下等症。对于某些药需要先煎、后下、布包、吞服等，乃是药性使然。譬如有毒之附子、制二乌等，则须先煎以减其毒；大黄、芒硝、砂仁等，以及花、叶与芳香类药物，均不宜久煎，以防降低药效；吞服大都为不宜水煎或昂贵之品，如麝香、冰片、牛黄、川贝母、朱砂等；外用多为大毒之品，如生南星、生半夏、生草乌、生川乌、雷公藤根皮、砒霜、铅丹、轻粉等。凡所要求，皆为有利治病。切莫因为麻烦，而嫌医嘱多余。以上内容，仅仅是粗略点到。欲知其要，若非数万言专辑，则难尽其详。

如此经历更难忘

仅就行医经历而言，当时觉得寻常，事后回味难忘。因为都是份内之事，只是尽力做好而已。但是时间长了，当人们不断给你回馈，方才知道它的分量。这也促使自己进一步努力，弥补不足，不断完善，把自己的本职工作做得更好一些。暮年至矣，回味小结临证经验之时，不免想起一些较为不一般的往事，正是因为它们不一般，所以顺便择其一二，权作行医故事杂谈，品析其中情结。

某大妈临终前的反应

这位大妈对我很好，在其晚年十余载里，无论大小毛病，除我之外谁都不让看。一次春季感冒，微觉口干头痛，体酸喷嚏，因为我不在家，她的家人让她服了两片银翘片，不到半小时，面色发紫，呼吸困难，精神烦躁，呼叫腹痛。当把我叫来时，症状依然不缓。我知道她的性格有些偏颇，爱生气，知道她家有真檀香，速速刮下细末约 3g，用温开水送服，10 分钟许，症状逐渐消除，身体、精神恢复正常。我给她开了 2 剂药，银翘散略作加减，水煎温服，服下并无任何不适反应，尽剂病愈。有时气滞腹痛，或者肢体疼痛，用针灸细心调治，一二次即愈。大妈是个小脚，从不出门，因而都是我上门调治。

时间就这样一年年地过去了，好像是在她 83 岁的春节前，身体突感不适，精神有些恍惚，呼叫胸脘胀气，腰背疼痛，仍如以前，口服些许檀香末，加以针灸调治，随之病去身安。她有八个儿女，可谓儿孙满堂。恰好春节数日无恙，在外地的儿女们也要回去上班，他们征求我的意见，我看大妈病情已经稳定，便让在外地上班的都走。不料正月初四的下午 3 时许，病情逆转，傍晚时分，又来叫我赶紧去看看，这是我一下午第三次前往。到她家一看，我已经知道是怎么回事。大妈双目直瞪，哼哼不语，双手乱抓，肢体颤动，儿孙在她床前团团围着，但她谁也不让靠近，他们都很无奈！我赶紧上前握住大妈的手，说道："大妈，晚辈知道您的心思，大哥、大姐们是我放走的，因为我看到您的病情已经稳定，加上他们春节后也要上班，而且路途又远，这不还有两个哥哥、姐姐，还有十来个孙子、孙女陪着，您要是不怪我这个晚辈，您就放心地走吧。"当我刚拉住大妈的双手时，感觉大妈的双手很有劲，紧紧捏住我的手，随着跟她说话，只觉大妈的手慢慢地松了下来，眼睛也缓缓地闭上，肢体轻微一动，坦然而去。当时我首先想到的是，生怕在场的哥哥姐姐们恨我，为啥亲生的不让靠近，临走时那么难受也无可奈何，而义兄弟（我父亲和大妈的丈夫是结拜兄弟）咋那么了解她的心事？事后证明，我的顾虑是多余的。按喻嘉言的说法："医，仁术也。仁人君子必笃于情，笃于情则视人犹己，问其所苦，自无不到之处。"我理解重在"笃于情"，只有如此，才能换来以诚待诚，相互信任。

救命至上，换取信任

一天，我刚上班，突然一大帮人扑通跪在我的面前，痛哭流涕，求我救救他们的孩子，其景其情，让我手足无措！详询得知，一 6 岁男孩，早晨母亲喊他起床，只见他不会说话，身体瘫软如绵，当地医生不敢接诊，急急送往某医院，常规检查都正常，抽取脊髓化验，依然未发现病象。如此已经 3 日，小患者不吃不喝，眼睛无神。前往一看，果如所述。以治"不语痧"法，1 剂药不到 4 毛钱，水煎温服，服下约 2 小时，患儿眼睛睁开，四肢能动，说出的第一句话是："妈妈，我饿。"遂以稀粥喂服，半日后出院。之后那一片的人们，都对我格外亲热，倍加信任。

精神分裂，认人诊治

一年近三十岁女性患者，突发精神异常，哭闹打骂，语无伦次。送往某三甲医院，诊断为"精神分裂症"。但她拒绝一切治疗，甚至不吃不喝，口中念叨"我要周叔叔治"，别人一概不让接近。因为患者父亲和我是老朋友，无奈让我扮成亲戚前往"探视"。当我走到病房门前时，只见患者连她的母亲都不让靠近，医生、护士更不让接近，几乎谁都不理。她的父亲要进门，也不让靠近，无奈喊道："你看谁来了？你周叔叔来看你啦！"这时患者从床上猛然起来，向我说长道短，她的家人也都面露笑容，频频点头。我除听她说话有些杂乱以外，别的未见有大碍。可是她的家人却很惊讶，因为多日来谁都不理，见到我却谈笑自如。只有一个解释，那就是治病认人。患者见到我后，一分钟都不愿再待在医院，无奈即刻办理出院手续，回家调治。说也奇怪，当回到家里时，病情已经大为减轻，服药不到半月病愈，养息数日上班。至今年近五旬，身体依旧健康。类似患者治过不少，确实精神患者认人治疗，他们要是不服你，疗效都较差，甚至不能根本好转。但若见到你他们就毕恭毕敬，唯命是从，突然像换了个人似的，个人经验是：治一个好一个，而且少见复发者。这类患者，给我留下了深刻印象。

半夜敲门，病情危急

20世纪70年代初，几乎每年冬春麻疹流行，7岁以下患者治不得法，死人亦不为鲜见。一日后半夜，忽闻一阵急促敲门声，我立即起床开门，只见敲门者急得要哭，粗略知道缘由，随即小跑到他家一看，患儿不足1岁，角弓反张，抽搐不到三下，便一动不动，牙关噤闭，双手紧握，用针刺手足十宣，血难出，人不醒，又用麝香线炷人中、颊车、地仓等穴，仍不应，再炷百会穴，患儿略有反应，但仍身体僵硬，四肢渐凉。所带麝香线已经炷完，此时患儿爷奶、爹妈都哭成一团，我猛然想起他家做小生意，便大声喝道："别哭！快给我找灯芯、香油！瞬间二物找齐，我又速炷风池、涌泉二穴，患儿"哇"一声哭出来，肢体随之温软，牙关亦松，喂他温开水些许，慢慢平静下来。此时其家人感激之状，难以表述。可是我却差点晕倒，双腿颤抖，心慌眼黑，不是累的，而是受到了惊吓。因为当时我才27岁，虽然经过不少此类病状，但毕竟是经验不足，唯恐救不活，心理难以承受。幸亏这类患者从未失手，我自己的孩子也都出过麻疹，有的也不顺畅。现在该患者也快当爷爷了，一家人还在常常念叨，感恩不已。

把我当神，颇感别扭

一患者产后得病怕冷，3 年奔波，求治多处，但病情不见根本好转。即使三伏天，穿衣服也比三九天还要多，依然畏寒怕冷。我用药 3 剂，病去八分，续服 2 剂，3 年之疾痊愈。其家人以及亲朋好友，但凡见我便呼"神仙"，弄得我好不自在！时间已经过去了 35 年，现在见到我，还在喊"神仙"。其实我只不过是用药对证，所以才药到病除，哪有神仙那么玄乎！

迷信偏执，必然误事

一个慢性肾病患者，是个知识分子，年龄不足 40 岁，自感全身乏力，不时水肿，家住 3 楼，空手上下，还要休息数次。按他的话说："大医院、名专家都说我是'灯泡已经打碎，再也没法修复'。我是慕名而来，您就死马当活马医吧！好了感恩，死了不怨。"说来意外，经过 2 个月的调治，患者饮食、精神都有改善，上下楼不用休息，还可以肩扛液化气罐上楼，上班基本能够坚持。患者老说我是他的"再生父母"。可我并无丝毫高兴，因为他的病情只是暂时稳定，随时可能再度复发。特别是过度劳累、感冒发热，尤其要特别警惕。因为他说过，以后死也不再进大医院，怕就怕在这里，因为他的性格有些偏执。信任一个人，甚至达到迷信程度。

第 3 年春节刚过，他由于玩灯劳累，加上感冒发热，在小诊所打针数日，但病情不见好转。来我这里，我一看，心里暗吃一惊，情况实在不妙，仅凭中药，恐难独挡。便苦口婆心地劝他速到大医院诊治，无奈当我提到大医院，他便马上不悦："您都治不好，我哪里都不去！"单位领导勉强将他送到医院，他却拒不接受治疗，一个人关在病房，谁也不见，甚至连他的妻子都不让接近，口中却一直念叨着我。当他听到我的声音，迅速掀开被子，双手紧握我的手，泪如雨下，用微弱发颤的口吻说道："您是我的再生父母，看您一眼，我知足了。"见他面色淡灰，脉象微弱，说话声音断续之状，病情危矣。我只有安慰，却别无良策。絮叨许久，他才依依不舍地将我手放下，在场人见状，无不悲伤！走出医院，我便交代他们：准备后事吧！后获悉在第 2 天夜间，患者病逝。

他是我的患者，我把他当作朋友，无奈地看着他离开人世，心里是啥滋味？人人都能体会，纠结、悲伤、羞愧，脑海里的影子，总在重放！我的心理素质极差，遇到生离死别，常常黯然泪下，这次尤为悲切！失落感至今难以消除。

这个案例使我警醒：凡事不要过于任性，信任固然重要，但不能偏执到迷信程度。遇事要看轻重缓急，切勿不分对错。即如本例患者，如果能放下成见，听我建议，中西医结合治疗，有可能情况会好一些，说不定还可以稳定病情，延长寿命。哎！百人百姓（性），不服不行。作为医者，只有尽力治病，恻隐之心要有，感情色彩勿重。许多传统疾病依然很难根治，还不说新出现的艾滋病及各种癌症，对患者感情再深，没有根治的可靠方法，悲伤又有何用？能做到不愧对生者，亦不获罪逝者，也可算是个中上之医。或许这样认识，也算是对医者自己的一个安慰。

值得感叹和深思的治病故事很多，能激励医者上进的要占绝对多数。看到许多疑难杂症依然难以治愈，无奈心身已感疲惫，精力日渐不足。感慨之余，杂谈回眸，聊表经历情肠。

小感受，大乐趣

人们常说"阴盛阳衰"，这不是说人的病，而是说社会男女表象的一种反应。我没注意别的现象，只是感觉每次看小儿病时，男孩子总是羞涩怕人，特别是 5 岁以下儿童，男孩子多不配合；而女童却恰恰相反，三五岁以下，甚至不到 3 个月，见到我大多都开始笑，咿呀咿呀想要说话，这分明是在跟我打招呼，我也不能怠慢，立即微笑对待，虽然他们只是咿呀咿呀，但我还是要以礼相待，不能有丝毫怠慢。无论看指纹或观舌苔，一次之后，第二次便多主动伸手、张口，拍肚子也很乐意。根据家属反映，我开的药大多都愿意喝，这是我非常注意口感的结果。有的小患者甚至认定要我给看病，身体哪儿有不舒服，便直呼"我要周爷爷看"。特别是 1 岁左右小儿，有些从来不让别人抱，到我这里，除主动配合诊视外，还双手伸来要我抱抱。大人感到奇怪，也很高兴。

包括我的上代，对于诊治小儿疾病，总是格外细心，用药轻清，谨避苦浊，而且多数都是只开一二剂，病愈即可。譬如小儿腹泻，他医多用黄连，而我几乎不用，泄泻照常一二剂即止，病愈后康复亦快，且无任何后患。

每天看小儿病较多，生下数日抱来看的，多为胎黄，即所谓新生儿黄疸，一般都在三五天消退。吐乳、腹胀、感冒发热咳嗽等，为小儿常见病症。但凡细心诊治，多不超过 3 天即愈。

此文要说的，在诊治小儿时，所感受的婴幼童蒙之趣，咿呀咿呀"交流"之韵，用心参悟童趣，颇感其乐融融。他（她）们的纯真，特别是见到我就笑，主动配合诊治，还要认定我给他（她）们治病，甚至让我抱抱，他（她）们咿呀咿呀一笑，让我仿佛忘却一切，心里说不出的无限甘甜，好像回到了无忧无虑的童年！诊余之感，回味欢颜！

读李氏注病机十九条

《素问·至真要大论》云："诸风掉眩，皆属于肝；诸寒收引，皆属于肾；诸气膹郁，皆属于肺；诸湿肿满，皆属于脾；诸热瞀瘛，皆属于火；诸痛痒疮，皆属于心；诸厥固泄，皆属于下；诸痿喘呕，皆属于上；诸禁鼓栗，如丧神守，皆属于火；诸痉项强，皆属于湿；诸逆冲上，皆属于火；诸胀腹大，皆属于热；诸躁狂越，皆属于火；诸暴强直，皆属于风；诸病有声，鼓之如鼓，皆属于热；诸病胕肿，疼酸惊骇，皆属于火；诸转反戾，水液混浊，皆属于热；诸病水液，澄澈清冷，皆属于寒；诸呕吐酸，暴注下迫，皆属于热。"

李念莪云："经言十九条，道其常也。余每举其反者，尽其变也。王太仆深明病机之变，其所注疏，真《内经》画龙点睛手也。启玄曰：如大寒而甚，热之不热，是无火也，当助其心；又如大热而甚，寒之不寒，是无水也；热动复止，倏忽往来，时动时止，是无水也，当助其肾；内格呕逆，食不得入，是有火也；病呕而吐，食入反出，是无火也；暴速注下，食不及化，是无水也；溏泄而久，止发无恒，是无水也。故心盛则热，肾盛则寒，肾虚则寒动于中，心虚则热收于内。又热不得寒，是无水也；寒不得热，是无火也。夫寒之不寒，责其无水；热之不热，责其无火。热之不久，责心之虚；寒之不久，责肾之少。方有治热以寒，寒之而火食不入；攻寒以热，热之而昏躁以生，此为气不疏通，壅而为是也。余以太仆此语为岐黄传神，当自诵忆，并勉同志。"

浅识李、王之注，言心与火、肾与水突出，寒热乃其辨证关要。然十九条中，明言火者六、暗指火者一（心主火）、言热者三、明言风者一，暗喻风者一（肝主风）、明言寒者一、暗示寒者一（肾主寒）、明言湿者一、暗示湿者一（脾主湿）。其中不难看出，明暗言及火与热者共十，寒二，风二，湿二，肺、上、下各一。按王、李之言，原文为常，注疏为变，皆言其病机之常与变是也。而今人们常见之病，动则服下火药，皆多责之与火有关，故下火、"消炎"，广为使用。似乎把许多病症起因都归咎于火或炎症，看来颇有依据。然而一味下火，而不注重病机变化，因寒伤阳，使本来易愈之患，反而缠绵日久，正气日虚，病反难愈者，屡见不鲜。审证求因，病变随变。起始则同，其终则异，病变药变，随机应变，方药施治，总以对证为要。唯有如此，方不失古圣先贤之意。

如冬季外感风寒，若素无内热者，多为风寒束肺，肺气失宣，而致咳逆上气，胁满膹郁者，则治宜散寒宣肺，其患即平。倘若不辨寒热，用药复寒，岂不是肺气愈加膹郁，而咳逆更甚。故常见有感寒发热、咳逆喘促者，输液数日，热虽退而咳逆更甚。但起初感寒，随之化热，肺金灼伤，亦多咳逆胁满者。若仍以寒治，则失知常达变，而忘却"其始则同，其终则异"之义，岂无谬误乎？

诸痛痒疮，皆属于心。心主火，故治疮之法，多为清热解毒。热毒为患之痛疖、疔疮、无名肿毒，或者湿热为患，药用清热燥湿解毒之味，则可谓正中肯綮，甚至效如桴鼓。若属阴性疮疡之疽、痰核、瘰疬等患，依然用苦寒清热解毒方药，岂不是毒愈凝、患愈坚？故常见乳痈红肿焮痛，早施刀针，或过用寒凉，致使本来三五天痊愈之患，日久不愈，患者痛苦不堪。唯有王洪绪一人，分阴阳虚实，辨证施治，不轻动刀针，减少患者许多痛苦，其治验效果廻别于诸家。能谨遵其法，绝无误治、失治，而失患者致残之例。故其书名为《外科症治全生集》。

常见泄泻日久不愈者，甚至完谷不化，澄澈清冷，已是脾肾虚寒，火衰之象。若仍用黄连当"厚肠草"，以作止泻主药，岂不是雪上加霜？无火何以消谷？脾虚何以运化？故完谷不化、澄澈清冷见矣。病机已显虚寒，非热药何以治之？附子理中汤加涩肠止泻之味，服下效如桴鼓，如汤泼雪。此亦应变之法也。然而初起湿热泄泻痢下，药用黄连，非但正当其时，乃为主药君位也；病久属寒，澄澈清冷，倘若一成不变，仍用苦寒之味，岂不为医者之失！

病机十九条，所涉病证颇多，其义深邃。常读常新，要在知常达变，领悟先贤活法。能结合所遇病症，提纲挈领，随证应变，以减少固守成规之失误，保持辨证无误，遣方用药，正中肯綮，则不失先贤注疏经文之本意。自知领悟肤浅，阐述粗俗，但能用药无误，迅速治愈疾病，则亦为收获。

临证用药浅谈

中草药品种众多，每一味药都有其适应范围，对证祛邪治病，如紫苏散寒解表，用于治疗风寒感冒，头痛无汗，鼻塞身痛等症；大黄寒下通便，治肠燥秘结；金银花清热解毒，用于热毒疮疡；白术燥湿健脾，用于脾虚便溏等症；厚朴下气，可以散满。如此等等，皆是因为各药都有它的性能。性能就是每一味药的性味功能，不熟悉药物的性能功能，何以应对临床所面临的各种不同病症？故首应了解、熟谙药物性味功能，临证方能对证施治。

认识药物的性能，首先要认真研读前人从几千年实践中积累的理论经验，

《神农本草经》《本草纲目》等本草名著，以及历代名家用药经验等，都需要认真研读。只有下苦功夫研读前人传承的药物知识，才能娴熟处治所面临的各种疾病。期待有朝一日成为"天才"，而不下功夫潜心熟读药性及其应用知识，是不切实际的。

四气，即寒、热、温、凉四种药性。寒凉和温热为对立的两种药性。寒与凉之间，热与温之间，是程度上的不同，也就是说药性雷同，而程度上有区别，温次于热，凉次于寒。药性的寒、热、温、凉，是从药物作用于人体发生的反应归纳而来。例如风寒感冒，怕冷发热，鼻流清涕，小便清长，舌苔白滑，脉象浮紧或浮迟，这是寒的症状，用紫苏、葱白、生姜水煎温服发汗，多能消除症状，及时治愈寒性感冒，说明以上三味是温热性的。假如体生热毒疮疡，局部红肿焮痛，甚至小便黄短，舌苔黄糙，此即热的症状，需要野菊花、金银花等药以治疗，能清热解毒，消肿止痛，说明二药是性寒的。由上可见，药性的四气，是与病情寒热相对而言。熟悉掌握药性，同时又能辨别疾病病情，则可依据"疗寒以热药，疗热以寒药"和"热者寒之，寒者热之"的治疗大则，对证施治。尚有一些寒热不明显的药物，则称为"平性"，故有寒、热、温、凉、平"五气"之说，而一般仍称为"四气"。

五味就是辛、甘、酸、苦、咸五种不同的滋味。它主要是以味觉辨别而来，根据临证疗效而定。如辛主发散、行气、滋润等；甘主滋补、和中、缓急等；酸主收敛、固涩、生津等；苦主泻火、燥湿、通泻等；咸主软坚、散结、泻下等。五味以外，还有淡味、涩味等。淡味就是淡而无味，有渗湿利尿等作用；涩味专主收敛止汗，固精止遗，止泻，止血。味淡无特殊滋味，有时与甘味药并列，称"淡附于甘"；涩味作用与酸相近，故虽有七种滋味，但习惯上仍称"五味"。

"气"与"味"关系密切，每一种药物既具有一定的气，又具有一定的味。气有气的作用，味有味的功能，必须将气和味联系起来看待。例如紫苏性味辛温，辛能发散，温可散寒，所以紫苏的主要作用为发散风寒；芦根性味甘寒，甘能生津，寒可清热，因而芦根的主要功效为清热生津。一般而言，性味相同的药物，其主要作用也大致相近；性味不同的药物，功效也就有所区别；性同味不同，或味同性不同的药物，在功效上有共同处和不同点。例如同样是寒性药物，若味不相同，或为苦寒，或为辛寒，其作用就有差异。如黄连苦寒，可以清热燥湿；浮萍辛寒，可以疏解风热。同样是甘味药，但气有所不同，或为甘温，或为甘寒，其作用也不一样，如黄芪甘温，可以补气；麦冬甘寒，清热生津。所以辨识药物时，不能把药物的气与味孤立起来看。

归经，就是药物对于人体某些脏腑、经络有着特殊作用。例如龙胆草归肝、胆经，说明它有治肝胆病症的功效；藿香归脾、胃二经，说明它有治脾胃病症的作用等。药物归经理论是以脏腑、经络为基础的。由于经络能够沟通人体的内外表里，所以人体发生病变，体表的病症可以通过经络而影响内在脏腑，脏腑的病变也可通过经络而反映到体表。各个脏腑经络发生病变，产生的症状是各不相同的，如肺有病变时，常出现咳嗽、气喘等症；肝有病变时，常出现胁痛、抽搐等症；心有病变时，常出现心悸、神志昏迷，等等。临证用贝母、杏仁能止咳，说明它们能入肺经；用青皮、香附能治胁痛，说明它们能入肝经；用麝香、菖蒲能苏醒神志，说明它们能入心经，余类推。由此可见，药物的归经也是人们从长期临证疗效观察中总结而来。

疾病的性质有寒、热、虚、实等不同，用药也有温、清、补、泻等区别。用热（温）治寒，用寒（清）治热，用补治虚，用泻治实，须有区分，此乃一般而言。然而发病的脏腑经络多不是一致的，如热性病证，又有肺热、胃热、心火、肝火等，用药治疗时，虽然都依据"疗热以寒药"的原则选用寒凉性质的药物，然而还应考虑脏腑经络的差异，鱼腥草可治肺热，芦根可清胃热，莲子心清心火，夏枯草清肝火，就是因归经不同而有所区别。同样原因，对寒证也要进一步分肺寒、脾寒等；虚证要分脾虚、肾虚等；实证要分燥屎里结（大肠实）、痰饮停聚（肺实）等。在治疗上，温肺的药物未必能暖脾，清心的药物未必能清肺，补脾的药物未必能补肾，泻大肠的药物未必能泻小肠，等等。所有这些情况，都说明药物归经的重要意义。

但是，在应用药物的时候，如果只掌握药物的归经，而忽略了四气五味，以及补、泻、宣、通等药性，同样也是不够全面的。因为某一脏腑经络发生病变，可能有的属寒，有的属热，也有可能有的属实，有的属虚，不能因为重视归经，而将能归该经的药物不加区分地应用。相反，同归一经的药物种类很多，有清、温、补、泻的不同，如肺病咳嗽，虽然黄芩、干姜、百合、葶苈子都能归肺经，应用时却不一样，黄芩主要清肺热，干姜主要能温肺，百合主要补肺虚，葶苈子主要泻肺实。在其他脏腑经络方面，同样也是如此。

归经是中药性能之一，性味也是中药性能之一，其他还有升、降、浮、沉、补、泻等性能，应该全面掌握中药的性能，临证才能更好地运用。关于药物的归经，古人曾把它和五味联系起来，如味酸能入肝，味苦能入心，味辛能入肺，味甘能入脾，味咸能入肾。这种归经，对一部分药物是符合的，但与实际情况并不完全一致，所以要结合药物的性能，全面认识。

升降浮沉，是药物作用于人体的四种趋向。升，就是上升、升提的意思，能治病势下陷的药物都有升的作用。降，就是下降、降逆的意思，能治病势上逆的药物都有降的作用。浮，就是轻浮、外行发散的意思，能治病位在表的药物都有浮的作用。沉，就是重沉、内行泻利的意思，能治病位在里的药物都有沉的作用。归纳而言，凡升浮的药物，都能上行、向外，如有升阳、发表、散寒、催吐等作用的药物，药性都是升浮的。凡沉降的药物，都能下行、向里，如有清热、泻下、利水、收敛、平喘、止呃等作用的药物，性能都是沉降的。升降浮沉，既是四种药性，在临证上也作为用药的原则，这是它的重要意义。因为人体发生病变的部位有上、下、表、里的不同，病势有上逆和下陷的差别，在治疗上就需要针对病情选用药物。病势上逆者，宜降不宜升，如胃气上逆呕吐，当用姜半夏降逆止呕，不宜用瓜蒂等催吐药；病势下陷者，宜升不宜降，如久泻脱肛，当用黄芪、党参、柴胡、升麻等益气升提，不可用大黄等通便药；病位在表者，宜发表而不宜收敛，因表证须发汗解表，当用紫苏、生姜等升浮药，而不能用浮小麦、糯稻根等收敛止汗药；病位在里者，宜清热、泻下或温里、利尿等沉降药，不宜用解表药等。又如肝阳上逆的头痛，误用升散药，反而造成肝阳更为亢盛；脾阳下陷的泄泻，误用泻降药，反而造成中气更为下陷，以致久泻不止等。

升降浮沉也是对药性认识的一种归纳方法，并且和药物的归经有密切联系。例如，肺病咳嗽，当用肺经药物，但又须区分病势，考虑升降浮沉的相应药物。外邪束肺、肺气失宣引起的咳嗽，当用升浮发散外邪，宣畅肺气，如麻黄、桔梗等；肺虚久咳，就应该用敛肺止咳的五味子、诃子等药性沉降的药物。又如气机上逆的病症，应当用沉降药治疗，但又须区别何经病症。如胃气上逆，呕吐呃逆，则常用半夏、丁香等胃经降逆药；肺气上逆，咳嗽气喘，则多用旋覆花、白前等肺经降逆药。升降浮沉，一般来说和药物的性味、质地有一定关系。性味辛甘，性属温热的药物，大都为升浮药；味苦酸咸，性属寒凉的药物，大都为沉降药，因此有"酸咸无升，辛甘无降，寒无浮，热无沉"的说法。药物质地方面，凡花、叶以及质地轻的药物，大都具有升浮作用，为升浮药；种子、果实、矿石以及质地重的药物，大都为沉降药。

但是，上述情况又不是绝对的，还必须从各种药物的功效特点来考虑，例如，诸花皆升，旋覆花独降。在性味和质地方面，药物的升降浮沉也是如此，如苏子辛温，沉香辛微温，从性味来说应是升浮，但因为质地，所以作用为沉降；胡荽子是种子，应该沉降，但因为药性辛温，所以作用为升浮。此外，通过药物的炮制，也能使升降浮沉有所转化，如酒炒则升，姜制则散，醋炒则敛，盐制则下行等。学习中草药的目的，在于掌握这方面的知识，以便临证治病时很好地运用，让它们充分发挥应有的功效，及时驱除患者疾病，早日恢复健康。

应用中草药，除了必须掌握每一味药物的性味功能外，对于它们的配伍、用量以及煎服法等，也要深入了解，因为这都直接影响到治病疗效。否则，不注意药物配伍后的作用变化，不掌握药物的处方用量，或者煎服方法不够妥善等，虽然药能中病，但也可能因此而影响药效，不能达到治疗的预期目的。所以应根据药物的性能和患者的病情，进行药物的合理配伍应用。

配伍，就是根据病情和药性，有选择地将两种以上的药物合在一起应用。配伍应用时，由于药物之间的相互作用，有些药物因协同作用而增进疗效，但也有些药物却可能相互对抗而抵消、消弱原有的功效，有些药物因为相互配用而减轻或消除毒性或副作用，但是也有一些药物反而因为相互作用而使治病作用减弱或产生不利作用等。对于这些情况，古人总结为"七情"，内容如下。

单行：就是单用一味药来治疗疾病。例如用一味马齿苋治疗痢疾；独参汤单用一味人参大补元气，治疗虚脱等。

相须：就是功用相类的药物，配合应用后可以起到协同作用，加强药物的疗效。如石膏、知母都能清热泻火，配合应用，作用更强；大黄、芒硝都能泻下通便，配合应用后作用更为显著等。

相使：就是用一种药物作为主药，配合其他药物，来提高主药的功效。如脾虚水肿，用黄芪配合茯苓，可加强益气健脾利水作用；胃火牙痛，用石膏清胃火，配合牛膝引火下行，促使胃火牙痛更快消除等。

相畏：就是一种药物的毒性或其他有害作用能被另一种药物抑制或消除。如生半夏有毒性，可以用生姜来消除它的毒性等。

相杀：就是一种药物能消除另一种药物的毒性反应。如防风能解砒霜毒，绿豆能减轻巴豆毒性等。

相恶：就是两种药物配合应用后，一种药物可减弱另一种药物的药效。如人参能大补元气，配合莱菔子同用，就会损失或减弱补气功效等。

相反：就是两种药物配合应用后，可能发生剧烈的不良反应。如大戟、甘遂反甘草等。

以上七情，除了单行之外，都是说明药物配伍需要加以注意的事项。相须、相使是临证用药尽可能加以考虑的，以使药物更好地发挥疗效，一般用药"当用相须、相使者良"。相畏、相杀是临证使用毒性药物或具不良反应药物要加以注意的，即所谓"若有毒宜制，可用相畏、相杀者"。相恶、相反是临证用药必须禁忌的配伍情况，即所谓"勿用相恶、相反者"。

从应用单味药，到多种药物配伍，是中医药的发展，可以对表里同病、寒热夹杂、虚中夹实等病情复杂的病症给予全面照顾；可以消除或减弱毒性药物的毒性，从而保证用药安全。但临床遇到的病症有的比较复杂，有的较为单纯。用药时，有的病症固然需要多种药物配伍治疗，有的病症单味药也能起到良好作用。能治好病就行，不能养成开大处方的习惯，药味不达三五十种，好像就不"气派"，那纯属是浪费中药资源。

用量，就是应用分量。一般包括重量（如斤、两、钱、分、厘等，今概用克计算，如 480 克 1 斤、30 克 1 两、1 克 3 分等）、数量（如几只、几个、几条、几片等）、容量（如若干汤匙、若干毫升）等。药物的用量直接影响到治病疗效。需要用大剂量治疗的病症，如果用量偏小，必会影响疗效，以致贻误病情；或者应该用较小剂量治疗的，反而用大剂量药物，可能因为用量过大，以致尅伐人体正气，都对治疗疾病带来不利后果。此外，一张医者慎密写出的对证处方，如果将其中的某些药物用量随意变更，它的功效和适应证也就随之改变，这还不说随意"漏掉"药味。所以对待中药用量，应该有严谨而细致的态度。在使用药物、确定剂量时，以下诸方面不可忽略，需要认真考虑。

使用剧毒药物时，用量宜小，并以很少量开始，密切观察症情变化，如无中毒反应，且症状无明显减轻时，可考虑逐渐加量；一旦病势已减，应逐渐减量或立即停服，以防中毒或产生不良反应。使用一般药物时，对质地轻或容易煎出的药物如花、叶类，用量不宜过大；质重或不易煎出的药物如矿物药、贝壳类，用量宜较大；新鲜的药物因含有水分，用量可较大些，干燥的应少些；过于苦寒的药物，多用会损伤脾胃，故剂量不宜过大，也不宜久煎。

在一般情况下，同样的药物，入汤剂比丸、散剂用量要大一些，配制丸药，按 1 日服量要小一些。在复方中应用时比单味药用量要小一些。

成人和较强实的病人，用量可适当大些；儿童及体弱者，剂量宜酌减。又病情轻者，不宜用重剂；病情较重者，剂量可适当增加。

处方一般用量大致如下：一般药物干品 6 ~ 15g，如紫苏、荆芥、防风、柴胡、黄芩等；鲜品药物一般 30 ~ 60g，如鲜白茅根、鲜生地黄、鲜芦根、鲜小蓟、鲜荷叶等；质地较轻药物，如通草、桑叶、灯心草、薄荷、合欢花等，一般 9 ~ 15g，花、叶等容易煎取的，应该后下；质地较重的药物一般 15 ~ 30g，如熟地黄、何首乌、生石膏、牡蛎、龙骨等；有毒药物，一般毒性较小的 3 ~ 6g，如制川乌、制草乌、蝎子等；毒性较大的药物一般用 0.1 ~ 1g，如白花蛇、马钱子、斑蝥、狼毒等。至于砒霜、轻粉等剧毒药，则严禁用于内服。其他用量：1 条如蜈蚣、壁虎等；3 ~ 5 茎如葱白等；3 ~ 5 片如生姜等；3 ~ 5 枚如大枣等；半张或 1 张如荷叶等；数滴如生姜汁；15 ~ 20ml 如鲜竹沥等。

煎药法：首先用净水淹没药物，水高于药物约 3cm，浸泡半小时再煎。关于用火，需要根据药物的用途决定。如气味芳香、容易挥发的花、叶类药物，用于疏散表邪或清热解毒，一般须武火急煎，煮沸 5 分钟停火，再焖 10 分钟左右即可服用，煎煮过久可能丧失药效；如滋腻质重、不宜出汁的根茎类药物，一般须文火缓煎，煎煮时间需要半小时左右，否则煎煮不透、药效没有尽出而浪费药材。对于一些矿物、贝壳类药物，如石膏、珍珠母、龙骨、牡蛎等不易出汁的，需要先用水煎 20 分钟，然后再入群药同煎，处方要写"先煎"或"先入"。另有一些含挥发油的芳香药物如砂仁、白豆蔻、大黄、檀香等，久煎容易丧失药效，应在群药即将煎好时，再放入煎煮数沸即可，处方要写"后下"或"后入"。有些粉末或小颗粒的种子类药物，应该"包煎"，即用布包煎煮，以免粉末如旋覆花，小颗粒如葶苈子、车前子等，服下引起呛咳，以及漂浮、沉底不宜煎煮等。有些药物需要"另煎"或"烊冲"，如人参、阿胶等，冲入煎好的药汁中饮服。有些药物不必煎煮，如芒硝、饴糖等，只要放入药汁中搅化即可饮用，等等。

服药法：一般每天 1 剂，病情急重的，如湿热黄疸，发热，便秘，尿涩等症，可以每天服 2 剂，日 3 次、夜 1 次，急速清热退黄、通利二便。病情较缓或属于慢性病的，一般 1 天半至 2 天服 1 剂，亦可 1 个月服药 2 次，1 次 5 天左右，如月经不调或不育不孕症等。补益药用于身体虚弱者，1 剂药煎 3 次，药汁混合一处，早、晚饭后半小时至 2 小时各温服 1 次，1 日半服 1 剂，缓服有利于运化吸收。服药时间一般认为病在上焦（心、肺），适宜于饭后服；病在下焦（肝、肾），适宜于饭前服；病在中焦（脾、胃），适宜于食远服（饭后 1 小时以上）。驱虫药最好在清晨空腹时服。治疗急性病症，可随时服，不要拘泥于何时服。

至于服药冷热，一般认为温服较为常用。但对于寒性病症，则需要热服；热性病症，微温服或冷服；真热假寒病症，用寒性药物而宜于温服；真寒假热病症，用温热性药物而宜于冷服，必须根据病情变化而灵活应用。

用药禁忌大致有以下几方面。一是症候禁忌：中药具有防病治病的功效，但都有一定的偏性，应用不当，也会产生不利于人体的情况。因而在临证使用时，就必须记住它们的适应范围和症候禁忌。例如，大黄性味苦寒，有泻下通便、清除积滞等功效，但必须用于大便燥结之实证，对于老年体衰、津少便秘，就应忌用；又如麻黄性味辛微苦温，有发汗解表、宣肺平喘等功效，适用于外感风寒、表实无汗、肺气不宣、咳嗽气喘等症，如属表虚多汗或肺虚咳喘，则当忌用。诸药皆有宜忌，不独以上举例。故对每一味常用中药的性味、归经、功能、主治及症候宜忌等内容，都需要清晰记忆，以免临证应用时出现差错。

二是配伍禁忌：前面已谈到配伍宜"相须""相使"，不宜"相恶""相杀""相反"等内容。"须""使"可以提高疗效；"恶""杀"则相互抵消；"反"更当注意。如两种药物配合后药效减弱，甚至消失，或两药配合后产生剧烈的不良反应，这些都属于配伍禁忌。前人在配伍禁忌方面，有"十八反""十九畏"及"妊娠禁忌药"等记载。

十八反：甘草反大戟、甘遂、芫花、海藻。藜芦反人参、丹参、沙参、玄参、细辛、芍药。乌头反半夏、瓜蒌、贝母、白及、白蔹。

《珍珠囊补遗药性赋》十八反歌：本草明言十八反，半蒌贝蔹及攻乌，藻戟芫遂俱战草，诸参辛芍叛藜芦。

十九畏：硫黄畏朴硝。水银畏砒霜。狼毒畏密陀僧。巴豆畏牵牛。丁香畏郁金。牙硝畏三棱。川乌、草乌畏犀角。人参畏五灵脂。肉桂畏赤石脂。

《珍珠囊补遗药性赋》十九畏歌：硫黄本是火中精，朴硝一见便相争，水银莫与砒霜见，狼毒最怕密陀僧，巴豆性烈最为上，偏于牵牛不顺情，丁香莫与郁金见，牙硝难合荆三棱，川乌草乌不顺犀，人参最怕五灵脂，官桂善能调冷气，石脂相遇便相欺。

"十八反""十九畏"的配伍禁忌中，有些是公认不能同用的，如大戟、甘遂、芫花与甘草。而海藻、昆布与甘草同用，常用于治疗瘰疬、颈淋巴肿核等病症，未见有中毒反应。临证用药时可作参考。但是，前人的用药总结流传至今，也不能任意藐视。看看《金匮要略》的甘遂半夏汤、《医宗金鉴》的海藻玉壶汤，以及《本草纲目》、李东垣将人参与五灵脂同用的记载等，就会正确对待"十八反"与"十九畏"。个人认为，禁忌不是绝对的，但也不能不作借鉴。

妊娠用药禁忌：妊娠期间，用药需要谨慎，虽然《素问》有"有故无殒，亦无殒也”的记载，意思是妊娠期身染疾病，而这疾病影响胎儿的正常孕育，这就是“故”，而针对这个“故”用药，胎儿则“无殒”，即不会受到伤害。但是，对于有毒，特别是有剧毒的药物，以及破气、行瘀、大热、大寒、滑利、泻下等药味，都要特别注意，以防有伤胎孕，造成轻则胎动不安、重则堕胎的事故。尤其是有过“小产”的妇女，更应加倍警惕。以下大多是毒性较强或毒性较烈的药物，均须注意。

峻下逐水药：巴豆、芦荟、番泻叶、芫花、甘遂、大戟、商陆、牵牛子、蝼蛄等。泻下药：大黄、芒硝、番泻叶等。催吐药：瓜蒂、藜芦等。

麻醉药：闹羊花、洋金花等。破血通经药：干漆、三棱、莪术、水蛭、虻虫、皂角刺、鬼箭羽、急性子、土鳖虫等。

通窍走窜药：麝香、冰片、樟脑、皂荚、阿魏、穿山甲等。破气药：枳实、槟榔、莱菔子、葶苈子等。

活血祛瘀药：桃仁、红花、王不留行、乳香、没药、穿山甲、蒲黄、益母草、川牛膝、五灵脂、苏木、鸡矢藤、赤芍等。

利水通淋药：冬葵子、瞿麦、海金沙、木通、泽泻、薏苡仁、大腹皮、防己、冬瓜皮、赤茯苓、滑石等。

有大毒药：水银、轻粉、砒霜、藤黄、雄黄、木鳖子、马钱子、斑蝥、草乌、川乌、附子（生用毒性更大）等。

热性药：附子、肉桂、硫黄等。其他药：青礞石、天南星、半夏、寒水石、蜈蚣、白花蛇等。

以上所述的“禁忌”“慎用”药物，如果不是十分需要，一般都应避免使用。但若孕妇患严重疾病，不使用上述某些药物疾病不能消除时，还是应该治病为要，用药适度，中病即止，“亦无殒也。”

三是饮食禁忌：也就是“忌口”。因为它直接影响到治病疗效，故也属于临证用药要注意的内容之一。服用某些药物后，不宜同时吃某些食物、喝某些饮料，以免减弱甚至抵消药效。如服人参、熟地黄、何首乌等，即不可吃萝卜、绿豆、饮茶水，以免抵消药效。服甘草、黄连、桔梗、乌梅忌猪肉。服商陆忌狗肉。服薄荷、苋菜忌鳖肉。服鳖甲忌苋菜。服常山忌生葱。服土茯苓忌茶。服葱忌蜂蜜，等等。认真阅读各类本草，多有详细记载。

在具体疾病方面，水肿不能吃盐。胃病泛酸不能食醋及含糖量过高的食物如红薯等，以免削弱药效，甚或加重病情。麻疹初起忌食油腻、寒凉、辛热、酸敛之物。痈肿疮毒忌食羊肉、狗肉、牛肉、猪头、猪蹄，鱼、蟹、虾、鳖等水生一切动物，以及葱、姜、蒜、辣椒、胡椒、八角、桂皮等辛辣助热上火之物。发热不宜吃辛辣油腻及过于寒凉之物。腹泻不宜吃生冷瓜果。消化不良要忌荤腥油腻、油炸及质硬之物。失眠勿饮茶、喝咖啡等兴奋饮料。皮肤病忌口同痈肿疮毒等。这些禁忌内容，对治病疗效都有一定意义。临证时需要向患者讲述清楚，要求患者配合，达到服药不影响疗效、预期治愈疾病的目的。

野生草药效验说

每用自采野生草药治病，屡获良效。而同类人工种植中药，却往往不能达到预期效果。如一味藤梨根或鲜垂盆草治黄疸，效果不亚于复方茵陈蒿汤；一味红木香（五味子根）降谷丙转氨酶，效果十分明显；风湿痹痛，仅用入地金牛、鸡矢藤二味，止痛显著；开口箭、金果榄、青鱼胆草、山豆根，选其一味，治疗咽喉肿痛，见效甚速；八角莲合祖师麻等份为末，少量黄酒送服，跌打伤痛，即刻见效；失眠头痛，鸡矢藤合缬草煎服，不但能催人入眠，而且止痛；八棱麻根一味，专治跌仆伤痛，活血消肿止痛，甚佳；一味马鞭草煎服，截疟效稳；风寒感冒，紫苏、葱、姜适量煎汤热服，汗出身轻；暑湿困脾，四肢倦怠，一味土藿香煎服，轻者即愈；单味鲜桑白皮蜜炙煎服，止咳效果立见；红花杜鹃叶或胡颓子叶任取一味，水煎温服，止咳平喘有效；一味穿山龙泡酒服，腰腿痛可减轻；霜桑叶一味，煎水洗目，同时泡水饮，可治迎风流泪，畏光涩痛；一味木芙蓉叶，霜降后采摘阴干，为末醋调敷患处，用治湿毒痛痒，效果极佳；雷公藤根皮煎水，泡洗足癣，杀虫止痒，非但效果佳，且可痊愈；一味老鹳草煎服，泻痢不止，用之立效，或煎汤泡足，并可消肿止痛；红药子一味止泻痢，屡用屡验，用于止血，无论崩漏、便血，效果神速；断血流单用，止血之佳，无以伦比。如此等等，案例多矣。为医图速效，亦为患者求。药非无效，在于医者善用；兵非不勇，在于将帅优劣。将帅无能，累死三军；为医平庸，仙丹失色。此理此义，尚待言哉？

余一生偏爱草药，是因为遍地生长，无处不有；天然宝库，随时可取。只需身交心通，适择善用，则所向披靡，必为你立功，士为知己者死，草药亦如是也。人为将其异地种植，已变其性；农药、化肥，促其生长，需要三五载方可，不到两年采之；炮制加工，各行其道，保管储藏，须陈不陈，要鲜不鲜，虫蛀糜烂，皆充其数；需要先煎、后下、另包、吞服，文火缓煎、急火速成，病人嫌烦，药用如此，岂能保障实效？对于识别真伪，更乏其人。可怜中药，孰为知己？欲其疗疾，岂不茫然？物是而质非，治病无力也。偏爱野生草药医者，暮年昏庸，直言长嘘，知余者有乎？

脏腑虚实主方提要

心主血：实则胸闷憋气，甚则刺痛。实而寒者，瓜蒌薤白半夏白酒方主之；实而血瘀者，丹参饮加降香、当归尾、红花、三七，行而活之。虚则心悸怔忡，自汗盗汗，劳则病甚，归脾汤、黄芪生脉饮、补心丹并主之。再辨其阳虚阴虚，对证治之。

肝藏血：实则胁满，烦躁易怒，目赤口苦，或便燥溺赤，龙胆泻肝汤加竹叶、连翘、朱砂。虚则爪无华色，筋弛无力，阳事不举，虎潜丸对证加减。湿热盛者，溺赤黄短，脘腹满闷，体困而热，茵陈蒿汤合四苓散加减。肝气郁者，逍遥散、柴胡疏肝散，对证加减。

脾统血：运化精微，以养诸脏，气之本也。虚则唇无华色，四末畏冷，肌消气短，自汗倦怠，甚者腹满便溏，四君子汤主之。若气陷脱肛，子宫脱垂，虚劳等症，补中益气汤主之。脾虚湿滞，肢体重着，口干而不思饮食等症，升阳益胃汤主之。脾胃虚弱，饮食难消，健脾丸主之，夹滞少入木香。

肺为气之本：实则气壅胸满，咳逆喘急，痰阻憋闷，肩背胀，缺盆中痛，热则清膈煎，痰盛涤痰汤主之。痰饮停积，喘闻水鸣声者，十枣汤暂用，症缓即止。寒者小青龙汤、二陈汤、三子养亲汤、外台茯苓饮，因证选用。虚则自汗气短，恶风畏寒，玉屏风散主之。肺阴虚损，咽痛喘咳，或咳痰带血者，百合固金汤加减。

肾藏精：元阳不足，或先天禀弱，或劳伤过度，命火不足，以致脾肾虚寒，倦怠畏冷，或脐腹冷痛，或大便不实，小便自遗，腰膝无力，下元虚冷、寒疝、无子者，右归丸主之。肝肾不足，真阴亏损，精血虚少，腰膝疲软，自汗盗汗，头晕目眩，遗精尿血，咽喉干燥等症，六味地黄汤、知柏地黄汤主之。肝肾两虚，精血不足，羸弱，周痹，肾虚无子，消渴，淋沥，遗精，崩带等，七宝美髯丹、大补元煎、滋阴大补丸并主之，对证治之。

膻中，心包也。热而实者，狂躁不安，神昏谵语，黄连解毒汤，煎送安宫牛黄丸；痰盛则送礞石滚痰丸。虚则心悸怔忡，多梦健忘，补心丹主之。

小肠：实而热者导赤散，以治尿赤淋沥，阴茎热痛，面赤舌疮等症；虚则知柏地黄汤加减治之。

胆：实则胁痛耳聋，口苦心烦，易怒不安，龙胆泻肝汤加减；湿热熏蒸，身黄便燥，时欲呕吐者，茵陈蒿汤合栀子柏皮汤加减；黄而不亮，热而不甚，胁满少食，肢体困倦者，茵陈术附汤加减。余随症。

胃：虚实与脾略同。然脾气升则顺，胃气升则逆。胃气实则胀满泛酸，恶食脘痛，平胃散、橘皮竹茹汤、调胃承气汤对证用之。反胃噎膈，呃逆上急，代赭石汤、丁香柿蒂汤、四磨汤辨证用之。虚如治脾法。

大肠：实则便秘，脐腹胀硬，大便不通，大小承气汤加减。跌仆伤内，蓄血发热，狂躁便秘者，桃红承气汤主之。阴血不足，肠失润养而便秘者，麻子仁丸增损主之。湿热泻痢，白头翁汤、五苓散主之。脾胃虚寒，久泻不止者，附子理中汤主之。痔疮出血，槐角丸、地榆散加槐花、椿皮等。辨其虚实寒热，分而治之。

膀胱：藏津液，主气化。其功与三焦同。膀胱气化失常，小腹满，尿癃闭或失禁。实证用大分清饮加川楝子、木香以疏导之。虚证用桑螵蛸散加减，或合水陆二仙丹治之。余不复赘。

雷丰曰："成方不在多，而在损益。……在医者，必须临证权衡，当损则损，当益则益。不可拘于某病用某方，某方治某病。得能随机应变，则沉疴未有不起也。"五脏六腑病，虚实用方提要至此而止。举方不多，言其概也。示证不详，提其要也。在医者，变而通之，伸而用之可也。

审证求因，因人施治

如病发热，有因于外感六淫者，有因于痰饮、伤食者，有因于阴虚火升者，有因于郁怒忧愤者，有因于劳怯、惊恐、虫蛀者，有因于瘀血内蓄者，有因于疮疡肿痛者，等等，此谓之病因。又有一病多症者，如外感发热，同时有咳嗽、头痛、泄泻、不寐、心烦、痞闷、不食、倦怠等症者，此为兼症，一病多症，举不胜举。施治之法，各宜视其轻重缓急，次第有序，并可得以治愈。如若杂乱无序，轻则延误病机，重则病变莫测，良工当细审之，不可"胡子眉毛一把抓"。然而针对病因施治，亦按主次与兼症用药，有时又有应与不应者，如同样病症，用同样方药，治此则效，治彼则不效，甚至不唯无效，而反病情加重者，是谓病同而人异也。如六淫、七情、饮食、劳倦等所伤相同，而人之体质强弱、居处地域差别、性情刚柔、肢体劳逸、年龄老幼、饮食厚味清淡、心境忧劳愉悦等，皆宜知之，此因人而审视，区别以施治也。

若一概用同样方药，必有或中或不中者，皆因病症虽同，而人体各异也。病人有种种不同，症状亦变化无端，但能审证求因，因人施治，亦可应对错综复杂之患。《内经》及诸多前贤，已言之极详，为医疗疾，需要领悟要义，结合临证，因人、因病、因证施治，次第有序，如此则少有不应手奏效者。倘若杂乱无章，自云良方尽善，其实不过自圆其说，偶尔一中，夸之再夸，再用于他人，非但无效，且随生他疾，岂是良工所为乎！

徐大椿云："更加天时有寒暖之不同，受病有深浅之各异，一概施治，则病情虽中，而于人之气体迥乎相反，则利害亦相反矣。故医者必细审其人之种种不同，而后轻重缓急、大小先后之法因之而定。"如外感时病，有感受风寒者，有感受风热者，有感受风湿者，有感受暑秽者，有燥气所伤者，等等，治若不分所感何邪，一概疏散解表，或不辨体之强弱、劳逸喜忧、受邪浅深，用药统治，或可偶效，再用即无效者，常常有之。皆因病状相似，而病因、体质或非也。欲一方一法而治天下同病者，欲其皆验，未之有也。外感时病如是，内伤杂病、跌仆、时疫等患，皆如是也。所以因人、因时、因地、因病、因症、因其所因种种、因其病变而变，治法用药皆宜各因其所因，审视无漏，辨证无误，制方施治，方能正中肯綮，服下即验也。再用于他人亦验者，病因症情相同也。倘若病因症情一有差异，而医者不加细审，则服药非但乏效，须防病情生变。故欲一方包治百病者，未之有也。

所以为国医者，切勿仅重视方药，而忽略审证求因、因人施治之法。亦不必看似复杂而心生畏惧，熟读前贤精论，勤于临证，自可理法熟谙，运用自如。见到患者病去愉悦之状，诚挚道声谢谢之时，其成就之感，油然而生，此济生之意义也，在于此。尤其是患者千里迢迢来诊时，更须细心审慎，其居处风土习惯、饮食喜恶、身体有无宿疾，以及所服何种药物，等等，俱应知其大概，而后审析近期所患，并服药之后变化等，尽可能知之，以减少疏漏，有利于治病。所谓诊病用药在于用心者，即不可一人治愈，个个套治，禀赋、病因稍有差异，极可能服药无效，故看似相同，而未必尽验。所以诸因结合审析，方能避免疏漏，用药乃验。余常言：即使同一病种治愈百例，复来者仍如其始，唯恐稍有差异也。但怀济生仁术，自会求知不止。兵来将挡，水来土掩，病情再复杂，勤谨可也，而不可畏惧之。天道酬勤之理，余已深有感受。

冒名顶替，唯药不可

药物作用，各有所专，性味功能，宜忌相兼，绝无包罗万象之品，亦无治病而无不良反应者。寒者热之；热者寒之；虚则补之；实则泻之；表实无汗则发之；积滞腹痛则消之、行之，甚则泻下之；失血崩漏，无瘀则止之；积聚癥块，坚者软之，甚则削之、攻之；劳者温之、益之；结者散之；留者去之；燥者濡之、润之，甚则清热以救阴；急者缓之；散者收之；损者益之；逸者行之；惊者平之。此皆药物之功用，对证用之，效如桴鼓，病去则正安。

然而医者用心诊脉辨证，审慎处方，意在用药有效，药到病轻，如期治愈疾患。甚至每一味药物，都需要反复斟酌，不敢稍存擅妄。但若医者不熟谙药物真伪，售药者随意冒名顶替，服之无效事小，延误病机事大，万一加重病情，甚至出现危象，是谁之过？轻者尚可补救，危重病人，岂堪如此！所以药物即使无道地所产、如法炮制者，亦不可滥竽充数、冒名顶替。否则，形似质非，功效悬殊，服下后果，不难想象！故而患者、售药者，皆不可模棱两可、擅做主张。而医者不但要熟谙药性，更应识别真伪，以防形似质非，冒名顶替。医者自己名声受损事小，耽误患者治病事大。如处方中写"马应龙眼药膏"，而患者拿到的却是"马应龙痔疮膏"。脾虚食少，气短倦怠，医者用四君子汤为主加减，乃是对证用药，然而患者轻信忽悠，竟将商陆当人参，用以"大补元气"，大剂量炖汤、煎服，结果泻下脱水，反而元气大伤。用断血流治崩漏，量至 30g、60g，甚至120g，不但止血无效，反而感到咽喉不适，观其所用断血流，形似而味辛，乃薄荷也。断血流止血功效显著，薄荷则宣散风热、清利头目、透疹解郁见长，岂能因为形似而顶替！

东垣说："古人用药，如羿之射的，不仅第谙其理，尤贵择其道地者，制之尽善。不然，欲以滥恶之剂，冀其功验，虽扁鹊再起，其可得乎！"所以药物冒名顶替，其害大矣。知之为知之，不知为不知，不害人亦不害己。不知而强以为知者，害人亦害己。相类内容，多次言之，并非重复絮叨，乃是关乎治病效果。比如传统名方之六神丸、玉枢丹、小金丸、归脾丸、逍遥丸等，不同产地，作用迥然有别，配方药物相同，缘何效果不一？其中缘故，不言明矣。所以治病效果优劣，多与药物真伪有关。诚实医者，总欲速去其患，处方用药，反复斟酌，倘若药物不真，岂能保障疗效？

养生方法众多，三条最为重要

《素问·上古天真论》云："食饮有节，起居有常，不妄作劳"。王冰注："食饮者，充虚之滋味；起居者，动止之纲纪，故修养者谨而行之。《痹论》曰：饮食自倍，肠胃乃伤。《生气通天论》曰：起居如惊，神气乃浮。是恶妄动矣。广成子曰：必静必清，勿伤汝行，勿摇汝精，乃可以长生。故圣人先之也。"杨上善曰："以理而取声色芳味，不妄视听也。循理而动，不为分外之事。"道法自然，志不贪故所欲皆顺，心易足故所愿必从，以不异求，故无难得也。老子曰："知足不辱，知止不殆，可以长久。"饮食能节制，起居有规律，精神去妄诞，三者俱备，可谓养生重中之重。饮食有节则脾胃不伤，起居有常则精力充沛，不妄作劳则精神内守，能做到如是，自然少生疾病，身体健康。偶或染疾，则易治愈。

所谓养生方法，多各执己见，顾此失彼，亦不为少见。一味追求某一类方法，而忽略整体，须防物极必反，眼前似乎得益，日久岂无偏颇？利害相连，不可不慎。《素问·至真要大论》曰："夫五味入胃，各归所喜，故酸先入肝，苦先入心，甘先入脾，辛先入肺，咸先入肾，久而增气，物化之常也。气增而久，夭之由也。"处于难以适择之际，不若回归传统，认真阅读下《内经》，便知如何养生。切勿等到病急乱投医，众说纷纭，反而不知如何是好。朱丹溪曰："与其救疗于有疾之后，不若摄养于无疾之先。"《素问·四气调神大论》曰："圣人不治已病治未病，不治已乱治未乱，此之谓也。夫病已成而后药之，乱已成而后治之，譬犹渴而穿井，斗而铸锥，不亦晚乎？"能做到不胡吃海塞，一日三餐，五谷为主，其余皆做搭配，温和而有营养，容易消化吸收，无喜恶偏颇，则肠胃无伤，中和之气自旺，营养均衡，五脏皆受其益。勿人为熬夜，或睡眠颠倒，劳逸适度，精神自然充沛，神疲倦怠，必会减少。"不妄作劳"，包含有三层含义：一脑劳，二体劳，三房劳。脑劳过度，即所谓精神压力大，神不内守，故见神疲健忘，甚至身体早衰。体劳过度，精力日损，肢体不健，何以胜任担责？房劳纵欲，不知涵养，精气渐夺，肾根衰矣，故见须发早白，牙齿松动，腰酸腿软，甚至难以孕育。精无妄伤，神无妄动，谓之内守，如是之人，必得健康。

朱丹溪曰："昔黄帝与天师难疑答问之书（《黄帝内经》），未尝不以摄养为先，始论乎《天真》，次论乎《调神》；既以法于阴阳，而继之以调于四气；既曰食饮有节，而又继之以起居有常。谆谆然以养生为急务者，意欲治未然之病，无使至于已病难图也。"凡是"循理而动",不做妄念之举,加之饮食有节,起居有常,内则脾胃健,外则表卫固,不受外界滋扰,顺其自然,适应寒暑,则真气从之,精神内守,自然少生疾病,故称此三条最为重要。

著书出版皆善事

著书者勿夹私念,治病为本;出书人礼贤下士,则国医兴矣。著述把个人经验如实写入,目的与人交流,不夹丝毫妄诞,可谓诚实之善举;若无出版人礼贤下士,不拘一格选稿,纵然低廉实效,有何益焉? 一段时间之中,作者千辛万苦,用时几十年写一本书,因为不是名人,亦很难接近"名人",因而束诸高阁,或东跑西奔,出版无望,甚至被人窃用,作者却落个空空如也。而一些故弄玄虚、东拼西凑、编造疗效、专心经略财物之徒,却能出书流传,岂不怪哉! 近来可矣,又看到有志于国医事业,并扎实临证,尊重传统理法之士,活用名方验方,继承发扬,取得良好治病业绩,其著述颇有胆识,可谓百花又展放,国医昌盛之兆矣。这是作者之奉献,出版人之功德也。若无出版人搭建平台,礼贤下士,慧眼择稿,岂能有如此局面? 国医之兴,又见曙光,如此下去,令人振奋! 我虽为一方小医,却始终不忘《大医精诚》教诲,所写书稿,着笔慎重,皆从临证实践而来。我习惯将临证记录,五年一小结,十年一梳理,觉其屡验实效者,写入书稿,并反复斟酌修改,务使切实有效。因为一旦流入世间,读者必会仿效,倘若稍有不实,岂不害人! 作品能使高人见之非臆造,同仁见之可参考,常人见之可选用,以疗伤病,对证使用,有效而无害,则不枉作者与出版人之辛劳。言由肺腑,抒发心声,能与同仁交流,乃我始终之本意。律己之言,天人可鉴。

读后感言

先生乃中医世家，承业祖传。自幼勤奋好学，刻苦研读《灵枢》《素问》，至二十余岁时，治病屡起沉疴，声名远播。先生读书时，环境虽差，但对中医学矢志不渝的追求，始终没有动摇。先生临证胆大心细，辨证仔细认真，用药恰如其分，效果如汤泼雪，实为吾辈学习之楷模。我有幸与先生同事，见先生治病，无论老幼、贫富，皆一视同仁，全心赴治。亲见先生治一病人，因右小腿皮肤外伤，感染十余日后，到某大医院就诊，诊断为"骨髓炎"，要求行截肢手术，患者因经济拮据，更不愿肢残，回家请先生诊治。时见右下腿肿胀，不能脱裤，皮肤灼热，右膝、踝关节外侧，肤色紫暗，并见多处流出如酱油状污水，触之如枯柴。先生亲自配药，内服外涂，3 日后患肢肿胀明显消退，小腿外侧长约 35cm、宽 7cm、厚 0.5cm 的干枯皮肤脱落，内见鲜红肌肉，经十余日中草药调治，患肢肤复如初，费用不过数十元。效之神验，若不亲见，实难相信。又一李姓患者，1976 年唐山大地震救灾受伤，因长时间浸泡于泥水中，加之未及时治疗，致使双下肢感染，皮肤紫黑，肌肉溃烂，数十年难以痊愈。后慕名求治于先生，未及 1 个月溃烂愈合，紫黑硬结缩小过半。若非我亲自参与治疗，实难以置信。以上治验，并非个案，先生力求价廉效速。余举此二案，乃见其一斑，堪称独具匠心。

余与先生至交四十余年，每见其传徒、临证，始终一丝不苟，总是严于律己，宽以待人。余始终敬先生为慈师，先生待我为挚友。望先生书稿能早日出版，使我等从事中医之人，得受其益。

先生不但对中药性能了如指掌，而且对鄂西北地区的草药也颇有研究，遍踏鄂西北青山，对中草药的生长习性、功效、主治，实地考察，亲自尝试，以试其毒，并附以图谱，写成诗赋，名曰《百草吟》，观之如玉，品如琼浆。该书不仅是学习中草药的知识书籍，也是集书、画、诗为一体的艺术品。先生擅治疑难杂症，尤对内、外、妇、儿科疾病的诊治最为擅长。时时告诫我们，治病要求其本，时时顾及正气，常收到满意效果。先生虽年过七旬，仍手不释卷，研究经文古籍，将中医治法高度概括为攻、补、和三法，驭繁从简，使读者一目了然。

先生立愿继父志，做良医，几十年不改初衷。患者来自千里之外，良有口碑。并将临证五十余年的心得体会、治疗经验，小结成册，使我辈读之，受益匪浅。鼓励先生将其贡献社会，欣然答应，颇使我惊喜。仅述数语，以示敬意。

同仁挚友袁修德谨识

于十堰市西苑医院